Richtig ernähren
in Schwangerschaft und Stillzeit

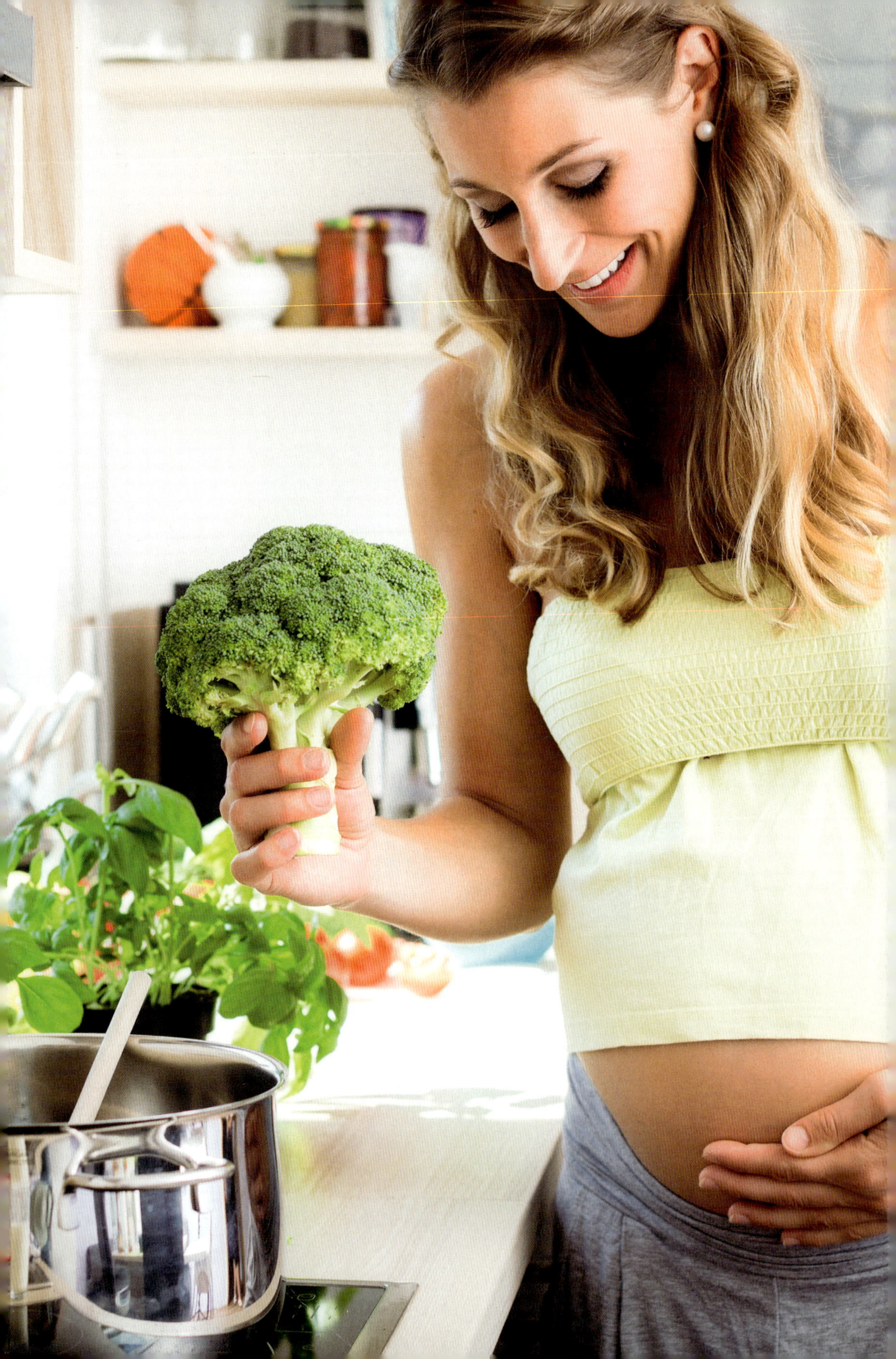

Prof. Dr. Ingrid Gerhard
Dr. Barbara Rias-Bucher

Richtig ernähren in Schwangerschaft und Stillzeit

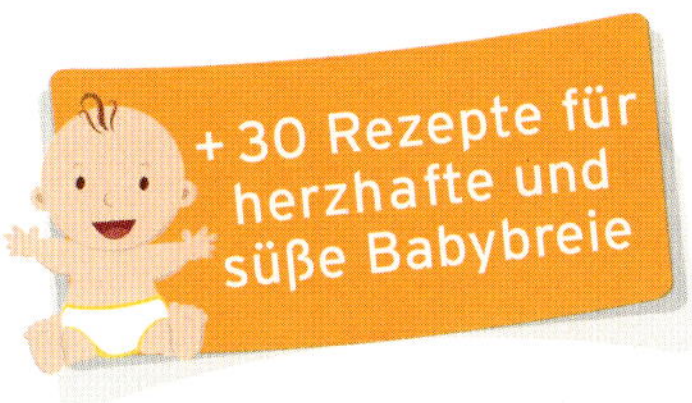

- Tipps für eine vielseitige, vollwertige Ernährung
- 70 Rezepte für einfache Mini- und Maxi-Gerichte

Haben Sie Fragen an die Autorinnen?
Anregungen zum Buch?
Erfahrungen, die Sie mit anderen teilen möchten?

Nutzen Sie unser Internetforum:
www.mankau-verlag.de

mankau

IMPRESSUM

Bibliografische Information der Deutschen Nationalbibliothek
Die Deutsche Nationalbibliothek verzeichnet diese Publikation in der Deutschen Nationalbibliografie; detaillierte bibliografische Daten sind im Internet über http://dnb.d-nb.de abrufbar.

Prof. Dr. Ingrid Gerhard und Dr. Barbara Rias-Bucher
Richtig ernähren in Schwangerschaft und Stillzeit
- Tipps für eine vielseitige, vollwertige Ernährung
- 70 Rezepte für einfache Mini- und Maxi-Gerichte
- 30 Rezepte für herzhafte und süße Babybreie
1. Auflage Oktober 2016
ISBN 978-3-86374-308-6

Mankau Verlag GmbH
Postfach 13 22, D – 82413 Murnau a. Staffelsee
Im Netz: www.mankau-verlag.de
Internetforum: www.mankau-verlag.de/forum

Lektorat: Josef K. Pöllath M. A., Dachau
Endkorrektorat: Susanne Langer M. A., Traunstein
Cover/Umschlag: Andrea Barth, Guter Punkt GmbH & Co. KG, München; Covermotiv: © Guter Punkt unter Verwendung von Motiven von thinkstock: Frau: © Anna Omelchenko, Baby: © graphic-bee, Salat: © Choreograph
Bildredaktion: Dr. Barbara Rias-Bucher, Lydia Kühn
Layout, Satz und Bildbearbeitung: Lydia Kühn, Aix-en-Provence, Frankreich
Energ. Beratung: Gerhard Albustin, Raum & Form, Winhöring

Druck: Westermann Druck Zwickau GmbH, Zwickau/Sachsen

FSC www.fsc.org MIX Papier aus verantwortungsvollen Quellen FSC® C110508

Hinweis für die Leser:
Die Autorinnen haben bei der Erstellung dieses Buches Informationen und Ratschläge mit Sorgfalt recherchiert und geprüft, dennoch erfolgen alle Angaben ohne Gewähr. Verlag und Autorinnen können keinerlei Haftung für etwaige Schäden oder Nachteile übernehmen, die sich aus der praktischen Umsetzung der in diesem Buch vorgestellten Anwendungen und Rezepte ergeben. Bitte respektieren Sie die Grenzen der Selbstbehandlung und suchen Sie bei Erkrankungen einen erfahrenen Arzt oder Heilpraktiker auf.

Inhalt

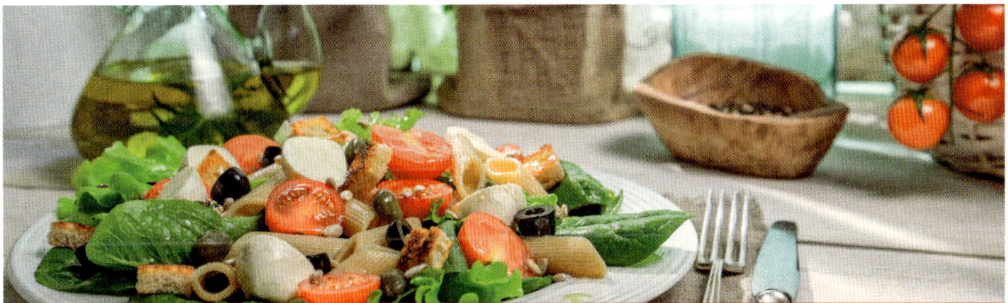

Minis und Maxis

Inhalt

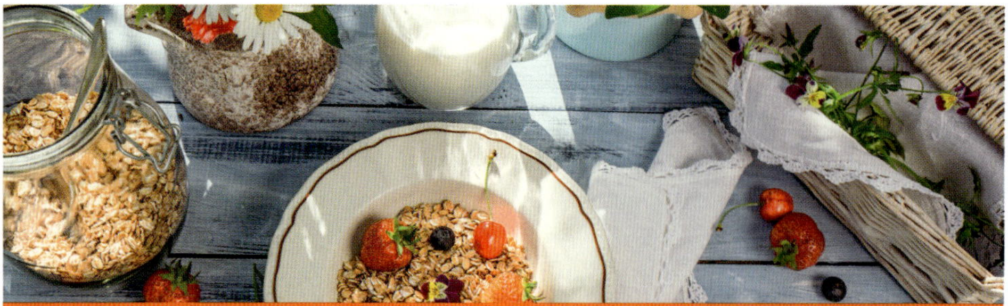

FRÜHSTÜCK, SÜSSES UND DRINKS

Gut für Unterwegs sind die Mandel-Ingwer-Ecken von Seite 111.

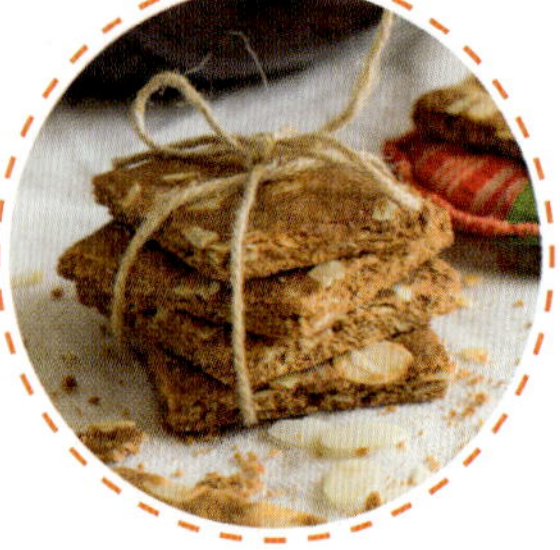

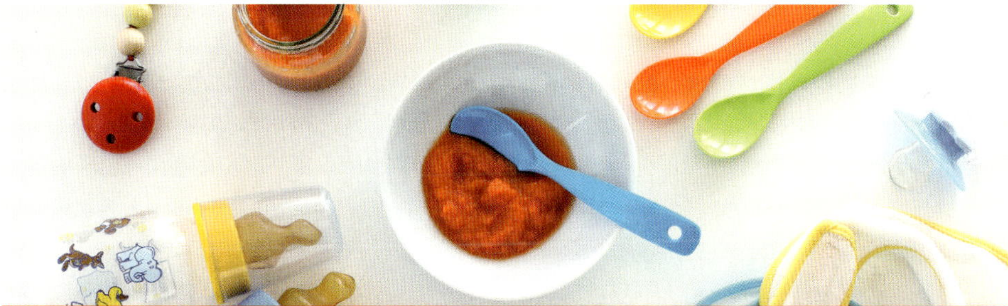

BABYKOST

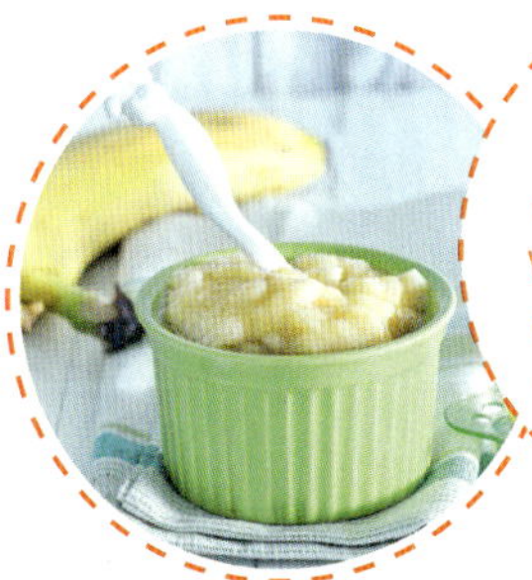

ab 7. Monat

Fürs Kind nur das Beste! Ein leckerer Gemüsebrei mit Banane kommt da gerade recht, zu finden auf Seite 150.

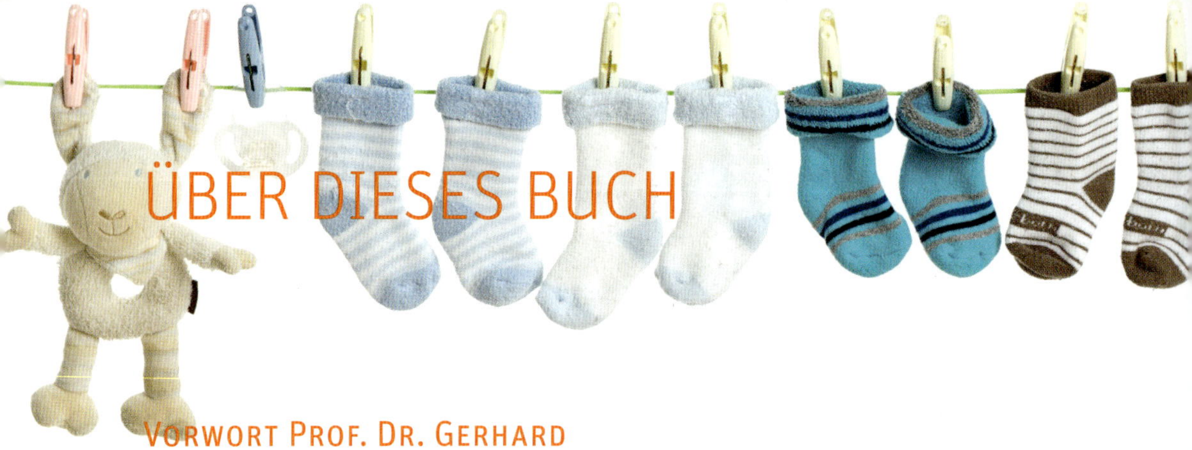

ÜBER DIESES BUCH

VORWORT PROF. DR. GERHARD

Endlich sind Sie schwanger, und nichts wird wieder so sein wie vorher. Ab sofort sind Sie nicht nur für sich verantwortlich, sondern Sie sind die wichtigste Person für das neue Leben in Ihnen. Denn in der Schwangerschaft werden Nervenbahnen, hormonelle Regelkreise und Stoffwechselwege erschaffen, die das ganze Leben lang funktionieren sollen. Und Sie haben die einmalige Möglichkeit und Macht, diese Entwicklung durch Ihren Lebensstil positiv oder auch negativ zu beeinflussen. Die Wissenschaft nennt das »pränatale Prägung« oder »intrauterine Programmierung«.

Heute ist es nicht mehr nötig, dass »jede Schwangerschaft einen Zahn kostet«, wie es in früheren Generationen hieß. Wenn Sie Ihre Nahrungsmittel klug auswählen (und dabei wollen wir Ihnen helfen), nehmen Sie genügend Nähr- und Vitalstoffe auf, um sich und Ihr Baby komplett zu versorgen.

Ich freue mich sehr, dass ich mein medizinisches und naturheilkundliches Wissen in diesen Ernährungsratgeber einfließen lassen konnte. Sie finden darin Rezepte, die auf den veränderten Nährstoff- und Vitalstoffbedarf in Schwangerschaft und Stillzeit abgestimmt sind. Nehmen Sie sich Zeit, um die leckeren Gerichte in Ruhe zu genießen. Sie werden feststellen, dass Sie diese vollwertige Ernährung nicht mehr missen wollen, weil sie Ihnen und Ihrer Familie ein Mehr an Gesundheit und Lebensfreude verspricht.

Doch neben der so wichtigen Ernährung gibt es auch noch andere Bausteine für ein gesundes Gedeihen und Aufwachsen Ihres Babys, die in Ihren Tagesablauf eingepasst werden wollen. Ihr Baby profitiert von Ihren Glückshormonen, Ihrer Ausgeglichenheit, dem Sauerstoff, den Sie durch Bewegung und bewusstes Atmen über den Mutterkuchen an Ihr Baby senden. Gönnen Sie sich regelmäßige Auszeiten, in denen Sie sich hinlegen, denn dann wird der Mutterkuchen besonders gut durchblutet, und Ihr Baby bekommt einen Energieschub. Sprechen und singen Sie mit Ihrem Baby.

In diesem Sinne wünsche ich Ihnen eine wunderbare und unvergessliche Schwangerschaft und Babyzeit.

Prof. Dr. Ingrid Gerhard,
www.netzwerk-frauengesundheit.com

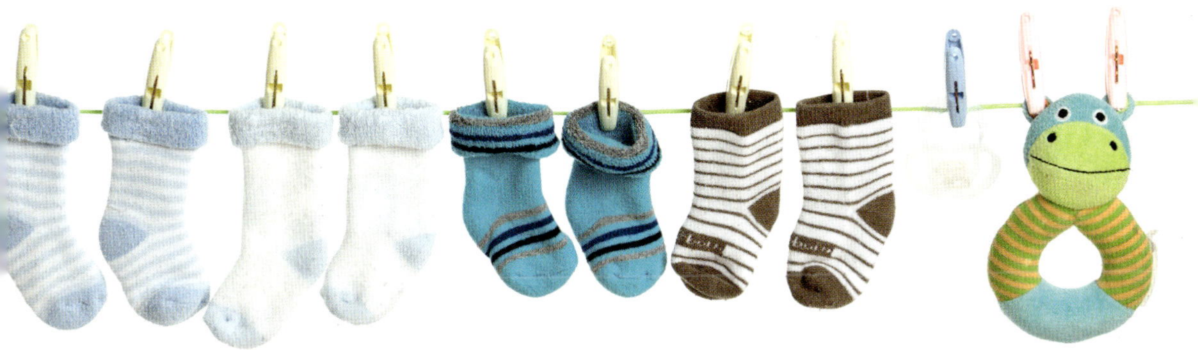

Vorwort Dr. Rias-Bucher

Herzlichen Glückwunsch – ein Kind in sich zu tragen und zur Welt zu bringen, ist die tiefste Erfahrung, die uns Frauen zuteil wird. In Ihnen wächst neues Leben, entwickelt sich ein Individuum, das neun Monate lang mit Ihnen verbunden ist. Gleich zu Anfang werden Sie ein Maß an Verantwortung empfinden, wie Sie es bisher vermutlich noch nicht erfahren haben: Buchstäblich teilen Sie ja jetzt Ihr Leben mit einem anderen. Aus der Verantwortung ergibt sich die Sorge, und für jemanden sorgen heißt immer auch, ihn zu nähren. Das ist Thema dieses Buches: Eine Ernährung, die Sie während der Schwangerschaft mit allem versorgt, was Sie für Ihr Wohlbefinden und für die Entwicklung Ihres Kindes brauchen. Auch daran soll Ihr Partner teilhaben, und deshalb sind die meisten Gerichte in den ersten beiden Rezeptkapiteln für zwei Personen berechnet. Dann geht es um die Ernährung Ihres Kindes, sobald es zusätzlich zur Muttermilch Brei braucht, zunächst mit Gemüse, dann mit Obst, Milch und Getreide. Wieder gibt es Essen für zwei, weil Sie aus dem Brei auch Ihre eigene Mahlzeit zubereiten können.

Schwangerschaft und Stillzeit schenken Ihnen viele Monate, in denen Sie Ihre Ernährung verfeinern, vielleicht auch gründlich überdenken oder sogar neu aufstellen können. Sie spüren intensiver, was Sie essen und wie Sie essen, einfach, weil Ihr Körper sensibel auf Nährstoffe und Vitalstoffe reagiert, weil Sie schneller merken, wenn er *sauer* wird und weil Sie dann gern auf basische Lebensmittel zurückgreifen. Und wenn Sie in dieser Zeit ganz bewusst *zu zweit* essen, machen Sie vielleicht eine neue Erfahrung: Gesundes Essen schmeckt ja richtig super! Bleiben Sie dabei. Dann sparen Sie sich in Zukunft jede Diät, sorgen höchst genussvoll für Ihr eigenes und das Wohlbefinden Ihrer Familie. Und vor allem zeigen Sie Ihrem Kind von Beginn an den Weg zu einer Lebensweise, die unseren individuellen Biorhythmus als Teil der natürlichen Abläufe begreift. Die achtsame und authentische Ernährung, die damit verbunden ist, bedeutet den kostbarsten Bonus für die Zukunft: In einem gesunden Körper wohnen ein wacher Geist und eine fröhliche Seele.
Ich wünsche Ihnen und Ihrer jungen Familie Glück und Zufriedenheit!
Dr. Barbara Rias-Bucher

ESSEN SIE GUT!

Heute kommt es bei der Schwangerschaftsernährung nur auf die Qualität an, nicht mehr auf die Quantität (→ auch Seite 15). Das heißt, Sie brauchen eine breite Palette an Lebensmitteln, die Eiweiß, komplexe Kohlenhydrate und wertvolles Fett enthalten und dazu noch möglichst viele verschiedene Bioaktivstoffe liefern. Diese Mischkost besteht aus Gemüse und Obst, Kräutern und Salat, Getreide und Kartoffeln, Hülsenfrüchten und Soja. Als Ergänzung gehören Milchprodukte und Eier, Qualitätsfleisch und Fisch dazu, die möglichst aus artgerechter Tierhaltung kommen sollten (→ Seite 58: *Hähnchencurry*).

> Optimal in Schwangerschaft und Stillzeit sind zwei- bis dreimal pro Woche mageres Fleisch, Geflügel, Fisch und Eier. Doch auf keinen Fall sollten Sie Eiweißshakes trinken, um auf Ihr Eiweißsoll zu kommen!

Bunte Vielfalt auf dem Teller garantiert Ihnen die hohe Nährstoffdichte, die jetzt für Sie und Ihr Baby gleichermaßen wichtig ist. Denn eine ausgewogene Ernährung wirkt über die Plazenta positiv auf die Gesundheit Ihres Kindes und beeinflusst über das Fruchtwasser auch sein späteres Geschmacksempfinden. Sie prägen also schon jetzt Ihr Kind auf eine natürliche, schonende und sogar heilsame Ernährung, die ihm sein ganzes Leben zugute kommen wird.

NATÜRLICH IST AM BESTEN

Eine Studie der *Universität Newcastle* zu umweltbewusster Landwirtschaft hat ergeben, dass Bio-Produkte mehr Nährstoffe und gesunde Fette aufweisen als industriell verarbeitetes Essen. Verzichten Sie also auf Fertiggerichte und Fast Food, kochen Sie lieber selbst, kaufen Sie bewusst ein, und wählen Sie so oft wie möglich heimische Produkte. Gemüse, Obst, Kartoffeln, Kräuter und Salat aus regionalem Anbau sind gewöhnlich weniger mit Schadstoffen belastet, weil die Verordnungen in Deutschland strenger sind als in anderen Ländern. Bioware ist aus zwei Gründen jetzt besonders gut für Sie: Erstens bilden Pflanzen aus biologischem Anbau mehr gesunde Bioaktivstoffe. Zweitens können Sie viele Bioaktivstoffe in pflanzlichen Lebensmitteln umso besser verwerten, je frischer diese sind – ein weiteres Argument fürs Kochen und Essen nach Saison und aus der Region. Was bei uns

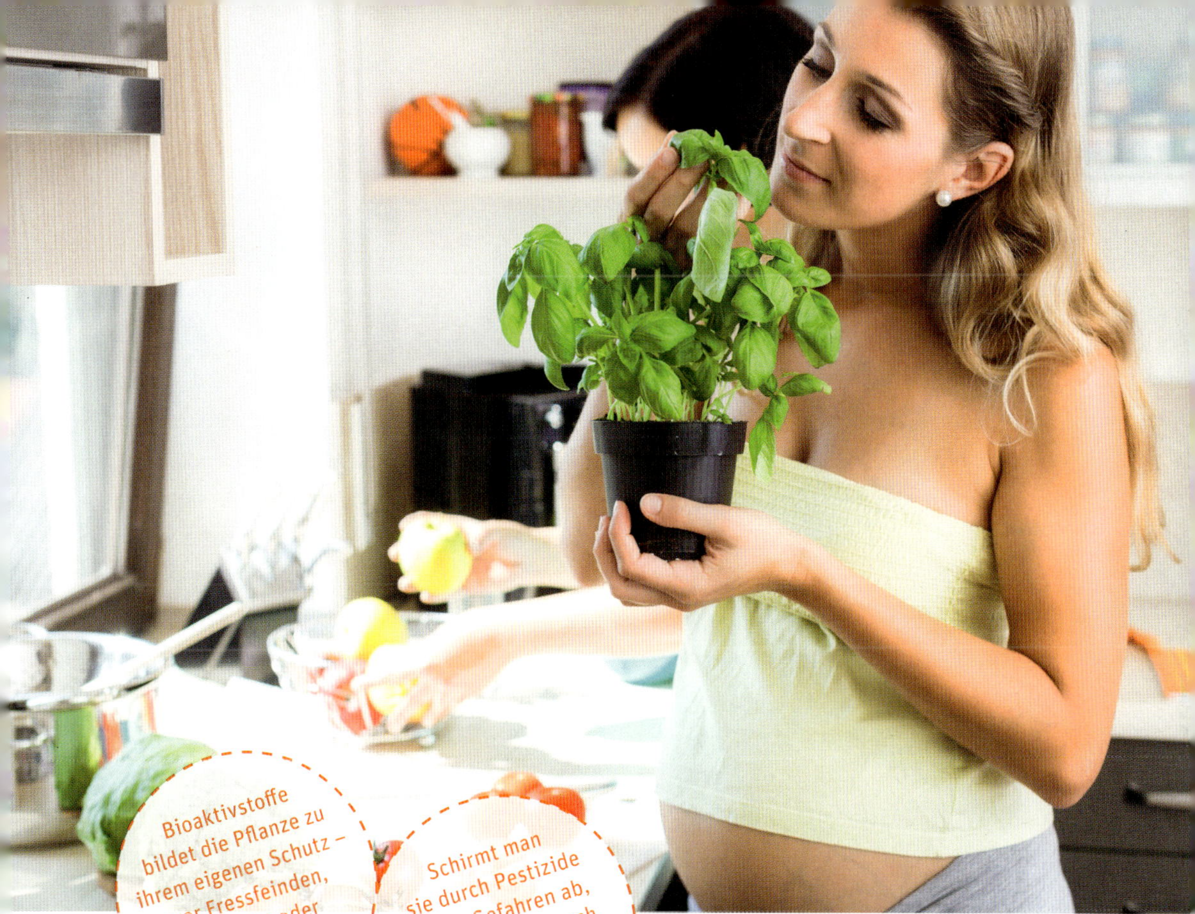

Bioaktivstoffe bildet die Pflanze zu ihrem eigenen Schutz – vor Fressfeinden, UV-Licht oder Infektionen.

Schirmt man sie durch Pestizide gegen Gefahren ab, entwickelt sie auch weniger Schutzstoffe.

wächst, kann reif geerntet werden, schmeckt besser, ist bekömmlicher und oft sogar heilsam gegen Schwangerschaftsbeschwerden (→ das ✚-Symbol bei den Rezepten).

Was sich in Ihrem Körper tut

Erstes Trimester: Die hormonelle Umstellung beginnt, oft mit Übelkeit, Erschöpfung, Verstopfung und Sodbrennen. Das heißt für Sie: Essen mit Heilwirkung bevorzugen.

Zweites Trimester: Der Körper legt Reserven an. Das heißt für Sie: vollwertig und besonders vitalstoffreich essen.

Drittes Trimester: Der Körper schafft Polster aus Fett und Wasser, im Bauch ist wenig Platz, denn Sie tragen Ihr Kind – buchstäblich! Das heißt für Sie: häufiger essen und kleine Mahlzeiten mit hoher Nährstoffdichte bevorzugen.

IM GLEICHGEWICHT

Jede Pflanze, die Sie essen können, birgt Kräfte, die auf Ihren gesamten Organismus wirken, und eine Ernährung, die auf pflanzlichen Produkten basiert, ist in Schwangerschaft und Stillzeit optimal, weil sie für einen harmonischen Säure-Basen-Haushalt sorgt. Unser Blut ist mit einem pH-Wert zwischen 7,35 bis 7,45 basisch, und Ihr Baby entwickelt sich im basischen Fruchtwasser mit einem pH-Wert zwischen 8 bis 8,5. Deshalb spielen die basischen Lebensmittel Gemüse, Obst, Kräuter, Blattsalat und Kartoffeln eine wesentliche Rolle für die gesunde Balance:

* Erstens produziert der Organismus aus dieser Nahrung so viel Energie wie er auch verbraucht – das garantiert Ihnen, dass Sie nicht unerwünscht an Gewicht zulegen.
* Zweitens erhöht der grüne Pflanzenfarbstoff Chlorophyll die Anzahl der roten Blutkörperchen und versorgt unser Blut mit Sauerstoff. Das ist enorm wichtig, denn wenn zu wenig Sauerstoff vorhanden ist, kommt es zur Übersäuerung des Organismus.
* Drittens brauchen wir Gemüse und Salat, Kräuter und Obst, weil der Stoffwechsel mit mineralstoffreichen Pflanzen reibungslos funktioniert und die Nahrung vollständig *verbrannt* wird.
* Viertens regen basische Lebensmittel die körpereigene Basenbildung an, vor allem, wenn sie wie Rucola, Artischocken, Endiviensalat, Radicchio oder Wildkräuter auch Bitterstoffe enthalten.

Doch für eine vollwertige und ausgewogene Ernährung, die Sie satt macht und die gesunde Entwicklung Ihres Kindes fördert, brauchen Sie zusätzlich Vollkorngetreide, Hirse, Polenta, Joghurt, Naturmolke, Hülsenfrüchte, Bio-Tofu, Nüsse und Kerne. Vor allem Nüsse und Pflanzenöle sichern die Zufuhr wichtiger Omega-3-Fettsäuren.

Wenn Sie eiweißreiche pflanzliche und tierische Lebensmittel kombinieren, bleiben Sie bei der Proteinversorgung im gesunden Rahmen (→ Seite 55: *Nudeln mit Schafskäse*). Auch Süßes in Maßen ist selbstverständlich erlaubt: Die Rezepte im zweiten Kapitel zeigen Ihnen, wie sparsam man Zucker in Müsli, Gebäck und Nachspeisen verwenden kann, ohne dass der Geschmack darunter leidet. Zu viel Süßes schadet Ihnen und kann beim Kind zu Diabetes führen.

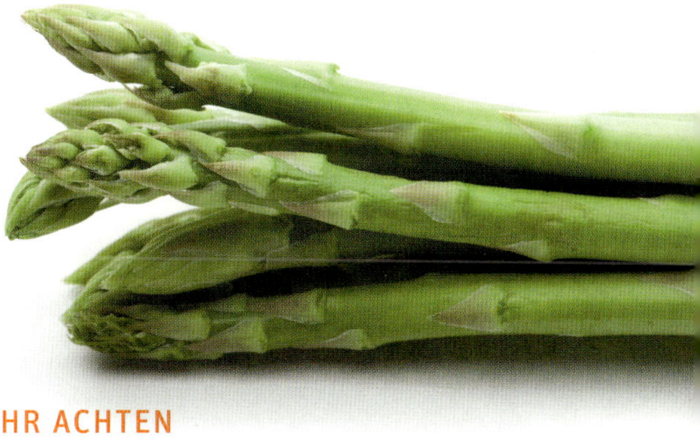

Auf die Zufuhr achten

Unser Organismus funktioniert am besten, wenn wir Vitamine, Mineralstoffe und Bioaktivstoffe essen und nicht als Pillen schlucken. Bei abwechslungsreicher Mischkost mit einem hohen Anteil an basischen Lebensmitteln brauchen Sie keine Unterversorgung zu fürchten, denn dabei bekommen Sie die meisten Mineralstoffe und fast alle Vitamine. Ihren Eisen- und Jodstatus sollten Sie vom Arzt ermitteln lassen und mit einem Präparat nur dann ergänzen, wenn ein Mangel festgestellt wird. Vitamin D und Folsäure dagegen müssen Sie präventiv als Präparat einnehmen: Die Vitamin-D-Zufuhr können Sie zwar steigern, wenn Sie viel an der frischen Luft sind – ausreichend Bewegung im Freien kommt Ihnen und Ihrem Kind ja ohnehin zugute. Dennoch müssen Sie den Vitamin-D-Spiegel regelmäßig überprüfen lassen und den Bedarf gegebenenfalls durch ein Vitamin-D-Präparat decken. Folsäure ist im ersten Drittel der Schwangerschaft wichtig, um Missbildungen zu vermeiden, für die gesunde Entwicklung des Kindes und den komplikationslosen Verlauf der Schwangerschaft. Deshalb wird allen Frauen mit Kinderwunsch empfohlen, schon Monate vor der Empfängnis und auf alle Fälle bis zur zwölften Schwangerschaftswoche zusätzlich mindestens 400 Mikrogramm Folsäure als Präparat einzunehmen. Magnesium gehört ebenfalls zu den Mineralstoffen, die fast immer eingenommen werden müssen, denn erstens ist der Bedarf in der Schwangerschaft erhöht und zweitens wird durch stärkeres Schwitzen und vermehrte Harnproduktion mehr Magnesium ausgeschieden. Magnesiummangel verursacht nächtliche Wadenkrämpfe und scheint unter anderem bei Schwangerschaftsübelkeit, Bluthochdruck und vorzeitigen Wehen eine Rolle zu spielen.

Bio-Waren sind weniger mit Umweltgiften belastet als konventionell angebaute Produkte. Da die Entgiftungssysteme erst im Laufe der Kindheit ausreifen, reagiert Ihr Baby und Kleinkind viel sensibler als Sie auf Umweltgifte.

Vernünftig zunehmen

Der Energiebedarf steigt erst ab dem vierten Schwangerschaftsmonat, allerdings sehr moderat. Und sogar am Ende der Schwangerschaft brauchen Sie nur 200 Kalorien mehr für Ihr Baby. Auf Lebensmittel umgerechnet sind das wahlweise zwei kleine Birnen, eine große Banane oder eine Scheibe Vollkornbrot mit drei Teelöffel Butter und etwas Marmelade.

Als Richtwerte gelten eine Gewichtszunahme zwischen einem und eineinhalb Kilo pro Monat, beziehungsweise zwischen zehn bis maximal 20 Kilo für die gesamte Schwangerschaft.

Für Ihre eigene Gewichtszunahme orientieren Sie sich an Ihrem BMI. Diesen Body-Mass-Index bestimmen Sie, indem Sie zuerst Ihre Körpergröße im Quadrat errechnen: Bei 1,75 m sind das 1,75 x 1,75 m = 3,0625. Nun dividieren Sie Ihr Körpergewicht in Kilo durch diese Zahl: 70 Kilo : 3,0625 = 22,87. Gerundet ergibt das einen BMI von 23.

Sehr schlanke Frauen mit einem BMI von weniger als 18,5 sollten zwischen 12 und 18 Kilo zunehmen.

Normalgewichtige Frauen mit einem BMI zwischen 18,5 und 24 sollten zwischen 12 und 16 Kilo zunehmen.

Übergewichtige Frauen mit einem BMI zwischen 25 und 29 sollten nur 7 bis 11,5 Kilo zunehmen.

Bei einem BMI über 30 wird eine Zunahme von 5 bis 9 Kilo empfohlen.

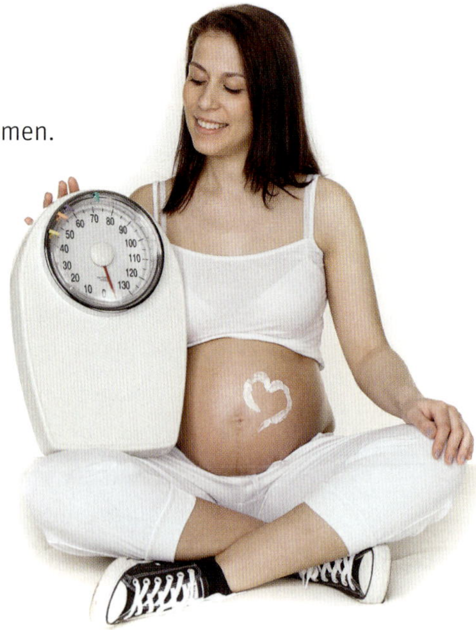

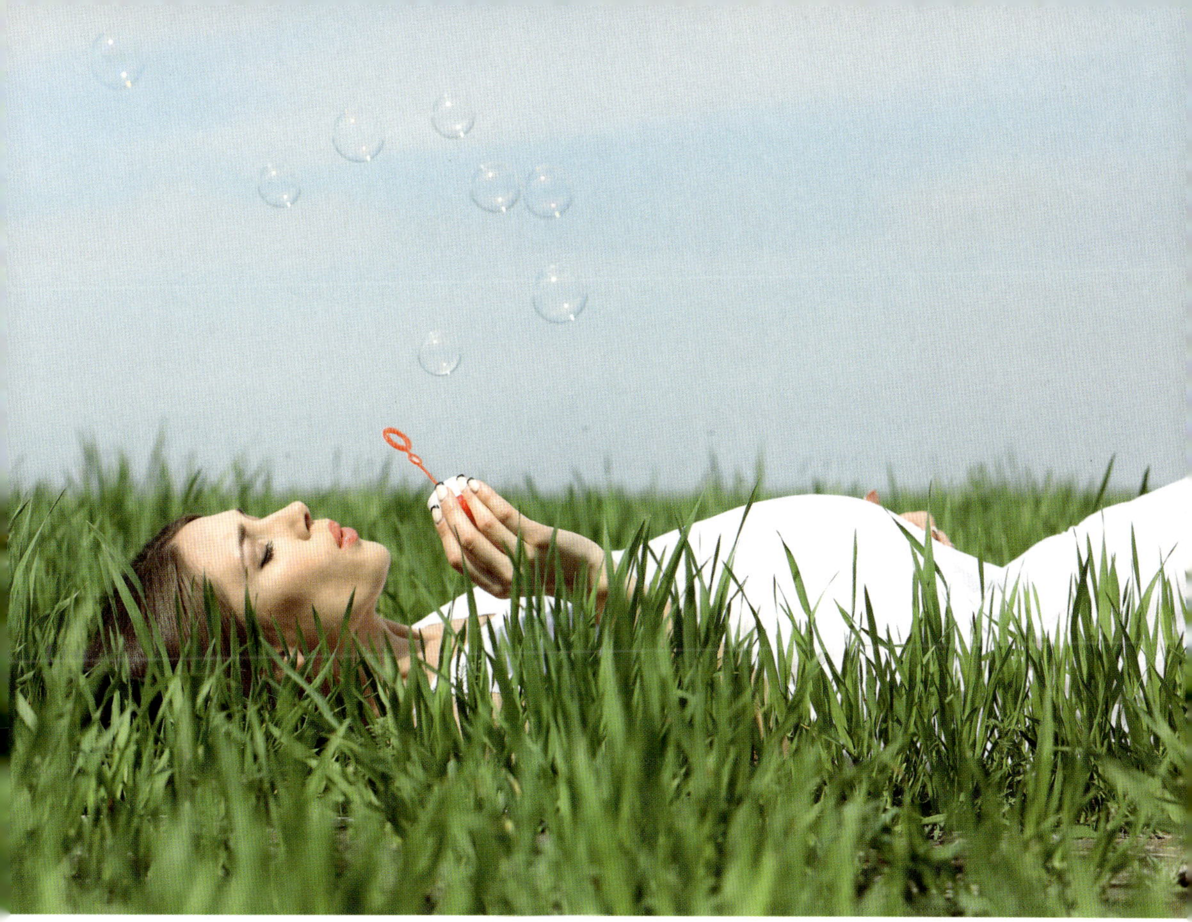

Orientierungshilfe BMI

Dass Schwangere für zwei essen müssen, stimmt heute nicht mehr. Diese Regel stammt noch aus den Zeiten des knappen Nahrungsangebots, als Frauen und Kinder beim Essen gewöhnlich zu kurz kamen und sich mit dem begnügen mussten, was übrig blieb. War eine Frau schwanger, durfte sie dann die paar Monate mal richtig zulangen.

Es ist sehr vernünftig, sich an die BMI-Werte (→ Kasten links) zu halten. Denn wenn Sie zu viel wiegen, kann auch das Geburtsgewicht Ihres Babys erhöht sein. Und damit steigen die Risiken, z. B. kann es bei der Geburt zu Komplikationen kommen, Ihr Kind könnte später übergewichtig werden, es kann sogar an Diabetes erkranken.

Während der Stillzeit brauchen Sie täglich etwa 700 Kalorien mehr Energie, die Sie mit dem Essen zuführen. Geschieht das nicht, bedient sich Ihr Körper bei den Fettdepots, die er in der Schwangerschaft angelegt hat. Das sollten Sie unbedingt vermeiden, und deshalb sollten Sie auf keinen Fall in der Schwangerschaft oder während des Stillens abnehmen. In Ihrem Fettgewebe werden nämlich Umweltgifte gespeichert, die dann über den Mutterkuchen direkt auf Ihr Baby übergehen. Seine Entgiftungsorgane sind noch so unreif, dass es ernsthaft geschädigt werden kann.

IHR TAG IM BIORHYTHMUS

Mit der Schwangerschaft beginnt für Sie eine Zeit, in der Sie Ihren Körper mit besonders wachen Sinnen wahrnehmen. Sie werden erfahren, wie Ihre Gefühle ab und zu Achterbahn fahren. Das alles ist eine Folge der hormonellen Umstellung, die Ihren Biorhythmus anfangs gehörig aus dem Lot bringen kann. Sehen Sie sich an, was unsere innere Uhr eigentlich alles macht: Erst mal bestimmt sie über die Zirbeldrüse, wann wir hellwach und wann wir müde sind. Das geschieht nicht willkürlich, sondern durch sogenannte Zeitgeber. Der stärkste dieser Zeitgeber – nicht nur für uns Menschen, sondern auch für Tiere und Pflanzen – ist das Licht, das im Tages- und im Jahreslauf stetig zu- und wieder abnimmt. In diesem Rhythmus des Lichts schwingt unser Biorhythmus, das heißt die innere Uhr steuert auch die Funktion oder Aufnahmebereitschaft unserer Organe. Das hilft Ihnen dabei, Ihren Tagesablauf zu bestimmen: Wann es Zeit ist fürs Essen, weil die Verdauungssäfte fließen, wann Sie sich lieber entspannen sollten, statt sich zur Konzentration zu zwingen, wann Sie zu Bett gehen sollten, um Ihrem Körper die nötige Regenerationsphase zu ermöglichen.

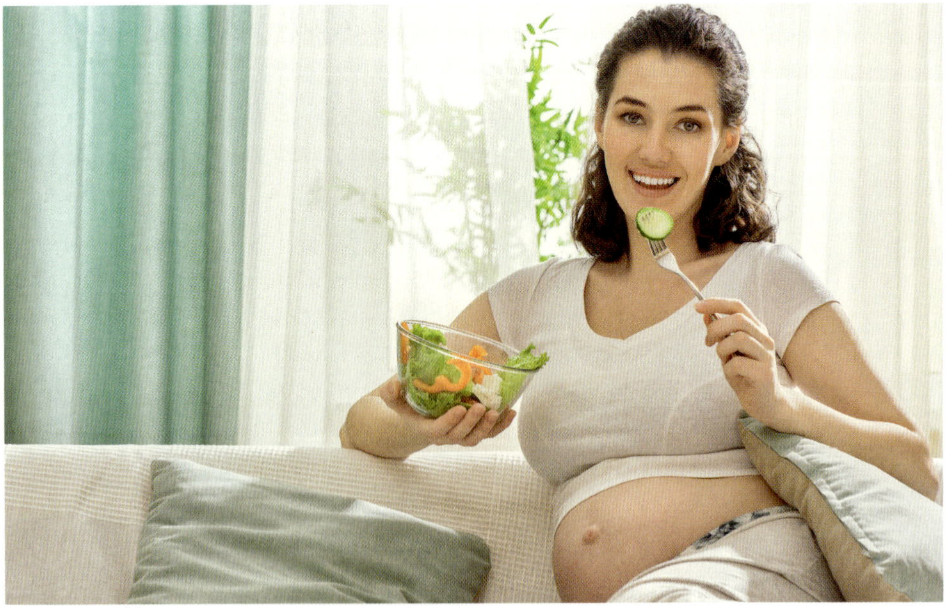

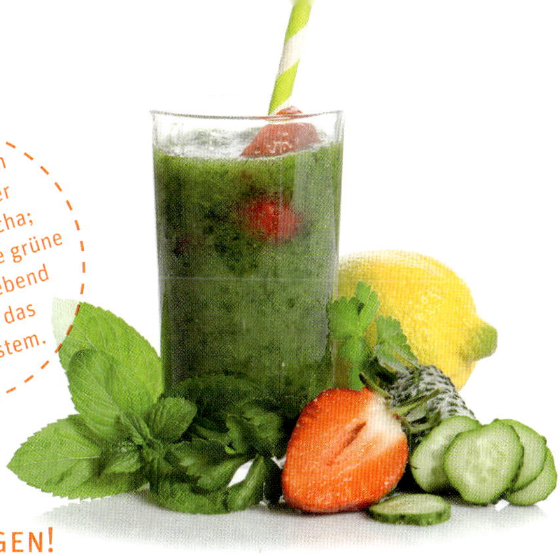

Mixen Sie grünen Smoothie immer wieder mit Matcha; dieser gemahlene grüne Tee wirkt belebend und stärkt das Immunsystem.

Guten Morgen!

Ziehen Sie die Vorhänge im Schlafzimmer zurück, denn Licht versetzt Sie in den Aktivitätsmodus, bringt Ihren Kreislauf in Schwung und regt den Dickdarm an; deshalb ist morgens auch die beste Zeit für den Toilettengang. Sobald Sie hellwach sind, meldet sich der Magen: Frühstücken Sie ausgiebig, und zwar so, wie es Ihnen am besten schmeckt. Mögen Sie jetzt lieber Gemüsesuppe als das gewohnte Honigbrötchen? Nur zu – vielleicht brauchen Sie besonders viele basische Lebensmittel.

Schwangerschaft ist keine Krankheit, sondern ein ganz natürlicher, beglückender Zustand. Wenn Sie in sich hineinhorchen und so Ihren Biorhythmus noch besser verstehen lernen, steigern Sie Ihr Wohlbefinden und das Ihres Kindes.

Tanken Sie kein Koffein, sondern reichlich Vitamine: Smoothie mit Obst und/oder Kräutern tut Ihnen viel wohler als Kaffee und hilft gegen Sodbrennen, kaliumreicher Obstsalat mildert Wassereinlagerungen. Ein Müsli mit Nüssen und Obst, Porridge mit Beeren oder Vollkornbrot mit herzhaftem Brotaufstrich versorgt Sie mit Kohlenhydraten, die der Körper morgens braucht, um die Energiespeicher zu füllen. Lassen Sie diese erste Mahlzeit des Tages nicht ausfallen – sie ist in Schwangerschaft und Stillzeit wirklich sehr wichtig.

Übelkeit, vor allem morgens, gehört anfangs zu fast jeder Schwangerschaft, da sie von dem Schwangerschaftshormon HCG hervorgerufen wird. Vielleicht gewinnen Sie diesem recht lästigen Zustand ja einen positiven Aspekt ab, wenn Sie wissen, dass Übelkeit ein Zeichen für einen gut funktionierenden Mutterkuchen ist und dies das Wachstum Ihres Babys fördert. Bei Übelkeit hilft Ihnen Ingwertee am besten: Ein etwa daumengroßes Stück frischen Ingwer schälen und fein zerkleinern, mit heißem Wasser übergießen und zugedeckt

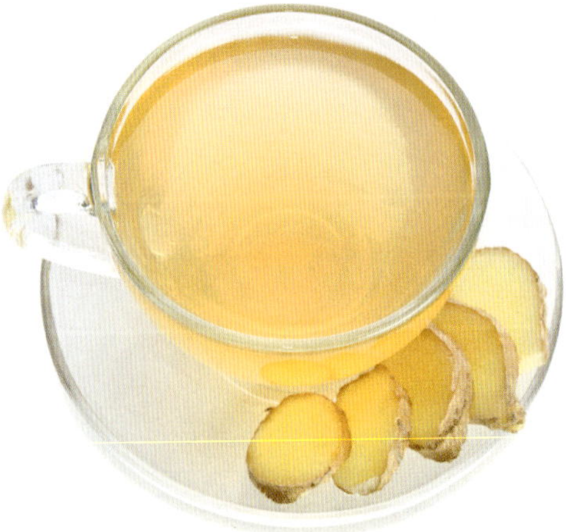

ziehen lassen, bis der Tee trinkwarm ist. Dann in kleinen Schlückchen trinken und den Ingwer gründlich kauen. Manche Frauen spüren auch bei *Melissentee* (→ Seite 130) oder sogar bei einem grünen Smoothie (→ Seite 124 und 127) Linderung, und ein Stückchen *Haferbrot* (→ Seite 122) oder eine *Mandel-Ingwer-Ecke* (→ Seite 111), in kleinen Stücken zum Tee gegessen, kann ebenfalls helfen.

Leichtes am Mittag

Im Rezeptteil des Buches finden Sie Gerichte zum Mitnehmen, die sich als Imbiss am Vormittag oder Hauptgericht für mittags eignen. Zwischen 10 und 13 Uhr ist zwar unsere Leistungsfähigkeit am höchsten, doch Sie sollten regelmäßige Pausen während der Arbeit einplanen, damit Sie gedanklich loslassen und die Quellen Ihrer positiven Emotionen anzapfen können.

Sobald Sie merken, dass Ihre Konzentration nachlässt, müssen Sie etwas essen und trinken, und zwar egal zu welcher Uhrzeit. Das Mittagessen darf Sie nicht belasten, muss aber genügend Nährstoffe liefern, damit es bis zum späten Nachmittag vorhält. Nudeln mit Gemüse und/oder Geflügel sind gut, Salat und Fleisch oder Fisch, ergänzt durch Kartoffeln oder Vollkorngetreide geradezu optimal. Werden Sie nach dem Essen müde, sollten Sie ein Nickerchen machen: Wenn Sie nämlich dringend eine Ruhepause brauchen, reagiert Ihr Gehirn und schüttet auch tagsüber das Schlafhormon Melatonin aus.

Ob eine Mahlzeit kalt oder warm ist, um Sie mit ausreichend Nähr- und Vitalstoffen zu versorgen, spielt keine Rolle. Wenn Sie leicht frösteln, also mit niedrigem Blutdruck kämpfen und Ihr Stoffwechsel eher träge abläuft, können Sie zweimal täglich warm essen. Sind Sie dagegen ein *heißer* Typ mit raschem Stoffwechsel, der beim Essen leicht ins Schwitzen gerät, können Sie auch mal zwei Tage hintereinander nur kalt essen.

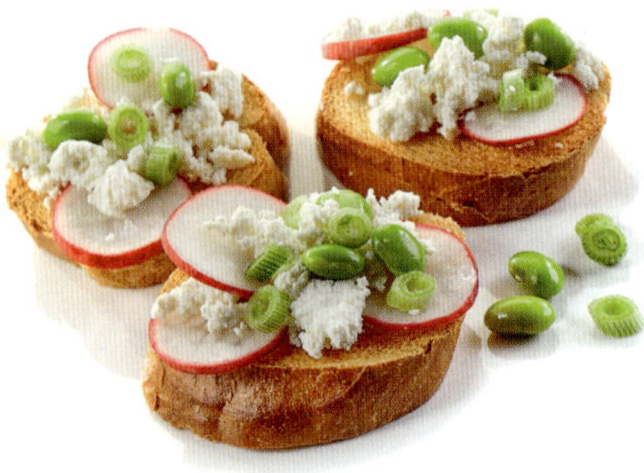

Gut zu wissen
Achtsamkeit ist jetzt besonders wichtig: Was Ihren Biorhythmus durcheinanderbringt, kann auch Ihrem Baby schaden.

Abends entspannen

Das gilt gleichermaßen für Körper, Geist und Seele. Lassen Sie den Tag sanft ausklingen, indem Sie angenehmen Gedanken nachhängen und sich geistig von Ihrer Arbeit lösen. Bis zum späten Nachmittag sollten Sie ausreichend trinken, denn damit entgiften Sie Ihren Körper und sorgen für die Säure-Basen-Balance. Wenn Sie zu den Menschen gehören, die abends aktiv und munter sind, genießen Sie jetzt Ihre Hauptmahlzeit, sonst essen Sie einfach einen leichten Imbiss – Suppe vielleicht oder Brot mit vegetarischem Aufstrich. Am besten schmeckt es uns zwischen etwa 17 bis 21 Uhr, denn unsere Geschmacksnerven sind dann besonders sensibel, Magen und Darm aufnahmebereit. Die Leber allerdings ist nicht mehr so aktiv, und deshalb vertragen Sie Rohkost, Salat und Obst abends vielleicht schlechter.

Die Symbole neben den Rezepttiteln sind der Wegweiser durch Ihren täglichen Speiseplan.

Was sich für Lunch und Mittagsmahlzeit eignet, zeigt Ihnen die Sonne ☼ an, was zum Nachmittagsimbiss und Abendessen schmeckt, ist mit dem halben Mond ☾ gekennzeichnet. Selbstverständlich gibt es viele Gerichte, die Sie den ganzen Tag über essen können – hier stehen Sonne und Mond neben dem Rezepttitel.
Natürlich heilsames Essen erkennen Sie am Gesundheitssymbol ⊕, bei Gerichten, die Sie mitnehmen können, steht das Symbol ▬.
Das Baukastensymbol ◈ zeigt Ihnen, wie Sie Gerichte kombinieren und/oder sie zu neuen Mahlzeiten zusammenbauen können. Dieses Symbol ☺ kennzeichnet Rezepte, die mit Babybrei zubereitet werden.

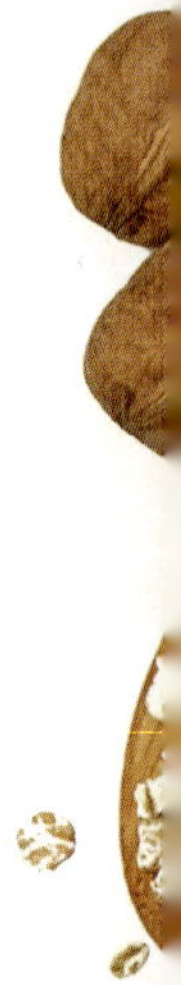

10 TIPPS FÜR SCHWANGERSCHAFT UND STILLZEIT

1. Machen Sie sich keinen Stress, auch nicht beim Essen: Besser die Beine hochlegen und ein belegtes Brötchen aus der Hand essen, als abgespannt in der Küche stehen und sich zum Kochen zwingen.

2. Essen Sie abwechslungsreich und vollwertig, aber denken Sie nicht ständig über gesundes Essen nach. Und keine Sorge, wenn Sie mal nicht so achtsam waren – es sollte nur nicht zur Regel werden.

3. Lassen Sie sich Zeit beim Essen und konzentrieren Sie sich auf Ihre Mahlzeit: Dann kauen Sie gründlicher, sodass der Speichel besser fließt und die Verdauung in Gang kommt.

4. Wenn die Verdauung stimmt, leiden Sie weniger an Sodbrennen, Völlegefühl und Verstopfung.

5. Legen Sie sich einen kleinen Vorrat an, der Sie satt macht, wenn Sie mal zu schlapp zum Kochen sind. Im Rezeptteil finden Sie dazu passende Gerichte.

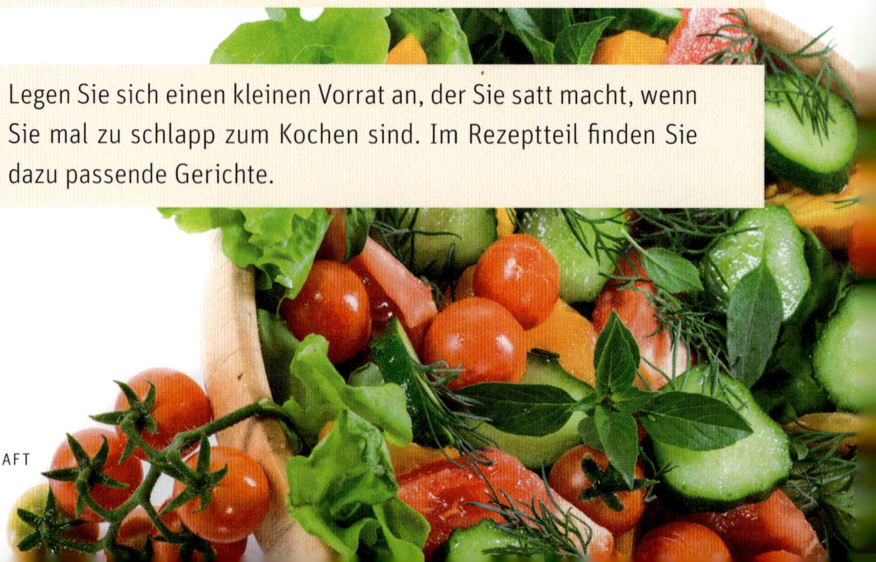

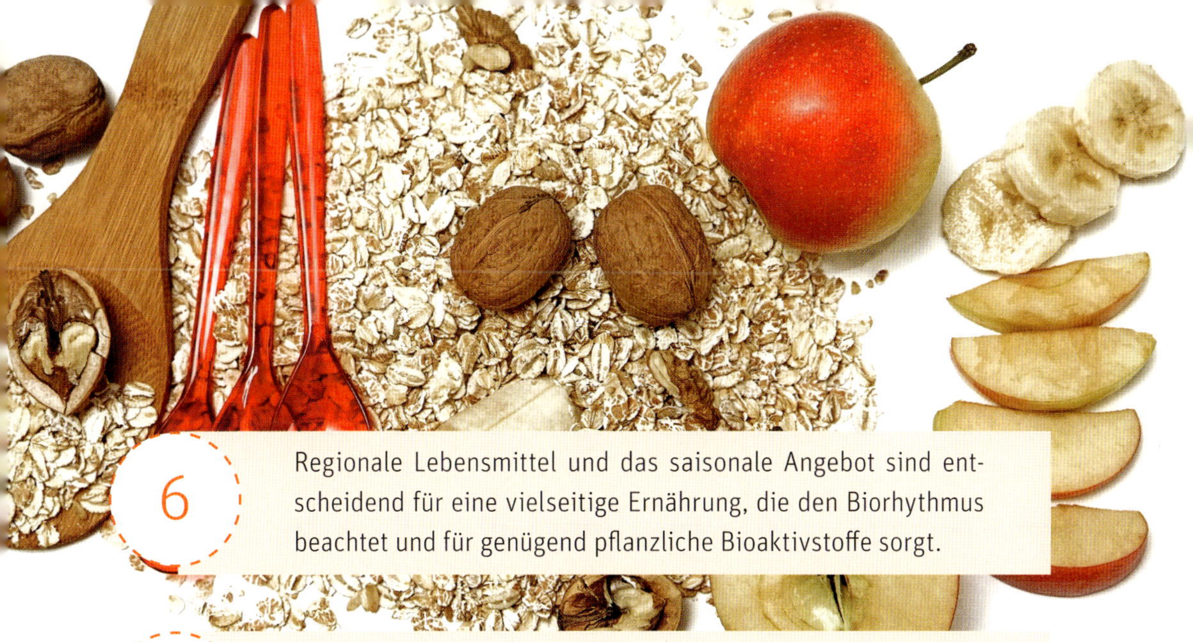

6 Regionale Lebensmittel und das saisonale Angebot sind entscheidend für eine vielseitige Ernährung, die den Biorhythmus beachtet und für genügend pflanzliche Bioaktivstoffe sorgt.

7 Bevorzugen Sie Bio-Produkte, die Sie und Ihr Baby mit mehr Nährstoffen und Vitalstoffen versorgen und die nachweislich weniger mit Schadstoffen belastet sind (→ Seite 10 und 13).

8 Die *Fünf-am-Tag-Regel,* das heißt fünf Portionen Gemüse, Salat und Obst pro Tag, versorgt Sie garantiert mit basischen Lebensmitteln. Die Maßeinheit dazu ist Ihre Hand: Sie umschließt den Apfel, nimmt die *Handvoll* Salatblätter, hält das Glas Smoothie.

9 Als Durststiller eignet sich Mineralwasser, das nicht *enteisent* ist, mehr als 400 mg Calcium enthält, dazu Magnesium und Eisen. Es muss weniger als 200 mg Natrium, unter 25 mg Nitrat, weniger als 1 mg Mangan und weniger als 0,05 mg Nitrit enthalten.

10 Bedenken Sie, dass sich Ihr Biorhythmus in der Schwangerschaft ändern kann. Lassen Sie sich darauf ein, und versuchen Sie, Ihre innere Uhr abzulesen (→ Seite 16 ff.).

GUTE LEBENSMITTEL

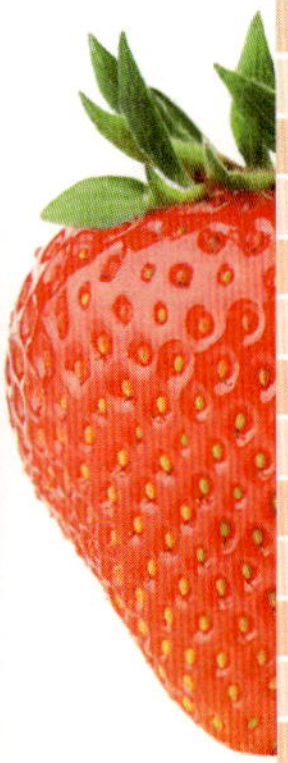

Lebensmittel	stärkt das Immunsystem	gegen Blähungen	reguliert die Verdauung	gegen Sodbrennen	gegen Übelkeit	reguliert den Blutdruck	entwässernd/ gegen Ödeme
Amarant		*	*	*			*
Anis		*					
Apfel	*	*	*	*			*
Aprikose	*		*				
Artischocke	*	*	*			*	*
Avocado	*					*	
Banane						*	
Bärlauch	*		*			*	*
Basilikum		*					*
Birne	*						
Bockshornklee		*				*	
Brennnessel			*				*
Brokkoli	*	*					
Brombeere	*		*				
Buchweizen						*	
Chili	*	*	*			*	
Cranberry	*						*
Dattel		*	*				
Dill		*					*
Dinkel	*	*					
Endivie/Frisée	*	*	*				
Erbse		*					
Erdbeere	*					*	*
Estragon		*					*
Feige	*	*	*			*	
Feldsalat						*	
Fenchel		*					
Gerstengraupen		*	*	*	*		
Grüne Bohne			*				*
Grüner Tee	*	*	*				
Hafer	*	*	*	*	*	*	
Haselnuss							
Heidelbeere	*	*	*	*			*
Himbeere	*		*			*	
Hirse		*	*		*		*
Ingwer	*	*	*		*		
Joghurt	*	*	*				
Johannisbeere	*		*			*	*
Kardamom		*					
Kartoffel	*	*	*	*		*	
Kerbel		*	*			*	*

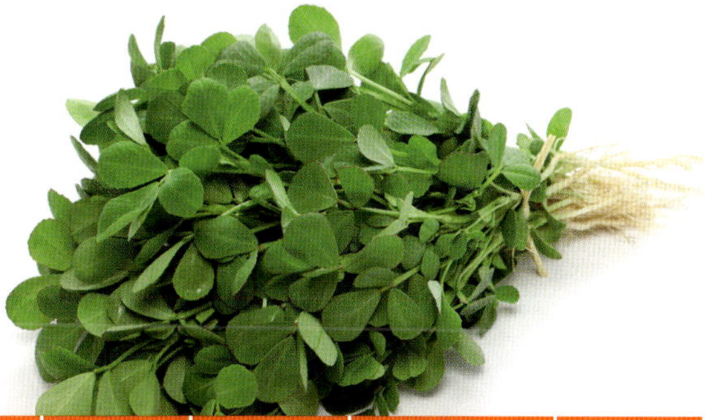

beruhigend/ entkrampfend	entsäuernd/ entgiftend	reich an Eisen	fördert die Milchbildung	hilft beim Abstillen	wichtige Fettsäuren	reich an Pflanzeneiweiß	roh reich an Folsäure
	*				*	*	
*			*				
	*						*
	*	*					*
	*						
*					*	*	
*							
*	*						
*	*						
*	*						
		*	*				
	*	*					*
	*	*					
*	*						
	*						
	*	*					
*			*				
*	*				*	*	
	*						*
	*	*				*	*
	*						*
*	*						
			*				
*	*	*					*
*	*	*	*				
					*	*	
	*						
	*	*					
*		*	*		*	*	
		*			*	*	
*	*						
	*						*
	*	*			*	*	
*		*					
	*						
*	*	*					
*							
	*					*	
*	*	*					*

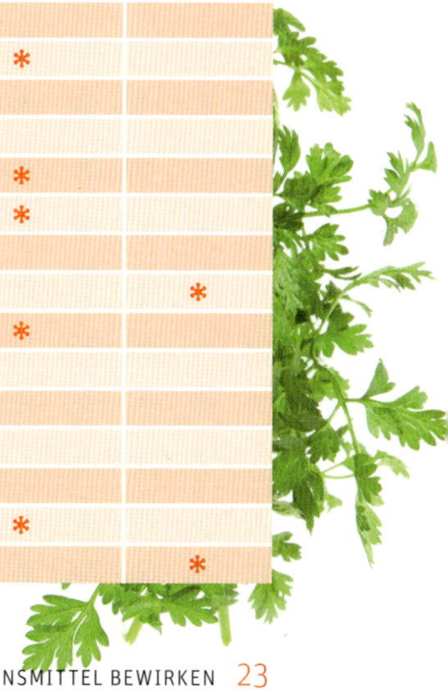

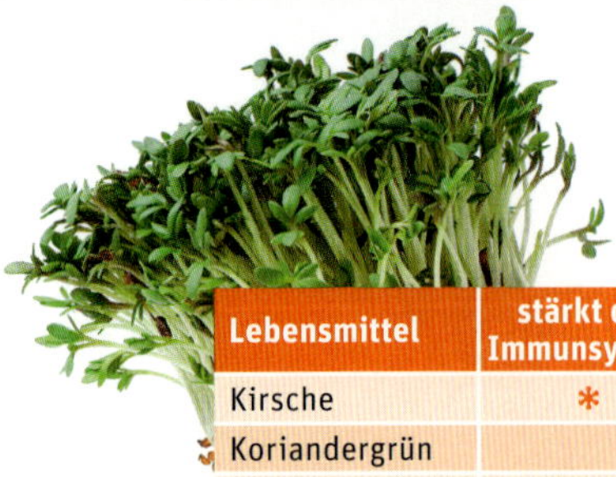

Lebensmittel	stärkt das Immunsystem	gegen Blähungen	reguliert die Verdauung	gegen Sodbrennen	gegen Übelkeit	reguliert den Blutdruck	entwässernd/ gegen Ödeme
Kirsche	*	*	*			*	*
Koriandergrün		*					
Koriandersamen		*					
Kresse	*	*		*		*	
Kreuzkümmel		*	*				*
Kümmel		*	*			*	
Kürbis	*	*	*				*
Kürbiskerne							*
Kurkuma	*	*	*				
Lavendel		*					
Leinsamen	*	*	*				
Linse			*	*			
Löwenzahn	*	*	*				*
Majoran	*						
Mandel		*	*				
Melone	*		*			*	*
Minze		*	*				
Möhre	*		*				
Olive + Öl	*	*					
Oregano	*						
Paprikaschote	*		*			*	
Pastinake	*	*	*				
Quinoa			*				
Radicchio	*	*	*				
Reis		*	*			*	*
Rote Bete	*					*	
Rucola	*	*					
Salbei		*					*
Sanddorn	*					*	
Sauerkraut	*	*					
Schnittlauch	*	*				*	*
Sellerie	*	*		*		*	*
Senfkraut	*	*	*	*		*	
Sesamsamen			*			*	
Spargel	*		*				*
Spinat	*	*				*	
Thymian		*	*				*
Tofu, Sojamilch		*	*				*
Tomate	*					*	
Topinambur	*	*	*	*			
Vanille							
Walnuss							
Zimt		*				*	*
Zitronenmelisse		*	*	*	*		
Zucchini							*
Zwetschge		*	*	*		*	*

beruhigend/ entkrampfend	entsäuernd/ entgiftend	reich an Eisen	fördert die Milchbildung	hilft beim Abstillen	wichtige Fettsäuren	reich an Pflanzeneiweiß	roh reich an Folsäure
	*	*					*
*							*
*							
	*						*
*	*		*				
*			*				
	*	*					
					*	*	
*							
*							
*	*				*		
						*	
	*						*
*	*	*					
*			*		*	*	
	*						
*		*		*			
	*	*					
	*	*			*		
*	*	*					
							*
	*						*
	*						
*	*						
							*
*		*		*			
	*	*					
	*	*					*
*	*	*	*				
	*						*
*	*	*			*	*	
	*						
		*					*
*	*						
	*	*				*	
							*
	*						*
*							
*	*	*			*	*	
*			*				
	*	*					
	*						

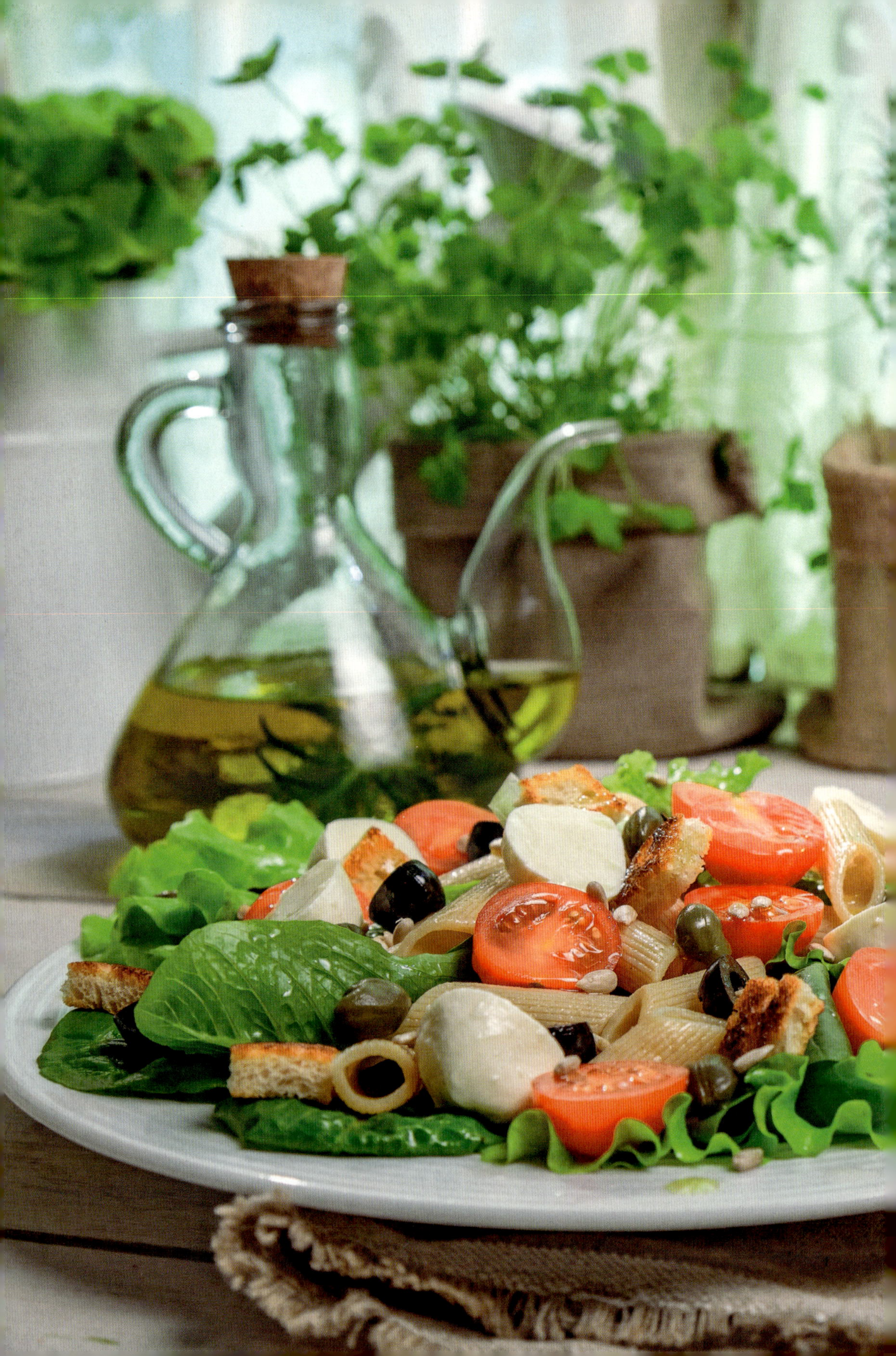

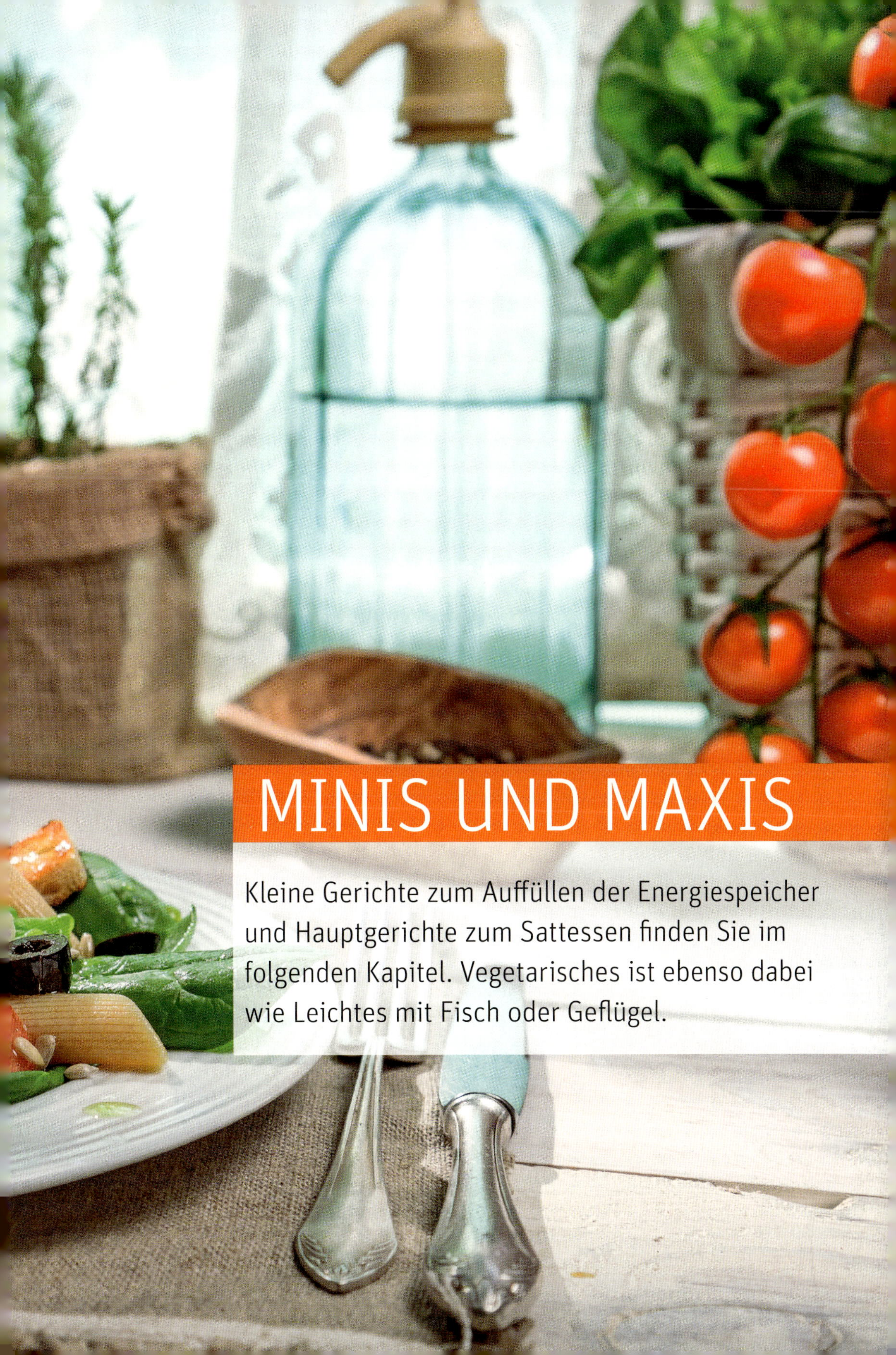

MINIS UND MAXIS

Kleine Gerichte zum Auffüllen der Energiespeicher und Hauptgerichte zum Sattessen finden Sie im folgenden Kapitel. Vegetarisches ist ebenso dabei wie Leichtes mit Fisch oder Geflügel.

EINLEITUNG MINIS UND MAXIS

Do's

In der Schwangerschaft ist aufgrund der hormonellen Umstellung Ihre Immunabwehr geschwächt. Deshalb sollten Sie beim Kochen besonders auf Hygiene achten. Dazu gehört auch, dass Arbeitsflächen mit heißem Wasser gereinigt werden, dass Sie getrennte Arbeitsbretter für Fleisch und Geflügel, für Fisch, für Salat, Gemüse, Kräuter und Obst verwenden.

Alle Küchenutensilien müssen sauber gespült, Küchentücher zum Abtrocknen und Wischen frisch gewaschen sein. Verwenden Sie benutzte Tücher maximal dreimal, und dann ab in die Wäsche!

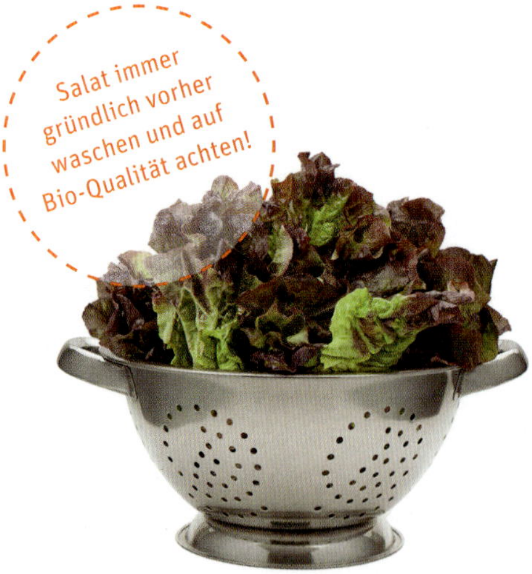
Salat immer
gründlich vorher
waschen und auf
Bio-Qualität achten!

Gemüse, Obst, Salat und Kräuter müssen Sie gründlich waschen, Wurzelgemüse und Kartoffeln werden zuerst geschält und dann gewaschen.

Und vergessen Sie nicht, sich die Hände zu waschen, bevor Sie mit der Zubereitung des Essens beginnen.

Suppe – als Hauptmahlzeit oder auch zwischendurch – tut Ihnen gut, denn sie enthält viele Nährstoffe, aber wenig Kalorien. Flüssige Nahrung hilft auch nachhaltiger gegen Übelkeit als feste, weil sie den Kreislauf stabilisiert und nicht belastet.

Nicht nur die *Maxis,* sondern auch Ihre *Mini*-Mahlzeiten gegen Übelkeit, Erschöpfung und Blutzuckerschwankungen müssen reich an Vitalstoffen sein, kombiniert mit Eiweiß, komplexen Kohlenhydraten und wenig, aber gesundem Fett.

In der Stillzeit sollten Sie möglichst oft für Ihr Kind und sich selbst kochen. Das spart Zeit und spendet Glück und Zufriedenheit. Das Symbol bei den Rezepten zeigt Ihnen, welche Gerichte Sie mit Babys Brei zubereiten können.

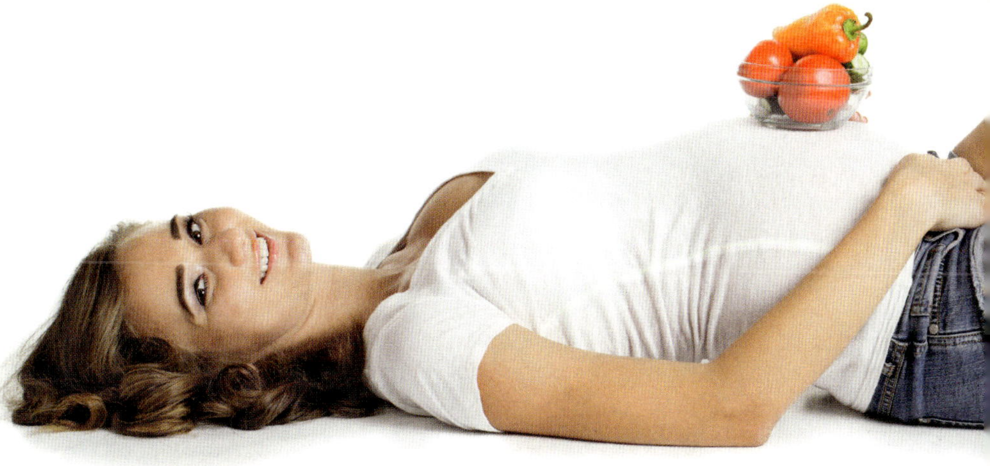

Dont's

Alkohol und Nikotin sind in Schwangerschaft und Stillzeit streng verboten. Es sind Gifte für das Ungeborene und den Säugling, die über Plazenta und Muttermilch in den kindlichen Organismus gelangen.

Verzichten Sie auf alle Lebensmittel und Gerichte, die jetzt ein Risiko bedeuten können: Rohe tierische Produkte wie Rohmilch und Rohmilchkäse, Salami und Mett, Tatar und Carpaccio, Sushi, Räucherlachs, Matjes, Saucen und Süßspeisen mit rohen Eiern (→ Seite 42).

Alle eiweiß- oder kohlenhydratbetonten Ernährungsformen und jede Schlankheitsdiät sind in der Schwangerschaft verboten, denn einseitige Ernährung gefährdet Ungeborene.

Verzichten Sie so weit wie möglich auf Zucker und/oder Nahrungsmittel mit weißem Mehl, denn diese Produkte mästen Ihr Baby und überfordern seine Bauchspeicheldrüse mit der Insulinbildung. Damit steigt das Risiko, dass es zu groß wird und im Erwachsenenalter an Übergewicht, Diabetes und Herz-Kreislauf-Erkrankungen leidet.

Mischsalat im Folienbeutel, Sprossen und Keimlinge, Tomaten, Paprikaschoten und Obst mit weichen oder gar fauligen Stellen sind jetzt verboten.

Essen Sie keine dicken Sahnesaucen, Frittiertes und Paniertes – all das enthält zu viel Fett, kann Sodbrennen verschlimmern und Sie mehr an Gewicht zulegen lassen, als Sie wollen.

Streichen Sie jetzt alle nährstoffarmen Produkte vom Speisezettel: Fertiggerichte, Wurstwaren und Fast Food liefern nur leere Kalorien, die nicht nachhaltig satt, aber gewöhnlich dick machen.

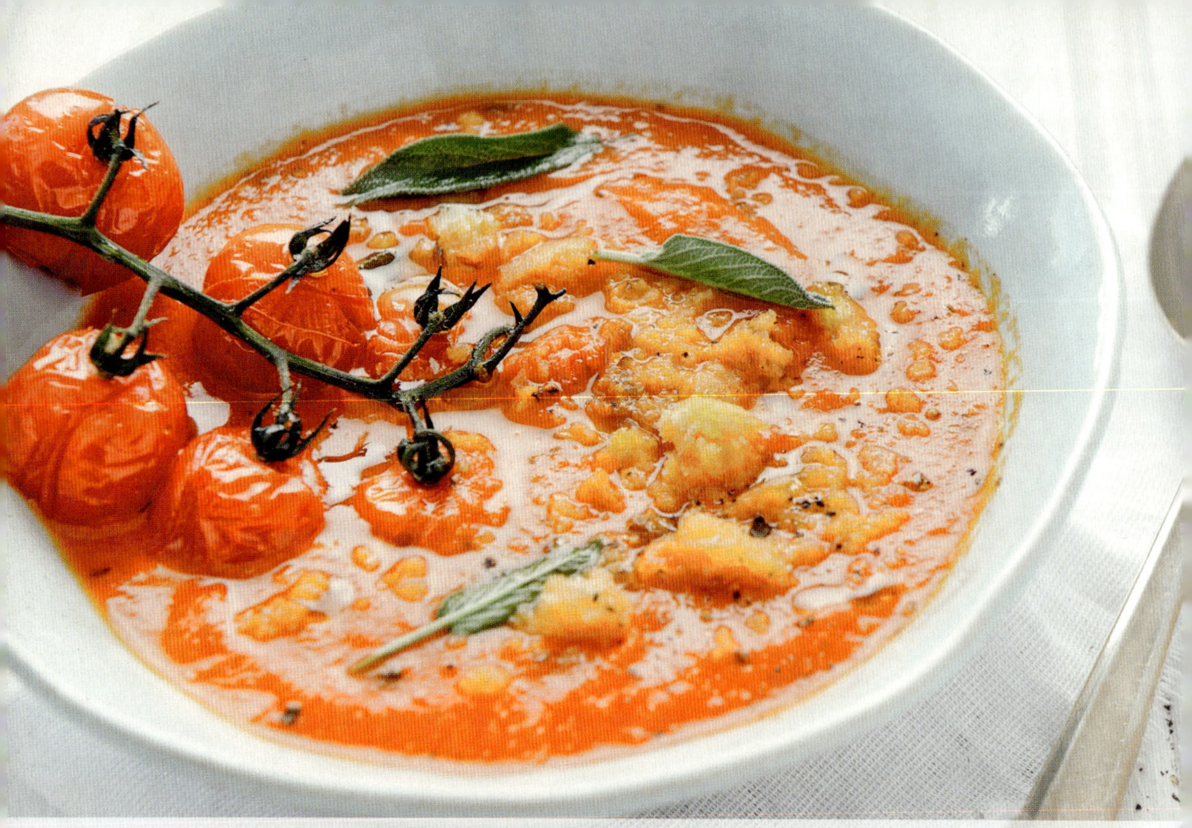

TOMATENSUPPE MIT POLENTA

Zutaten für 2 Portionen

- 4 große Tomaten
- 1 kleine Zwiebel
- 3–4 Salbeiblättchen
- 2 EL Olivenöl
- 2 EL Instant-Polenta
- Etwa 200 g Cocktailtomaten am Stiel
- Frisch gemahlener Pfeffer
- 200 ml kräftige Gemüsebrühe
- 1 EL Kokoscreme oder Schmant

1 Die Tomaten waschen und in Stücke schneiden, die Zwiebel schälen und fein zerkleinern, die Salbeiblättchen waschen.

2 In einem Topf 1 EL Öl erhitzen und die Polenta darin krümelig anbraten, dann auf einen Teller geben und beiseite stellen. Nun die gewaschenen Cocktailtomaten mit dem restlichen Öl in den Topf geben, weich braten und zur Polenta auf den Teller legen.

3 Zwiebel, Tomatenstücke und Salbei in den Topf geben, mit Pfeffer würzen und unter Rühren kurz schmoren. Die Brühe zufügen, aufkochen und die Suppe zugedeckt etwa 15 Minuten sanft garen.

4 Die Suppe pürieren, dabei die Kokoscreme oder den Schmant unterrühren. Die Polenta und die Cocktailtomaten in die Suppe geben und einige Minuten darin ziehen lassen.

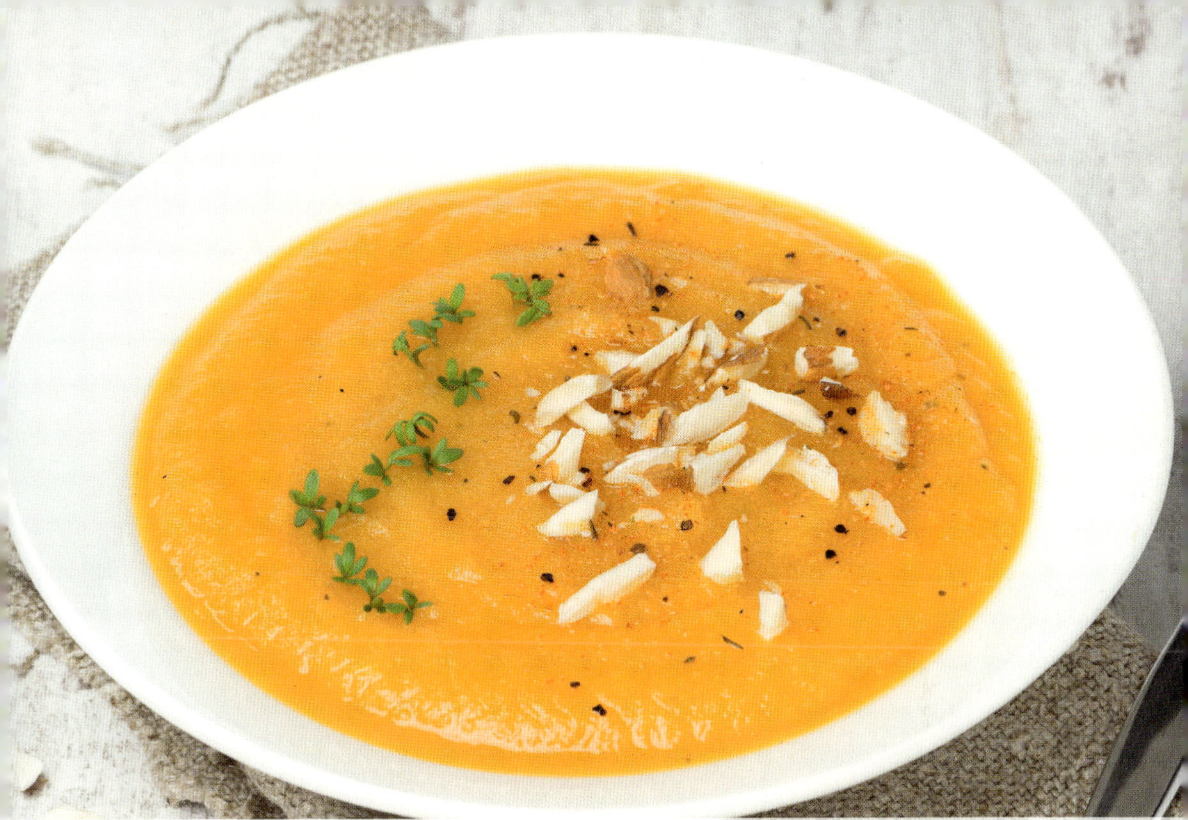

MÖHRENSUPPE MIT TOPPING

ZUTATEN FÜR 1 PORTION

- 3–4 EL Möhrenbrei mit Kalbfleisch (→ Seite 148)
- Gemüse- oder Fleischbrühe nach Belieben
- 1 EL Kokoscreme
- Salz nach Belieben
- Geriebene Muskatnuss
- 1 EL Zitronensaft
- 1 EL Mandelblättchen
- 1 Msp. geraspelte Bio-Zitronenschale
- 1 EL Semmelbrösel
- ½ EL Butter

1 Den Möhrenbrei in einem Topf mit der Kokoscreme und so viel Brühe verrühren, dass die Suppe die richtige Konsistenz für Sie hat. Die Suppe nun unter Rühren aufkochen und mit Salz, Muskat und Zitronensaft abschmecken.

2 Die Mandeln mit Zitronenschale und Semmelbröseln in der Butter unter ständigem Wenden etwa 1 Minute braten und dann auf der Suppe anrichten.

TIPP

Anstelle des Möhrenbreis 1 große mehligkochende Kartoffel und 1 dicke Möhre schälen, zerkleinern und in etwa 125 ml Brühe sehr weich kochen. Dann mit der Kokoscreme pürieren, abschmecken und mit dem Topping anrichten.

SUPPE MIT KÄSEBROT

ZUTATEN FÜR 2 PORTIONEN

300 g Knollensellerie, Möhre und Pastinake gemischt

1 kleine mehligkochende Kartoffel

400 ml Hühner- oder Gemüsebrühe

2 EL Paprikapüree (Glas)

2 EL Sojasahne

Salz nach Belieben

Etwas Zitronensaft

4 Scheiben Baguette

150 g fettarmer Frischkäse

Dillspitzen oder Kresse

1 Sellerie, Möhre, Pastinake und Kartoffel schälen, waschen, würfeln und in einen Topf geben. Die Brühe hinzugießen, einmal aufkochen und die Suppe zugedeckt 10 bis 15 Minuten sanft garen, bis das Gemüse und die Kartoffel ganz weich sind.

2 Das Paprikapüree und die Sojasahne hinzufügen und die Suppe mit dem Stabmixer pürieren, dann mit Salz und Zitronensaft abschmecken.

3 Die Baguettescheiben nach Wunsch toasten. Den Frischkäse darauf verteilen, mit etwas Salz würzen, mit den gewaschenen Dillspitzen oder den abgeschnittenen Kresseblättchen garnieren und zur heißen Suppe servieren.

TIPP

Kartoffeln mit magerem Frischkäse sorgen für optimale Eiweißversorgung, wenn Sie kein Fleisch essen wollen.

NATÜRLICH HEILSAM

Mögen Sie Wurzelgemüse? Hoffentlich, denn Knollen und Wurzeln sind während Schwangerschaft und Stillzeit ideal, weil sie nur wenig Kalorien und kaum Fett, jedoch viele wichtige Bioaktivstoffe enthalten. Wurzelgemüse beugt lästiger Verstopfung vor, denn es liefert Ballaststoffe in günstiger Kombination, die unsere Darmfunktion auf natürliche Weise regulieren und die guten Bakterien in unserem Bauch füttern. Die ätherischen Öle in Sellerie, egal ob als Knolle oder Stange, regen den Stoffwechsel an, fördern den Milchfluss und helfen beim Entwässern, wenn die Beine schwer und müde sind – ein Problem, das viele Schwangere plagt. Ein spezieller Wirkstoff entspannt die Blutgefäße und senkt so den Blutdruck. Gelbe Carotinoide in Möhren stehen unserem Immunsystem bei: Sie greifen an, sobald *Feinde* in unseren Organismus eindringen wollen. Damit werden auch tiefere Gewebsschichten besser vor Schadstoffen geschützt. Pastinaken stärken Magen und Darm, mindern Blähbauch und Sodbrennen, sind leicht verdaulich und nahrhaft.

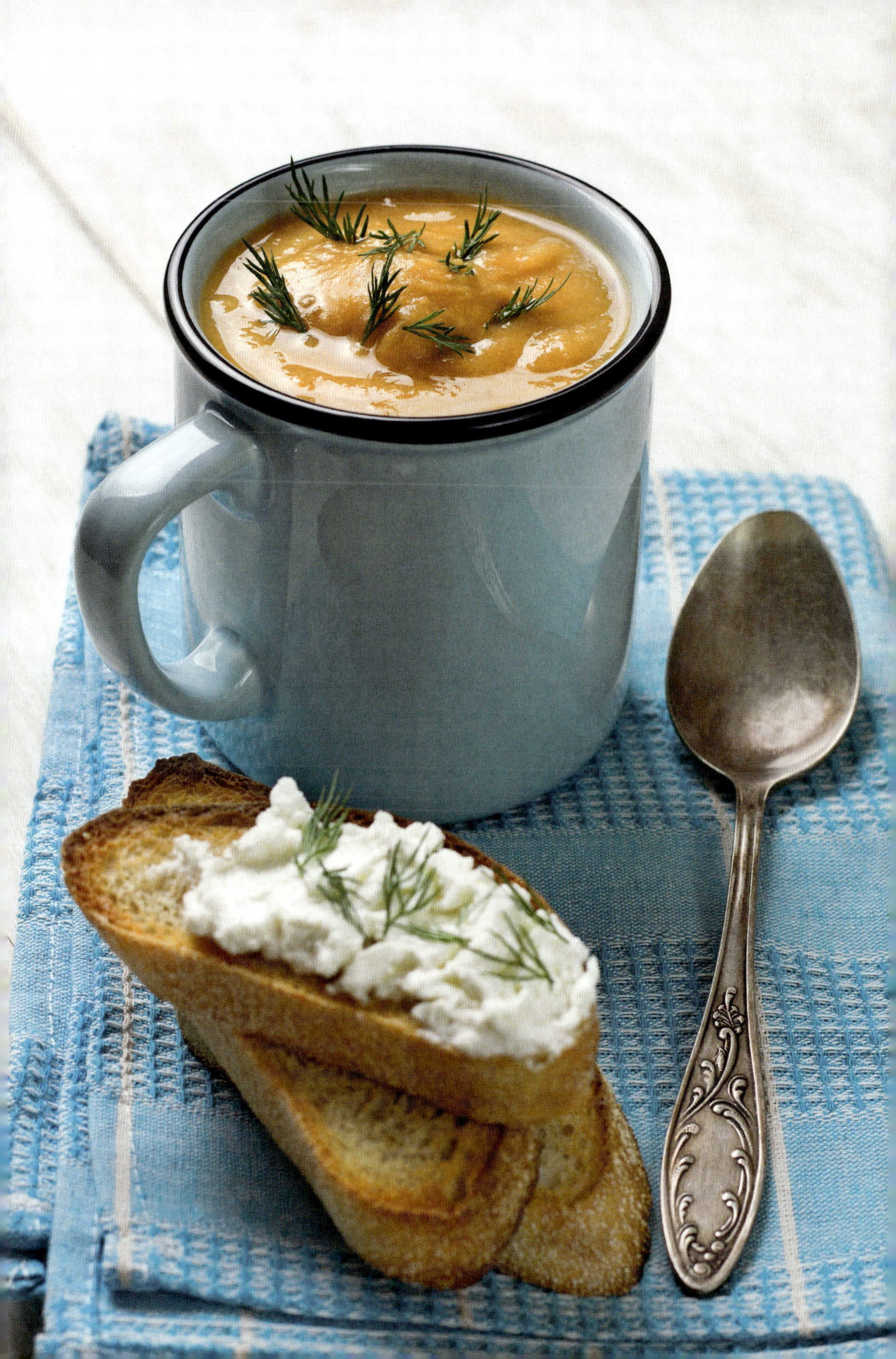

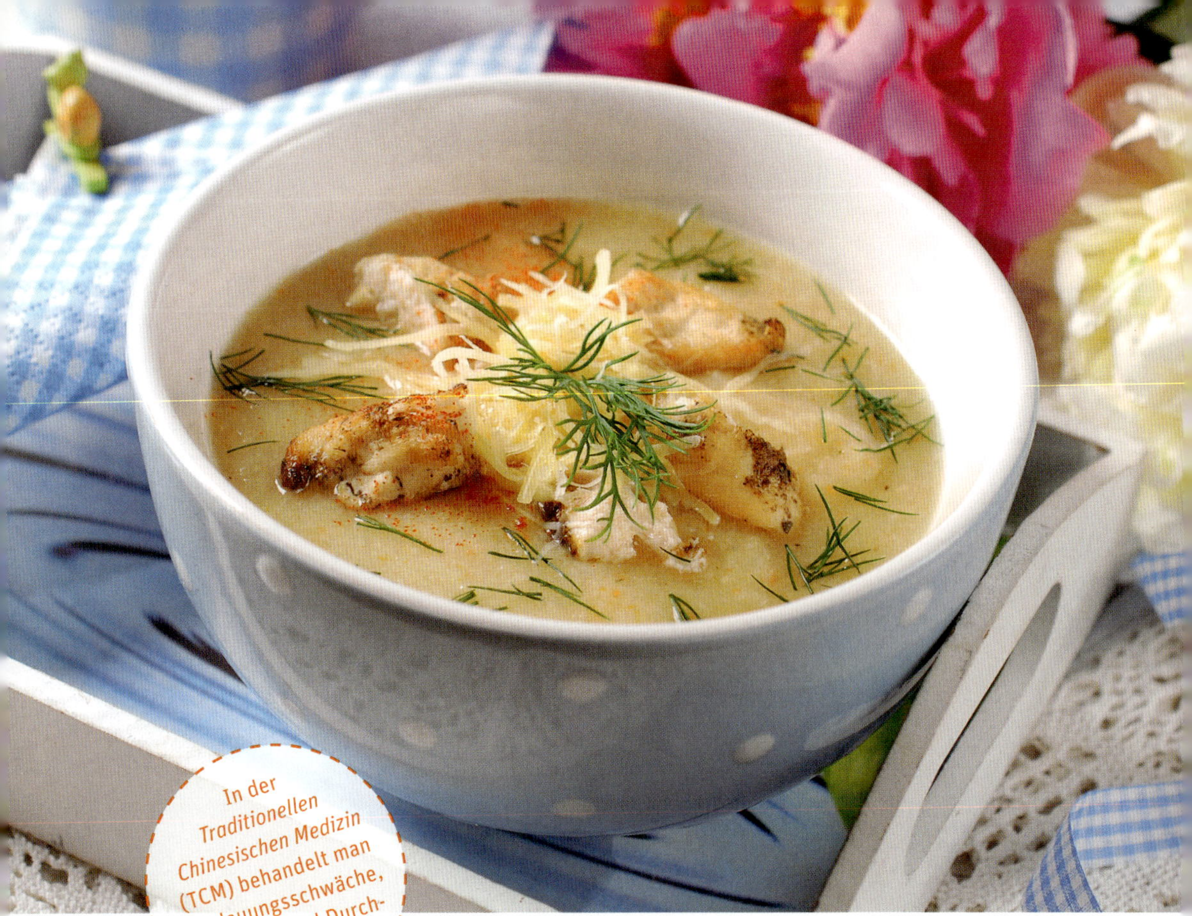

In der Traditionellen Chinesischen Medizin (TCM) behandelt man Verdauungsschwäche, Brechreiz und Durchfall mit Hirse.

Sanfte Hilfe

Gemüsesuppe ist in der Schwangerschaft und Stillzeit besonders gut geeignet, vor allem wenn Sie Probleme mit der Verdauung haben. Denn Gemüse füttert unsere Darmflora mit nützlichen Ballaststoffen, die meist sanfter wirken als Vollkorn und Hülsenfrüchte oder gar Weizenkleie, die zu Blähungen, Bauchschmerzen und Durchfall führen kann. Bei Verstopfung sollten Sie Salat und Kräuter essen, frisches Obst mit Joghurt und Trockenfrüchten kombinieren und immer wieder Frischkornmüsli oder Buchweizenbrei essen. Besonders reich an darmfreundlichen Ballaststoffen sind Wurzelgemüse wie Pastinaken, Möhren, Topinambur, Wildkräuter wie Löwenzahn und Brennnesseln, außerdem Beeren, Äpfel, Pflaumen und Aprikosen. Wenn Sie Getreide mögen, sollten Sie auch immer wieder Hirse essen, weil sie den Darm nicht überlastet, sondern durch das Spurenelement Silizium das Bindegewebe stärkt und die Darmschleimhaut pflegt.

Anstelle von Brei 250 g beliebiges Gemüse in 200 ml Hühner- oder Gemüsebrühe sehr weich kochen und pürieren. Dann wie im Rezept rechts mit Sahne, Käse und Fleisch mischen und abschmecken.

GEMÜSESUPPE MIT PUTENBRUST

ZUTATEN FÜR 1 PORTION

200 g Putenbrust

1 EL Öl

3–4 EL Gemüsebrei (→ Seite 144 ff.)

Hühnerbrühe nach Belieben (→ Seite 39)

1 EL Sahne

1 EL frisch geriebener Parmesankäse

Salz nach Belieben

Cayennepfeffer

Einige Tropfen Zitronensaft

Geriebene Muskatnuss

1 EL Dillspitzen

1 Die Putenbrust kalt abspülen, trockentupfen und in kleine Stücke schneiden. Dann im heißen Öl unter Wenden etwa 5 Minuten braten und leicht bräunen, bis das Fleisch vollständig durchgegart ist (→ Kasten).

2 Den Gemüsebrei in einen Topf geben und mit Brühe verrühren: Bemessen Sie die Menge danach, ob Sie die Suppe lieber dick- oder dünnflüssig mögen.

3 Die Suppe erhitzen, dann die Sahne, den Käse und das gebratene Putenfleisch mit dem Bratöl in der Pfanne unterrühren.

4 Die Suppe mit Salz, Cayennepfeffer, Zitronensaft und Muskatnuss abschmecken und mit dem gewaschenen Dill bestreut servieren.

TIPP

Die Suppe mit Hühnerbrüstchen anstelle von Putenfleisch zubereiten (→ Baukasten Seite 39).

DAS IST WIRKLICH WICHTIG

Zum Schutz vor Lebensmittelinfektionen müssen Sie Geflügel immer durchgaren, bis beim Anstechen mit einer Messerspitze nur noch klarer Saft, aber kein Blut mehr austritt. Während der Schwangerschaft dürfen Sie Puten-, Enten- und Hähnchenbrust nicht rosa gebraten essen – selbst wenn das Fleisch dann vielleicht nicht mehr ganz so zart ist. Außerdem sollten Sie gebratenes Geflügelfleisch nicht warm stellen, sondern lieber noch einmal erhitzen.

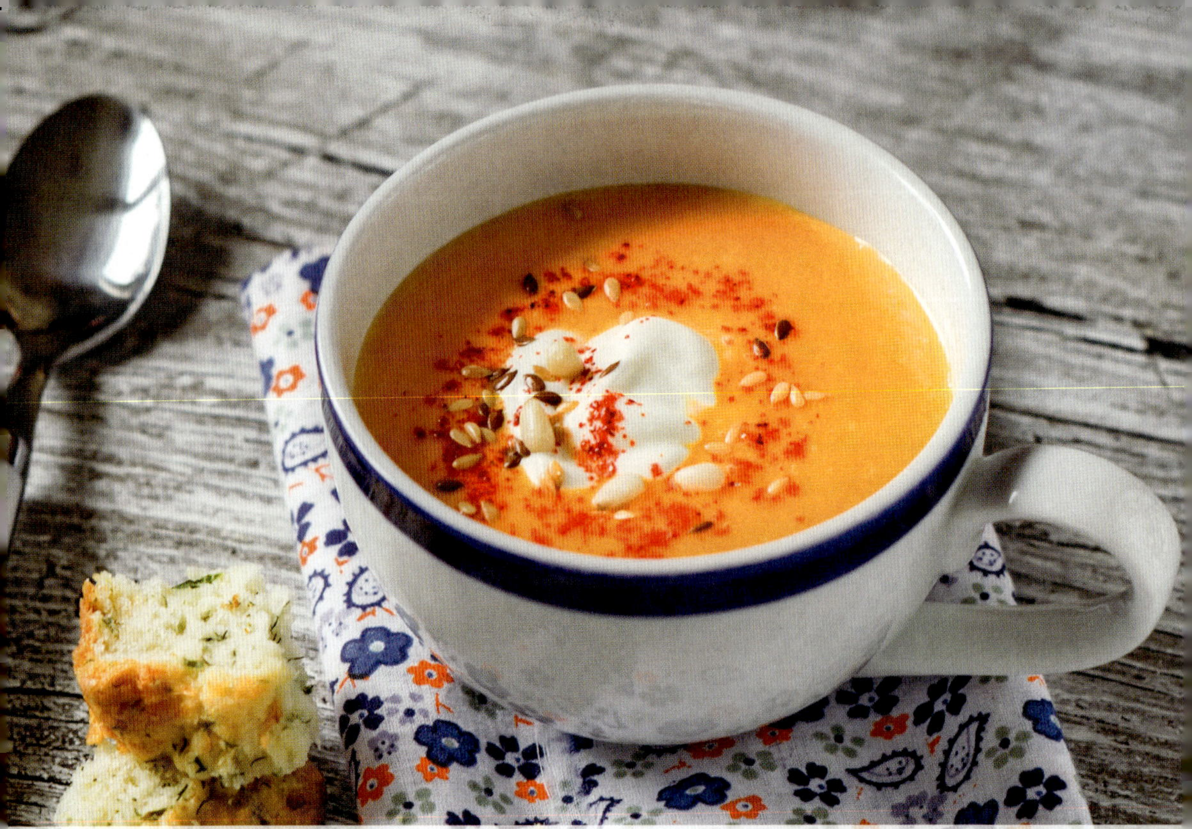

SANFTE LINSENSUPPE

ZUTATEN FÜR 2 PORTIONEN

1 kleine Zwiebel

1 EL Olivenöl

70 g rote Linsen

2 ungeschwefelte, getrocknete Soft-Aprikosen

400 ml Gemüsebrühe

Salz nach Belieben

2 EL Crème fraîche

4 TL Sesam- und Leinsamen

Eventuell Chiliflocken zum Bestreuen

1 Die Zwiebel schälen, fein zerkleinern und im heißen Öl bei schwacher Hitze glasig braten. Die Linsen, die Aprikosen und die Gemüsebrühe hinzufügen und aufkochen. Die Suppe nun zugedeckt 10 bis 15 Minuten sanft garen, bis die Linsen weich sind.

2 Die Suppe mit dem Stabmixer pürieren, mit Salz abschmecken und auf gut vorgewärmten Suppentellern verteilen. Auf jede Portion 1 EL Crème fraîche, Sesam- und Leinsamen und nach Wunsch auch Chiliflocken geben.

NATÜRLICH HEILSAM

Linsen, Trockenfrüchte und Leinsamen helfen gegen Verstopfung und unterstützen die Darmflora. Orange bis sattgelbe Linsen sind geschält und deshalb in maximal 15 Minuten gar.

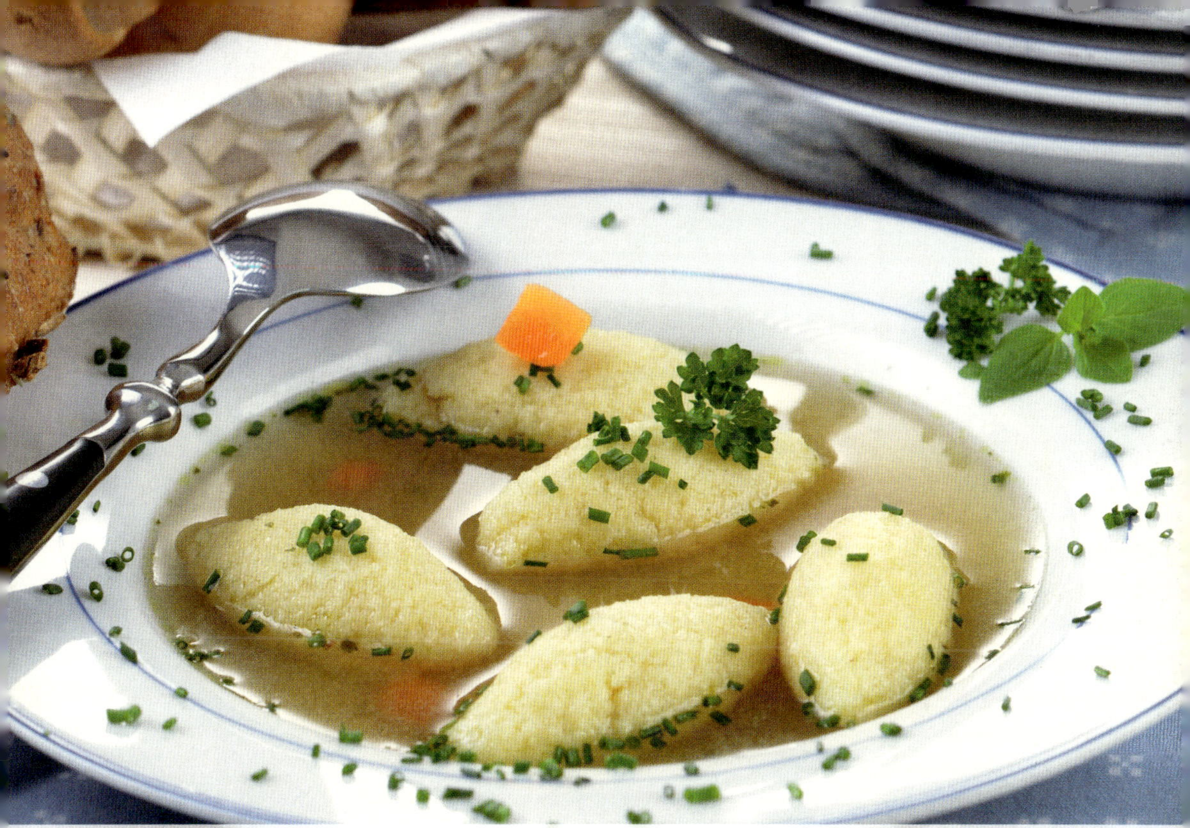

GRIESSNOCKERLSUPPE

ZUTATEN FÜR 2 PORTIONEN

400 ml Hühner- oder Gemüsebrühe

1 gestrichener EL weiche Butter

1 kleines Ei (S)

Salz nach Belieben

Geriebene Muskatnuss

1 EL gehackte Petersilie

50 g Hartweizen- oder Nockerlgrieß

2 EL Schnittlauchröllchen

1 Die Brühe zum Kochen bringen. Die Butter, das Ei, Salz, Muskat und die Petersilie in einer kleinen Schüssel mit einem Kochlöffel verrühren, dann den Grieß untermischen.

2 Mit einem Esslöffel Nockerl formen und in die kochende Suppe geben. Dabei den Löffel immer wieder in die Suppe tauchen, damit die Nockerl sich lösen.

3 Die Grießnockerl im halb zugedeckten Topf 20 Minuten sanft kochen, dann auf der abgeschalteten Kochstelle noch 5 Minuten ziehen lassen. Mit dem Schnittlauch bestreuen.

DER BAUKASTEN

Grießnockerl wie Gnocchi mit Parmesan bestreuen und/oder mit Pesto vermischt zu Tomatensalat servieren. Die Brühe dann für *Dicke Nudelsuppe* (→ Seite 38) oder die *Suppe mit Käsebrot* (→ Seite 32) verwenden.

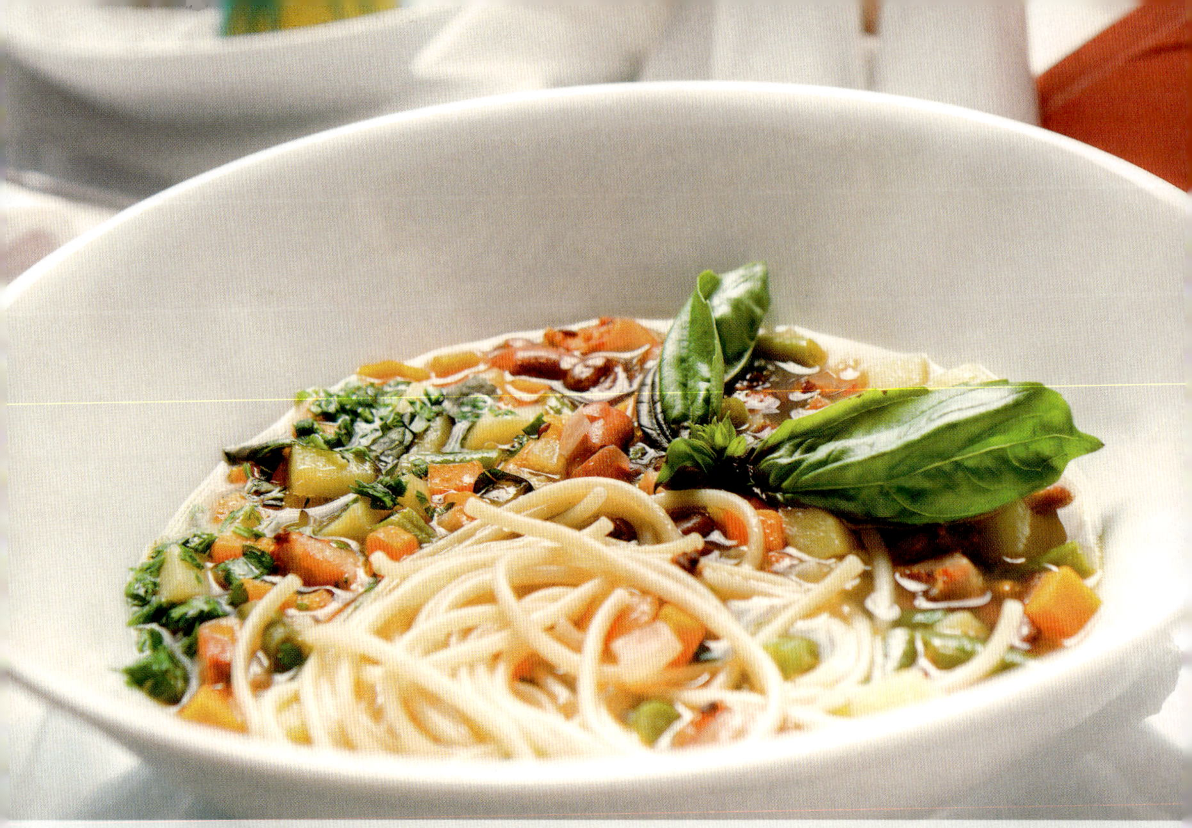

DICKE NUDELSUPPE MIT GEMÜSE

ZUTATEN FÜR 2 PORTIONEN

400 g gemischtes Gemüse, z. B. Lauch, Möhre, Bohnen und Erbsen, Brokkoli- und Blumenkohlröschen

600 ml Hühner- oder Gemüsebrühe

2 Handvoll beliebige Nudeln

Frisch gemahlene Muskatnuss

Frisch gemahlener Pfeffer

1–2 TL Zitronensaft

1 Das Gemüse waschen, putzen und/oder schälen und dann mundgerecht zerkleinern. Möhren in dünne Scheiben, den Lauch in knapp fingerbreite Stücke schneiden. Größere Kohlröschen und lange Bohnen noch einmal durchschneiden.

2 Die Brühe in einen Topf geben und aufkochen, bis sie sprudelt. Nudeln, Bohnen und Möhren darin 5 Minuten sanft garen.

3 Das restliche Gemüse zugeben und noch einmal aufkochen, dann die Suppe zugedeckt kochen lassen, bis die Nudeln al dente sind. Mit Muskat, Pfeffer und Zitronensaft abschmecken.

BALANCE HALTEN

Das Gemüse hier ist nur ein Vorschlag – nehmen Sie einfach, was Sie frisch vorrätig haben. Wirklich frisches Gemüse hilft beim Entsäuern und liefert Vitalstoffe, die Sie jetzt brauchen.

HÜHNERBRÜHE

Zutaten für 8–10 Portionen

1 frisches Bio-Huhn (etwa 1,2 kg)

2 Bund Suppengrün

Etwa 5 l Wasser

Gut zu wissen
Je mehr Knochen in der Brühe, desto besser: Kollagen festigt das Bindegewebe, Calcium stärkt Knochen und Zähne.

1 Die Innereien und den Hals aus der Bauchhöhle des Huhns herausnehmen, das Huhn innen und außen kalt abspülen und in 8 Stücke zerlegen (→ Baukasten). Das Suppengrün putzen und waschen, aber nicht zerkleinern.

2 Das Wasser in einem großen Topf erhitzen. Suppengemüse, Hühnerteile, Knochen, Magen, Herz und Hals des Huhns ins Wasser legen und alles zugedeckt zum Kochen bringen. Dann zugedeckt etwa 3 Stunden sanft köcheln lassen.

3 Das Fleisch ablösen (→ Baukasten), die Brühe durch ein Sieb gießen, abkühlen lassen, dann entfetten und in Portionen einfrieren.

Der Baukasten

Mit dem Huhn können Sie verschiedene Mahlzeiten zubereiten: Die Hühnerbrüste von den Knochen lösen und für *Ofen-Hähnchen* (→ Seite 56), Wraps (→ Seite 65), Curry (→ Seite 58) oder Salat (→ Seite 48) verwenden. Die Knochen kochen Sie mit den anderen Hühnerteilen. Das gegarte Fleisch lösen Sie heiß von den Knochen und frieren es für Suppeneinlagen ein. Die Knochen werden ebenfalls eingefroren: Damit können Sie noch ein- bis zweimal Brühe kochen – eventuell mit frischem Hühnerklein vom Bio-Bauern.

Natürlich heilsam

Hühnerbrühe brauchen Sie während der Schwangerschaft, im Wochenbett und in der Stillzeit: Es ist ein mineralstoffreicher Flüssigkeitsspender, der Ihnen Energie gibt, wenn Sie sich müde und lustlos fühlen, und der bei Erkältung hilft, die körpereigene Abwehr zu stabilisieren. Für ein schnelles Milchbildungs-Süppchen übergießen Sie Bockshornkleesamen oder einen Beutel Still-Tee mit kochend heißer Hühnerbrühe und geben noch ein paar Blättchen Fenchelkraut, Basilikum oder Dill dazu.

GRAUPENSUPPE

ZUTATEN FÜR 4 PORTIONEN

1 Zwiebel

100 g Gerstengraupen (Perlgraupen)

1 EL Sonnenblumenöl

Salz nach Belieben

Frisch gemahlener weißer Pfeffer

2 TL getrockneter Majoran

1 l Hühner- oder Gemüsebrühe

1 dünne Stange Lauch

2 Möhren

300 g Knollensellerie

2 mittelgroße Pastinaken

2 EL gehackte Petersilie

TIPP
Kleine Perlgraupen schmecken besonders gut. Für eine sämige Suppe mischen Sie etwas Babybrei darunter.

1 Die Zwiebel schälen und fein zerkleinern, die Graupen auf einem Sieb kalt waschen, bis das ablaufende Wasser klar bleibt.

2 Das Öl in einem Topf erhitzen, die Zwiebel und die Graupen zugeben und sanft braten, bis die Zwiebel glasig ist. Mit Salz, Pfeffer und Majoran kräftig würzen. Nun die Brühe zugießen, aufkochen und die Suppe zugedeckt etwa 45 Minuten sanft kochen lassen.

3 Den Lauch waschen, putzen und in Ringe schneiden, die Möhren, den Sellerie und die Pastinaken schälen und klein würfeln. Die Zutaten in die Suppe geben, aufkochen und in 15 bis 20 Minuten bissfest garen.

4 Die Suppe mit Salz und Pfeffer abschmecken und mit der Petersilie bestreut servieren.

NATÜRLICH HEILSAM

Hühnerbrühe stärkt Sie mit frischer Energie, das Gemüse in der Suppe spendet Vitalstoffe für ein stabiles Immunsystem. Gerstengraupen helfen bei Übelkeit, Sodbrennen und schlechter Verdauung, Gerstenwasser (→ Seite 128) ist Stärkungsmittel und gesunder Durststiller.

TIPP

Kochen Sie gleich die doppelte Portion, denn Graupensuppe können Sie einfrieren, und sie schmeckt aufgewärmt noch besser als frisch gekocht. Im Kühlschrank hält sie sich drei Tage.

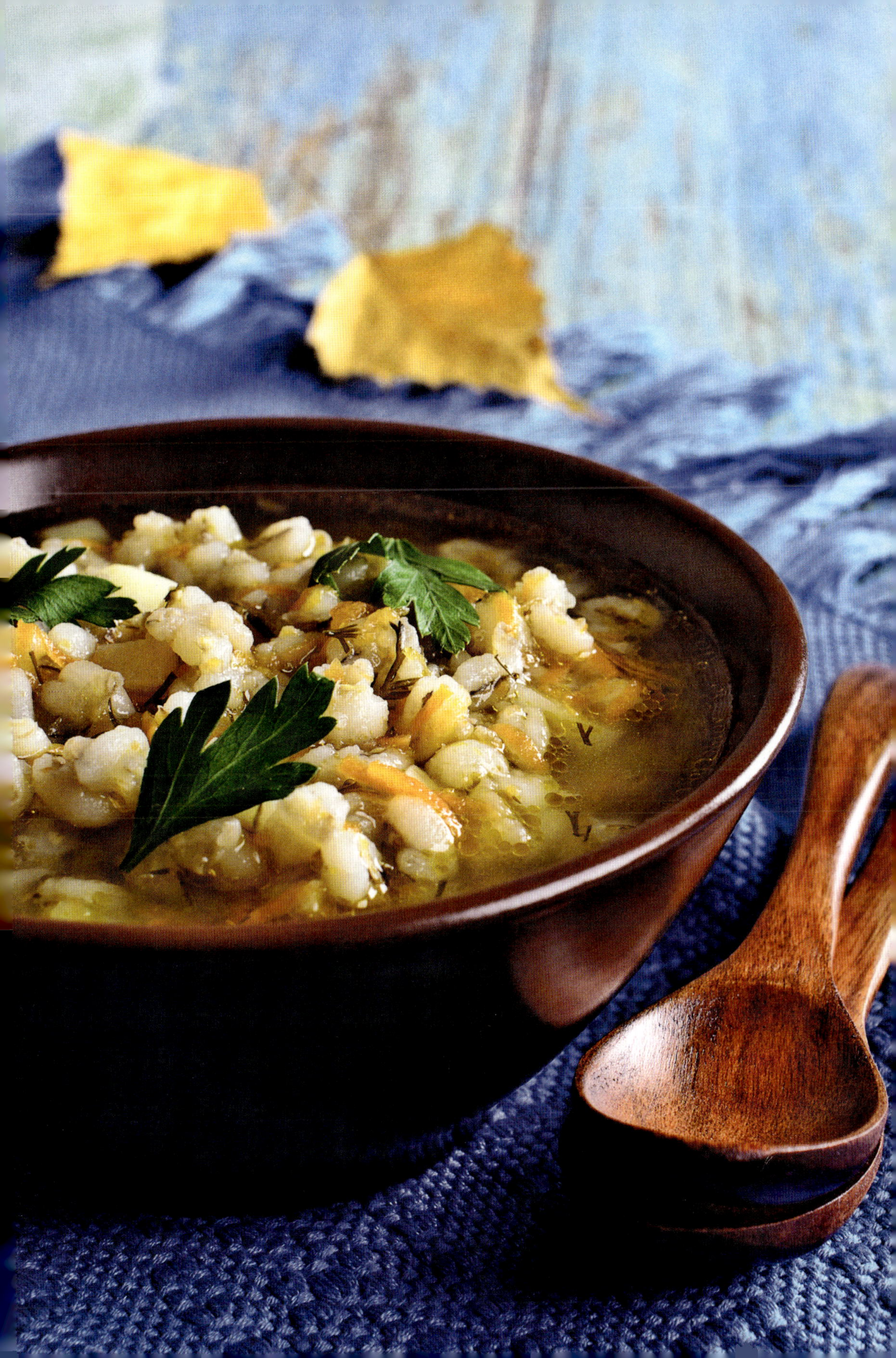

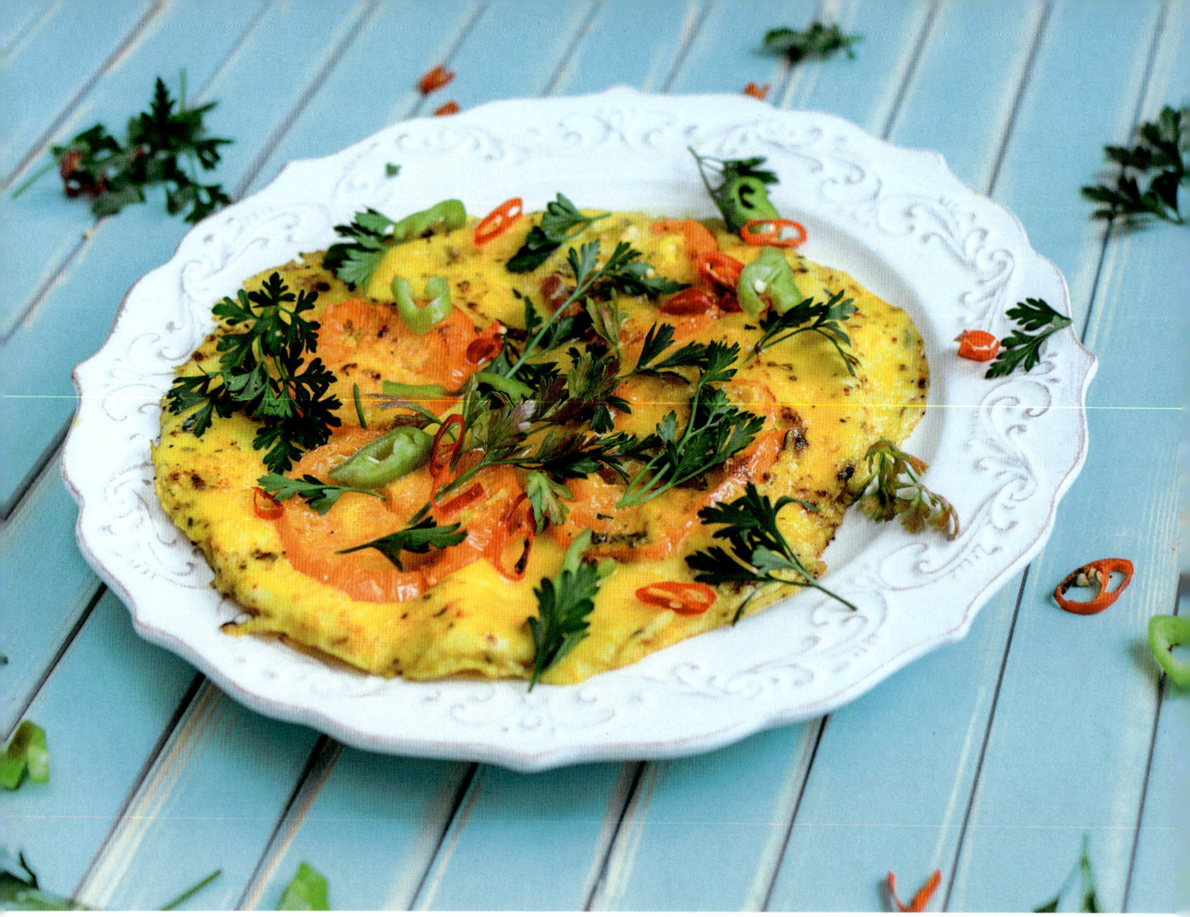

Das ist wirklich wichtig

Eier können Salmonellen enthalten, selbst wenn sie aus dem Biohandel kommen. Bei artgerecht gehaltenen Hennen mit Hühnerhof ist das Risiko zwar äußerst gering, doch nie ganz auszuschließen. Deshalb müssen Sie bei der Zubereitung auf Nummer sicher gehen: Nehmen Sie nur Eier mit harter und intakter Schale. Rühreier dürfen Sie während der Schwangerschaft nicht mit flüssigem Eigelb essen, sondern müssen sie ganz durchbraten. Wenn Sie das nicht mögen, machen Sie italienische Frittata in der Pfanne oder im Backofen oder Sie kochen die Eier in mindestens 8 Minuten hart. Auch beim Frühstücksbüfett im Hotel nehmen Sie nur harte Eier und weder Rühreier noch Spiegeleier aus der Warmhalteschale. Denn auch Spiegeleier müssen durchgegart sein: Wie Pfannkuchen erst auf der einen Seite braten, dann wenden und auf der zweiten Seite braten, bis das Eigelb fest ist. Auf wachsweiche, weiche und pochierte Eier müssen Sie während der Schwangerschaft verzichten. Und Sie dürfen auch keine Gerichte mit rohen Eiern wie Tiramisu, Spaghetti Carbonara, Sauce Hollandaise oder Zabaione essen sowie Suppen und Saucen auch nicht mit rohem Eigelb verfeinern.

GEMÜSE-RÜHREI

Zutaten für 2 Portionen

1 Roma-Tomate

1 hellgrüne oder rote Spitz-Paprikaschote

2 Frühlingszwiebeln

4 Zweige Petersilie

4 Eier

1 EL geriebener Parmesankäse

Salz nach Belieben

Frisch gemahlener Pfeffer

2 EL Öl

Vorteil bei der Nahrhaft-Kombination: Sie erhalten noch mehr von den Mineralstoffen Kalium und Calcium.

1 Die Tomate waschen und in Scheiben schneiden, dabei die Stielansätze entfernen. Die Paprikaschote waschen, putzen und in Ringe schneiden, die Frühlingszwiebeln waschen, von den Wurzelansätzen und den welken äußeren Blättern befreien und mit dem saftigen Zwiebelgrün in feine Ringe schneiden. Die Petersilie waschen, trockentupfen und grob zerkleinern.

2 Die Eier in einer Schüssel aufschlagen und mit einer Gabel verquirlen. Die halbe Menge der Frühlingszwiebeln, den Käse, Salz und Pfeffer hinzufügen und alles mischen.

3 Das Öl in einer beschichteten Pfanne erhitzen, die Eiermischung in die Pfanne gießen und mit den Tomatenscheiben, etwa der Hälfte der Paprikaschoten und der Petersilie sowie den restlichen Frühlingszwiebeln bestreuen.

4 Die Eier zugedeckt bei schwacher Hitze etwa 5 Minuten braten, bis sie fest und die Tomatenscheiben weich sind.

5 Das Rührei auf Portionstellern anrichten, mit dem Rest der Paprikaschoten und der Petersilie bestreuen und mit Vollkornbrot und Butter oder Frischkäse servieren.

Nahrhaft

Wenn Sie mehr Hunger haben, servieren Sie das Rührei mit 1 bis 2 Pellkartoffeln pro Portion und Joghurtsauce: Das Weiße der Frühlingszwiebeln fein hacken, 1 geschälte Knoblauchzehe zerdrücken, dann beide Zutaten mit 300 g Joghurt verrühren und die Sauce mit Salz und Pfeffer aus der Mühle oder mit Cayennepfeffer würzen.

GEMÜSETOPF

ZUTATEN FÜR 4 PORTIONEN

- 4 mittelgroße Tomaten
- 1 mittelgroße Aubergine
- 2 Möhren
- 1 vorwiegend festkochende Kartoffel
- 1 gelbe Spitzpaprikaschote
- 1 Gemüsezwiebel
- Salz nach Belieben
- Frisch gemahlener Pfeffer
- 2 EL Zitronensaft
- 4 EL Sonnenblumen- oder Olivenöl
- 1 Handvoll Basilikum

TIPP
Das Gemüse in ein verschließbares Gefäß geben und im Kühlschrank aufbewahren – so hält es sich drei Tage frisch.

1 Die Tomaten abziehen und in Stücke schneiden, die Aubergine waschen und würfeln, die Möhren und die Kartoffel schälen, waschen und ebenfalls würfeln. Die Paprikaschote waschen, putzen und grob zerkleinern, die geschälte Gemüsezwiebel grob würfeln. Alle diese Zutaten in einen Topf geben und mit Salz und Pfeffer würzen.

2 Den Zitronensaft und das Öl zufügen, das Gemüse zugedeckt aufkochen und dann etwa 20 Minuten sanft kochen lassen, bis die Kartoffel- und Möhrenwürfel weich sind.

3 Das Gemüse zugedeckt im Topf abkühlen lassen und dann erst zum Servieren mit Salz und Pfeffer abschmecken und mit dem gewaschenen, grob zerkleinerten Basilikum mischen.

TIPP

Welches Gemüse Sie nehmen, spielt keine Rolle, wählen Sie einfach, was Sie gern mögen. Tomaten schmecken gut, weil sie aromatische Fruchtsäure beisteuern und so viel Saft enthalten, dass Sie kein zusätzliches Wasser zum Garen brauchen. Ein oder zwei Kartoffeln machen den Kochsud schön sämig.

DER BAUKASTEN

Das Gemüse schmeckt mit Brot oder Kartoffeln als Beilagen, passt zu kurz gebratenem Fleisch oder Fisch. Sie können es mit frisch gekochtem Reis, Couscous oder Nudeln mischen, in Pitabrot oder Wraps füllen. Zum Essen lassen Sie es entweder Zimmertemperatur annehmen oder erwärmen es in der Mikrowelle. Dann noch einmal abschmecken und mit frischen Kräutern anrichten.

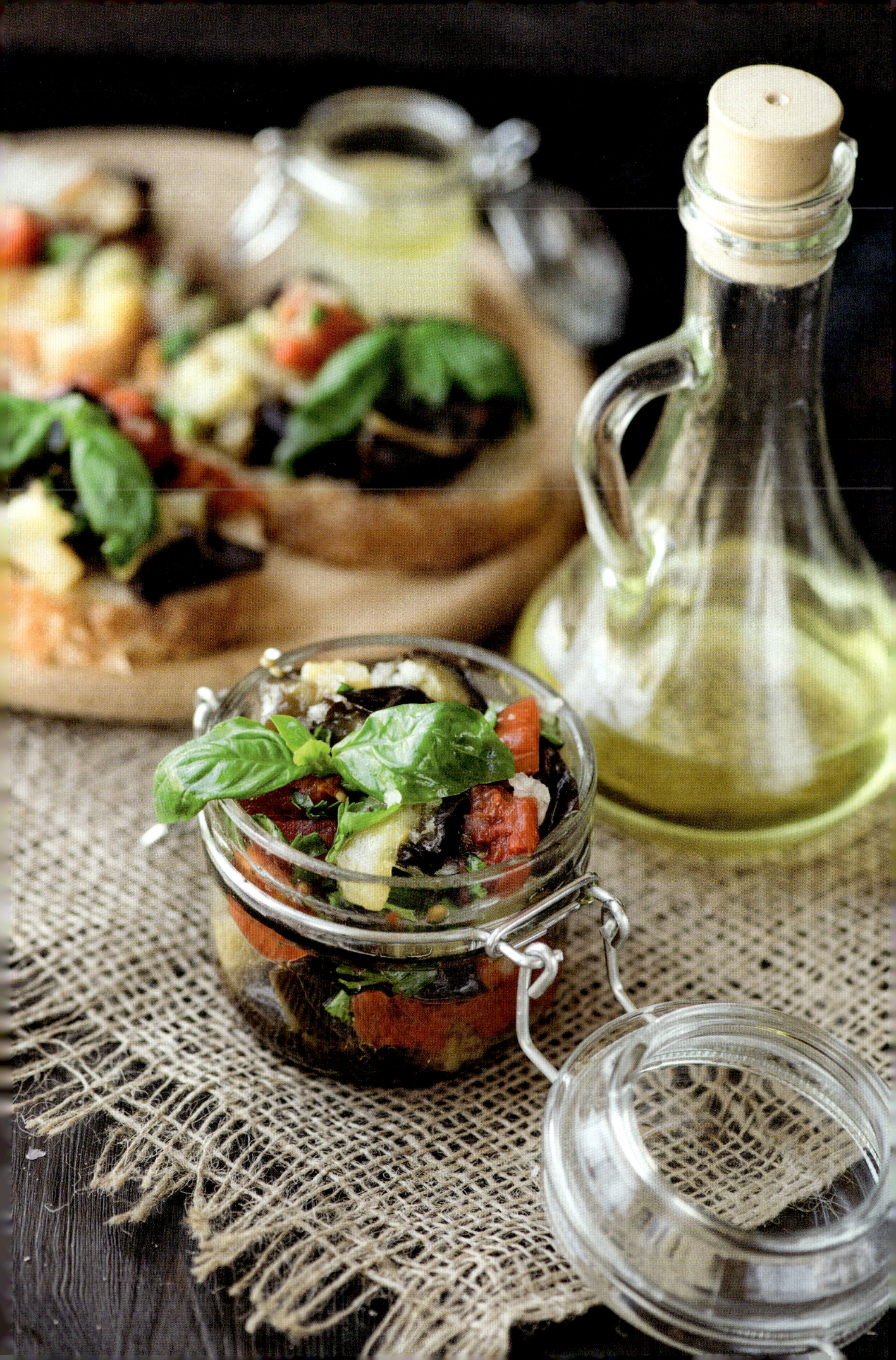

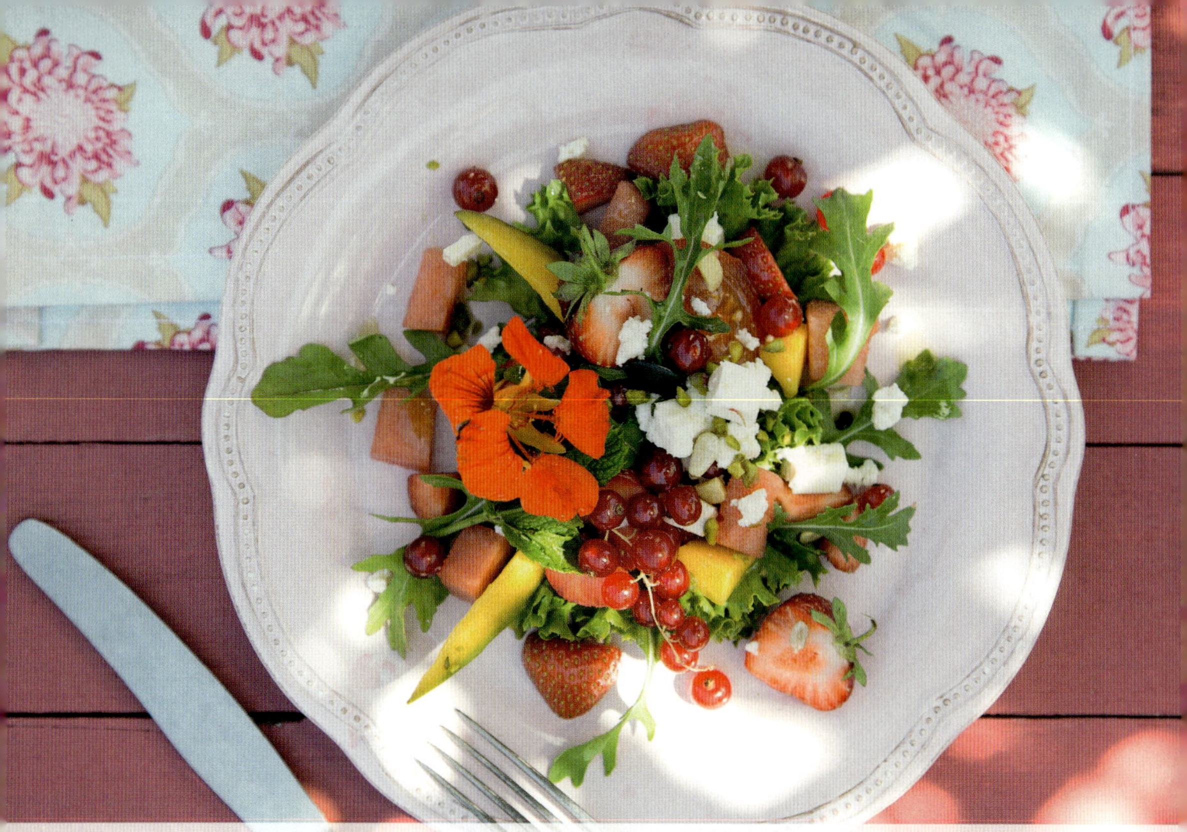

SALAT MIT OBST

ZUTATEN FÜR 2 PORTIONEN

1 Handvoll Erdbeeren

1 Handvoll rote Johannisbeeren

1 Stück Honig- und/ oder Wassermelone

2 Handvoll Salatblätter

1 Handvoll Rucola

Salz nach Belieben

Frisch gemahlener Pfeffer

1 EL weißer Balsam- essig

2 EL Apfelsaft

2 EL Olivenöl

100 g Feta oder Ziegenkäse

1 Das Obst waschen und trockentupfen, große Erdbeeren halbieren, die Johannisbeeren von den Stielen streifen. Die Melone schälen, von den Kernen befreien und in Streifen schneiden. Diese Zutaten in eine Salatschüssel geben.

2 Die Salatblätter und die Rucola waschen und trockenschleudern, in mundgerechte Stücke teilen und zum Obst geben. Salz, Pfeffer, Balsamessig, Apfelsaft und Öl über die Salatzutaten geben. Den Salat mischen, auf Portionstellern verteilen und den Käse darauf anrichten.

NATÜRLICH HEILSAM

Bunt gemischter Salat tut Ihnen jetzt richtig gut: Rohes Obst, Gemüse und Kräuter versorgen Sie mit Folsäure, die beim Garen verloren geht. Fruchtsäuren in Obst unterstützen den Stoffwechsel, ätherische Öle in Kräutern »putzen« den Verdauungstrakt und regen die Produktion von Körpersäften an.

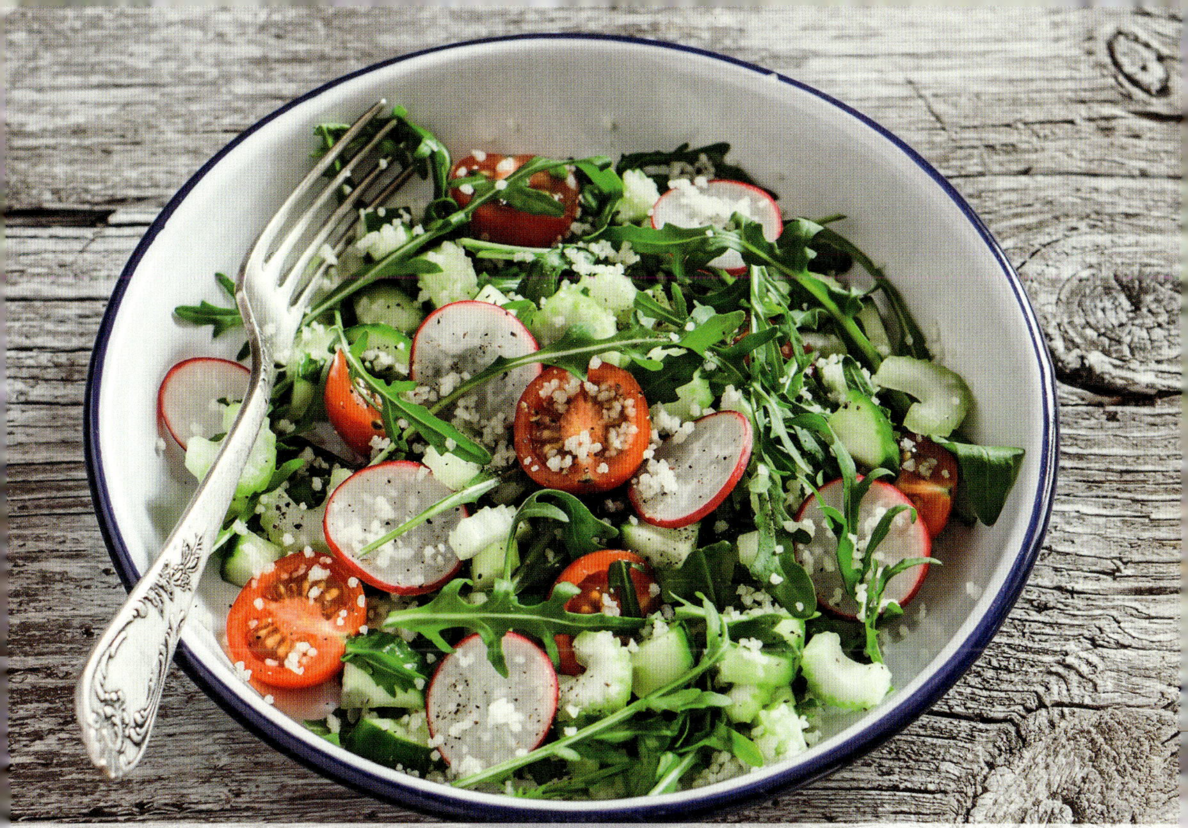

COUSCOUSSALAT

ZUTATEN FÜR 2 PORTIONEN

80 g Instant-Couscous

Salz nach Belieben

Frisch gemahlener Pfeffer

1 Minigurke

2 Stangen Sellerie

½ Bund Radieschen

4 Cocktailtomaten

1 Handvoll Rucola- und/oder Babyleaf-Salatblättchen

2 EL Olivenöl

2–3 EL Zitronensaft

1 Couscous mit Salz und Pfeffer in eine kleine Schüssel geben. Nun mit so viel kochendem Wasser übergießen, dass es gut fingerhoch über dem Couscous steht. Couscous zugedeckt quellen lassen, bis die anderen Zutaten vorbereitet sind.

2 Die Gurke schälen, Sellerie, Radieschen, Tomaten und Kräuter- und Salatblättchen waschen und trockentupfen. Dann die Gurke würfeln, den Sellerie in kleine Stücke, die Radieschen in Scheiben schneiden und die Tomaten halbieren.

3 Diese Zutaten mit dem Couscous und dem Öl in eine Salatschüssel geben und mischen. Den Salat mit Salz, Pfeffer und Zitronensaft abschmecken.

TIPP

Zum Mitnehmen den Salat kühl aufbewahren und vor dem Servieren mit 2 bis 3 EL heißem Wasser mischen.

BUNTER SALAT MIT FLEISCH ☼ ☾

ZUTATEN FÜR 2 PORTIONEN

200 g Hähnchenbrustfilet, Putenschnitzel oder Rinderfilet
1 EL Zitronensaft
1 große Msp. edelsüßes Paprikapulver
2 EL Olivenöl
5–6 Cocktailtomaten
1 Minigurke
Je 1 gelbe oder rote Spitzpaprika
2 Frühlingszwiebeln
Je 1 Handvoll Rucola, Basilikum und Minze
1 Handvoll beliebige Salatblätter
Salz nach Belieben
4 EL beliebige Brühe
1 EL Balsamessig
Frisch gemahlener Pfeffer

1 Das Fleisch trockentupfen, in 3 cm breite Stücke schneiden und in einer Schüssel mit dem Zitronensaft, dem Edelsüßpaprika und 1 EL Öl vermischen. Zugedeckt im Kühlschrank ruhen lassen, bis der Salat zubereitet ist.

2 Die Cocktailtomaten, die Gurke, die Paprikaschote und die Frühlingszwiebeln waschen und trockentupfen. Dann die Tomaten halbieren, die Gurke in Scheiben schneiden, die Frühlingszwiebeln mit dem saftigen Zwiebelgrün in fingerbreite Stücke, die halbierte Paprikaschote in Streifen schneiden. Alles in eine Salatschüssel geben.

3 Die Kräuter und die Salatblätter waschen, trockentupfen und mundgerecht zerkleinern. Nun mit den zerkleinerten Salatzutaten in der Schüssel mischen und mit Pfeffer würzen.

4 Das restliche Öl in einer Pfanne erhitzen und das Fleisch darin unter ständigem Wenden 2 bis 3 Minuten kräftig braten, bis es durchgegart ist. Mit Salz würzen und auf einen Teller legen.

5 Die Brühe in die Pfanne geben und den Bratfond unter Rühren lösen. Die Pfanne von der Kochstelle nehmen, den Essig einrühren und die Mischung lauwarm abkühlen lassen, dann über die Salatzutaten in der Schüssel geben und mischen. Den Salat auf Portionstellern verteilen, mit dem Fleisch belegen und servieren.

GUT ZU WISSEN

Der Salat hilft bei Eisenmangel, auch wenn Sie lieber vegetarisch essen. Braten Sie dann Tofu (→ Seite 69), anstelle von Fleisch, und mischen Sie noch einen Löffel Sesam unter den Salat.

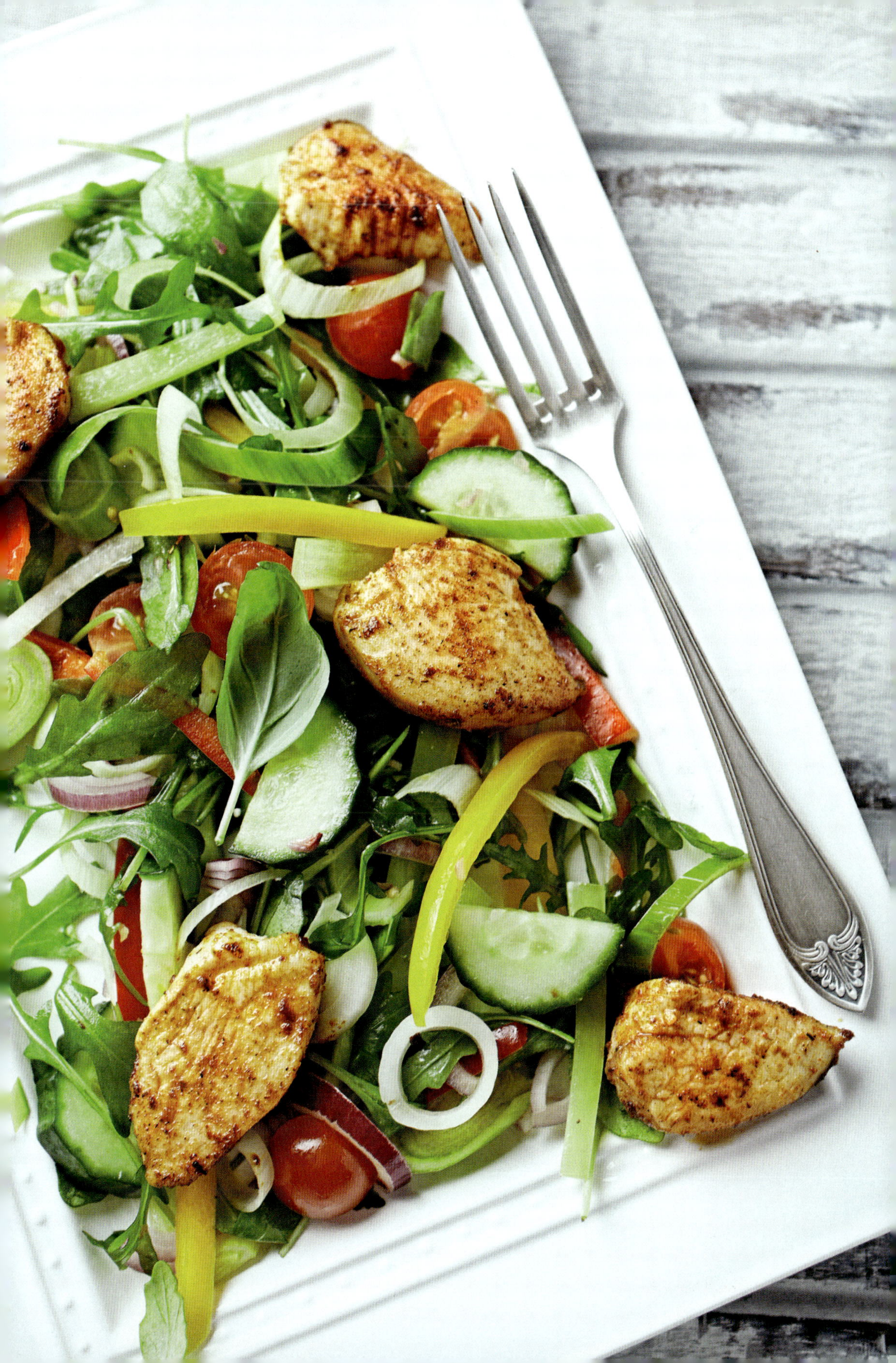

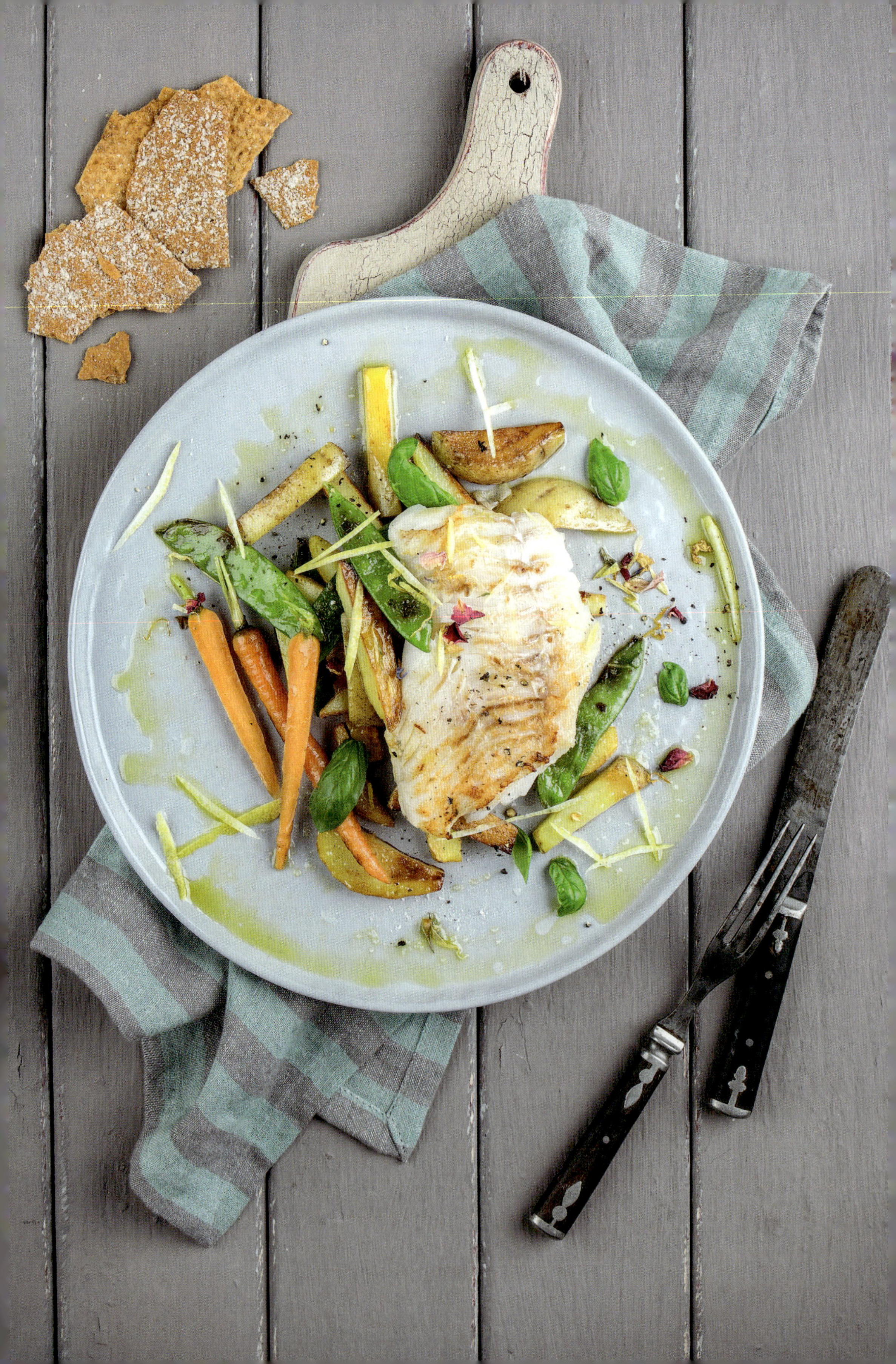

FISCH MIT GEMÜSE

ZUTATEN FÜR 2 PORTIONEN

- 2 Stück Lachs-, Seelachs- oder Rotbarschfilet (je etwa 150 g)
- 3 EL Olivenöl
- 4 kleine Möhren
- 1 kleine Zucchini
- 100 g Zuckererbsen
- 2 mittelgroße Kartoffeln
- 1 Stück Bio-Zitronenschale
- 3–4 El Gemüsebrühe
- Salz nach Belieben
- Frisch gemahlener Pfeffer
- 2–3 EL Zitronensaft

1 Die Möhren, die Zucchini und die Zuckererbsen waschen, die Kartoffeln schälen und ebenfalls waschen. Zucchini und Kartoffeln in Stücke schneiden.

2 Die Zitronenschale in feine Streifen schneiden und auf eine ofenfeste Platte mit Backpapier geben. Den Fisch darauflegen, mit 1 EL Öl beträufeln und im vorgeheizten Backofen bei 200 °C 15 bis 20 Minuten garen.

3 Inzwischen das Gemüse zubereiten: Das restliche Öl in einer Pfanne erhitzen und die Kartoffeln darin rundherum braun anbraten. Die Möhren kurz mitbraten und dann zugedeckt etwa 5 Minuten garen.

4 Zucchini und Zuckerschoten untermischen und anbraten. Die Brühe und die restliche Zitronenschale zufügen und das Gemüse nun zugedeckt in etwa 5 Minuten bissfest garen.

5 Den Fisch aus dem Ofen nehmen und mit dem Gemüse auf Portionstellern anrichten. Alles mit Salz und Pfeffer würzen und mit ausgepresstem Zitronensaft beträufeln.

DER BAUKASTEN

Der Fisch passt auch zu *Couscoussalat* (→ Seite 47), *Hirse mit Tomaten* (→ Seite 78) oder *Ratatouille* (→ Seite 76). Das Gemüse können Sie einfach mit Weißbrot, zu *Kartoffelfrikadellen* (→ Seite 66) oder *Zucchiniwaffeln* (→ Seite 82) essen.

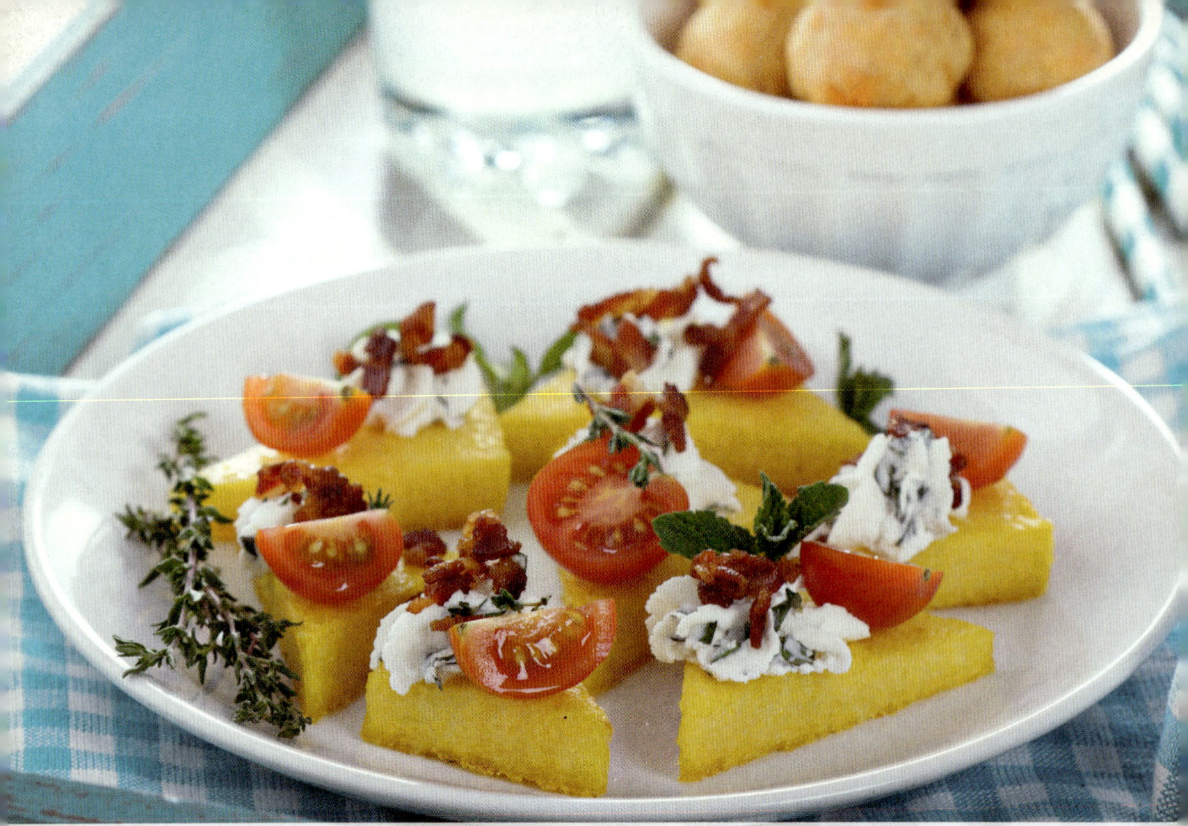

POLENTAHAPPEN MIT RICOTTA

ZUTATEN FÜR 2 PORTIONEN

500 ml Gemüsebrühe
125 g Instant-Polenta
125 g Ricotta
2 EL Joghurt
1 Handvoll beliebige gemischte Kräuter
Etwas Zitronensaft
Salz nach Belieben
Frisch gemahlener Pfeffer
100 g Cocktailtomaten
6 Stücke getrocknete Tomaten

1 Die Gemüsebrühe aufkochen, die Polenta unterrühren, erneut aufkochen und dann zugedeckt auf der abgeschalteten Kochstelle in etwa 5 Minuten zu einem dicken Brei garen, dabei immer wieder umrühren. Den Polentabrei auf ein kalt abgespültes Arbeitsbrett geben, etwa 3 cm dick als Rechteck verstreichen und lauwarm abkühlen lassen.

2 Inzwischen den Ricotta mit dem Joghurt cremig rühren. Die Kräuter waschen, zerkleinern und daruntermischen, die Creme mit Zitronensaft, Salz und Pfeffer abschmecken. Die Polenta in Dreiecke schneiden, mit Ricottacreme, den halbierten, frischen und den getrockneten Tomaten belegen.

DER BAUKASTEN

Die doppelte Menge Polenta zubereiten und für *Polenta mit Pilzen* (→ rechte Seite) in Frischhaltefolie aufbewahren. Die Creme auf *Zucchiniwaffeln* (→ Seite 82) anrichten.

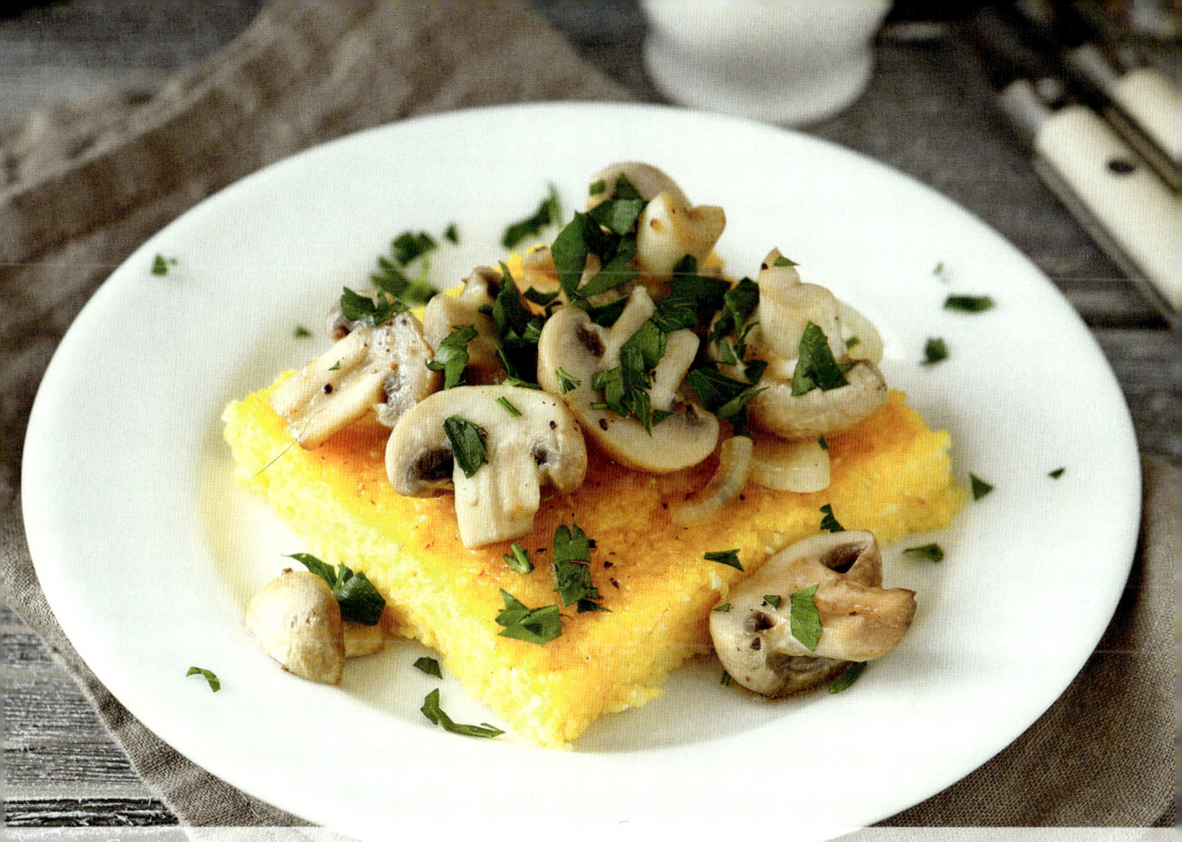

POLENTA MIT PILZEN

ZUTATEN FÜR 2 PORTIONEN

500 ml Gemüsebrühe

125 g Instant-Polenta

3 EL Olivenöl

400 g Champignons

1 kleine Zwiebel

1 Handvoll Petersilie

3–4 EL Gemüse- oder Fleischbrühe

Salz nach Belieben

Frisch gemahlener Pfeffer

Etwas Zitronensaft

1 Die Polenta wie im nebenstehenden Rezept zubereiten, abkühlen lassen, in Quadrate schneiden und in einer beschichteten Pfanne mit 2 EL Öl bei mittlerer Hitze pro Seite 4 Minuten braten und dann warm halten.

2 Während die Polenta abkühlt, die Champignons putzen, kurz waschen, gut trockentupfen und dann in Scheiben schneiden. Die Zwiebel schälen und fein zerkleinern, die Petersilie waschen, trockentupfen und grob zerkleinern.

3 Wenn die Polenta gebraten ist, das restliche Öl in der Pfanne erhitzen und die Zwiebel darin glasig braten. Die Pilze zugeben und unter Rühren bei starker Hitze kräftig anbraten. Dann die Brühe und die Petersilie zugeben und die Pilze zugedeckt bei schwacher Hitze 5 Minuten schmoren. Mit Zitronensaft, Salz und Pfeffer würzen und auf den Polentaschnitten anrichten.

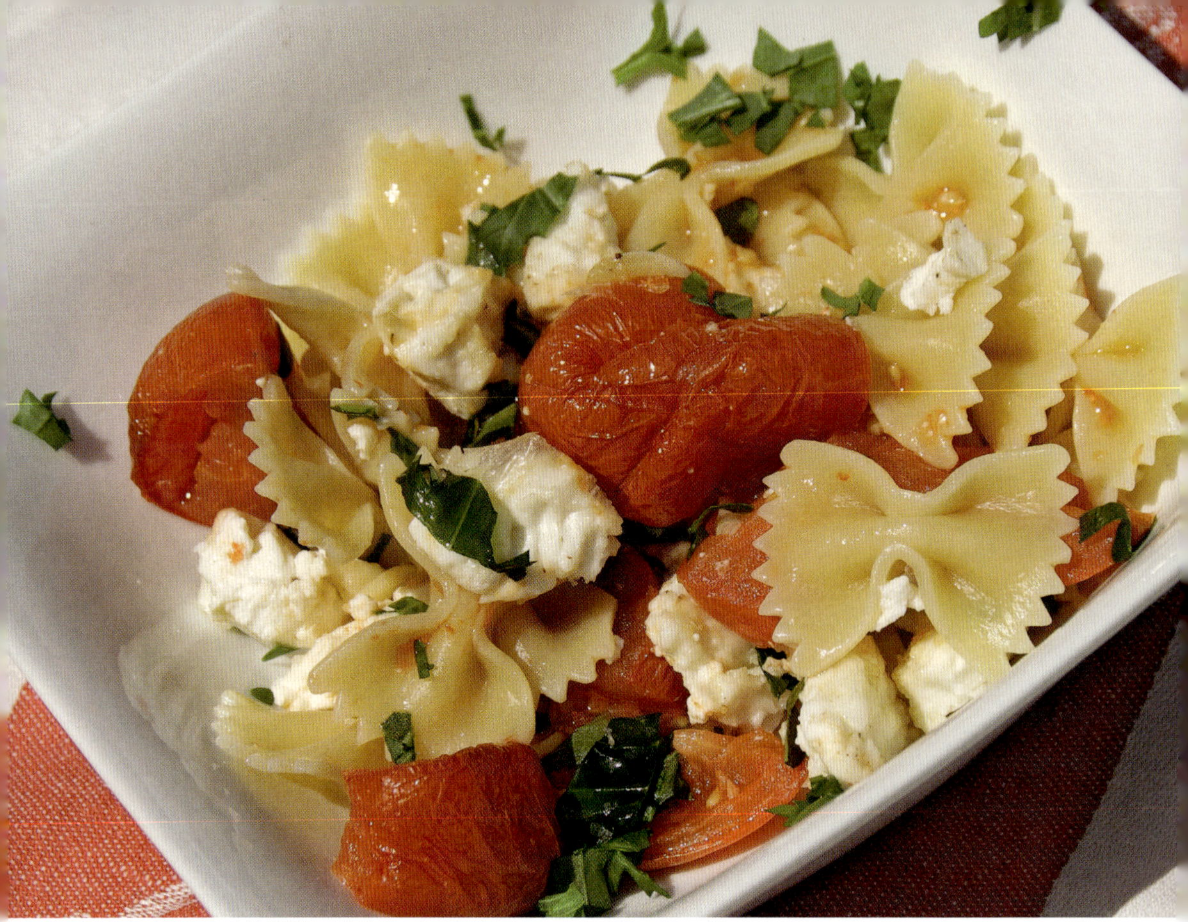

Auf Eiweisszufuhr achten

In der Stillzeit steigt Ihr Bedarf an Nahrungseiweiß etwas an, weil Muttermilch sehr proteinhaltig ist. Ihr Fettbedarf dagegen erhöht sich nicht. Sie sollten also weiterhin fettarm essen. Wer weder Fleisch noch Fisch mag, wählt eine Kombination aus pflanzlichen und tierischen Eiweißquellen, die genügend Eiweiß liefert, aber nicht zu einer Überversorgung mit Protein führt:

* Kartoffeln mit Milchprodukten oder Eiern
* Nudeln, Vollkornbrot oder Getreide mit Eiern
* Vollkornbrot mit Käse, Quark oder Frischkäse
* Nudeln mit Milch, Sahne und/oder Käse
* Hülsenfrüchte mit Nüssen, Milchprodukten oder Eiern

Ganz ohne tierisches Eiweiß sind diese Kombinationen:

* Bohnen mit ganzen Maiskörnern oder Maisgrieß (Polenta)
* Vollkornbrot mit Hülsenfrüchten
* Tofu mit Nudeln oder Reis
* Reis oder Nudeln mit Sojasahne und Gemüse

NUDELN MIT SCHAFSKÄSE

ZUTATEN FÜR 2 PORTIONEN

4 Salbeiblättchen
4 große vollreife Tomaten
125 g türkischer oder griechischer Schafskäse
Frisch gemahlener Pfeffer
Salz nach Belieben
2 EL Olivenöl
1–2 Handvoll Rucola
200 g Minifarfalle, Orecchiette oder Fusilli

1 Den Salbei waschen, trockentupfen, fein zerkleinern und in eine flache Gratinform legen. Die Tomaten waschen, vierteln und mit den Schnittflächen nach unten in die Form legen. Dann mit Salz und Pfeffer würzen, mit dem zerbröckelten Schafkäse bestreuen und mit dem Öl beträufeln.

2 Alles im vorgeheizten Backofen bei 220 °C etwa 20 Minuten backen, bis Tomaten und Schafskäse leicht gebräunt sind.

3 Inzwischen die Rucola waschen, trockentupfen, fein zerkleinern und dabei alle harten Stiele entfernen. Die Nudeln in reichlich Salzwasser bissfest kochen, abgießen, kurz abtropfen lassen und in eine vorgewärmte Schüssel geben.

4 Die Rucola und die Tomaten mit dem Schafkäse einschließlich der Flüssigkeit in der Form über den Nudeln verteilen, alles mischen und sofort servieren.

HINWEIS
Sie brauchen nur ganz wenig zusätzliches Salz, da Schafskäse bereits gesalzen ist. Am besten würzen Sie erst bei Tisch nach.

WISSEN

Der Calciumbedarf von durchschnittlich 1.000 mg pro Tag ist in der Schwangerschaft kaum erhöht. Um eine normale Versorgung zu sichern, reicht es also, wenn Sie calciumreiches Mineralwasser trinken und wie gewohnt Milchprodukte wie Joghurt, Quark und Käse essen – möglichst fettarm, denn dann kann der Körper Calcium besser verwerten. Auch pflanzliche Lebensmittel wie Möhren, Nüsse, Brokkoli, grüne Bohnen und Grünkohl enthalten Calcium.

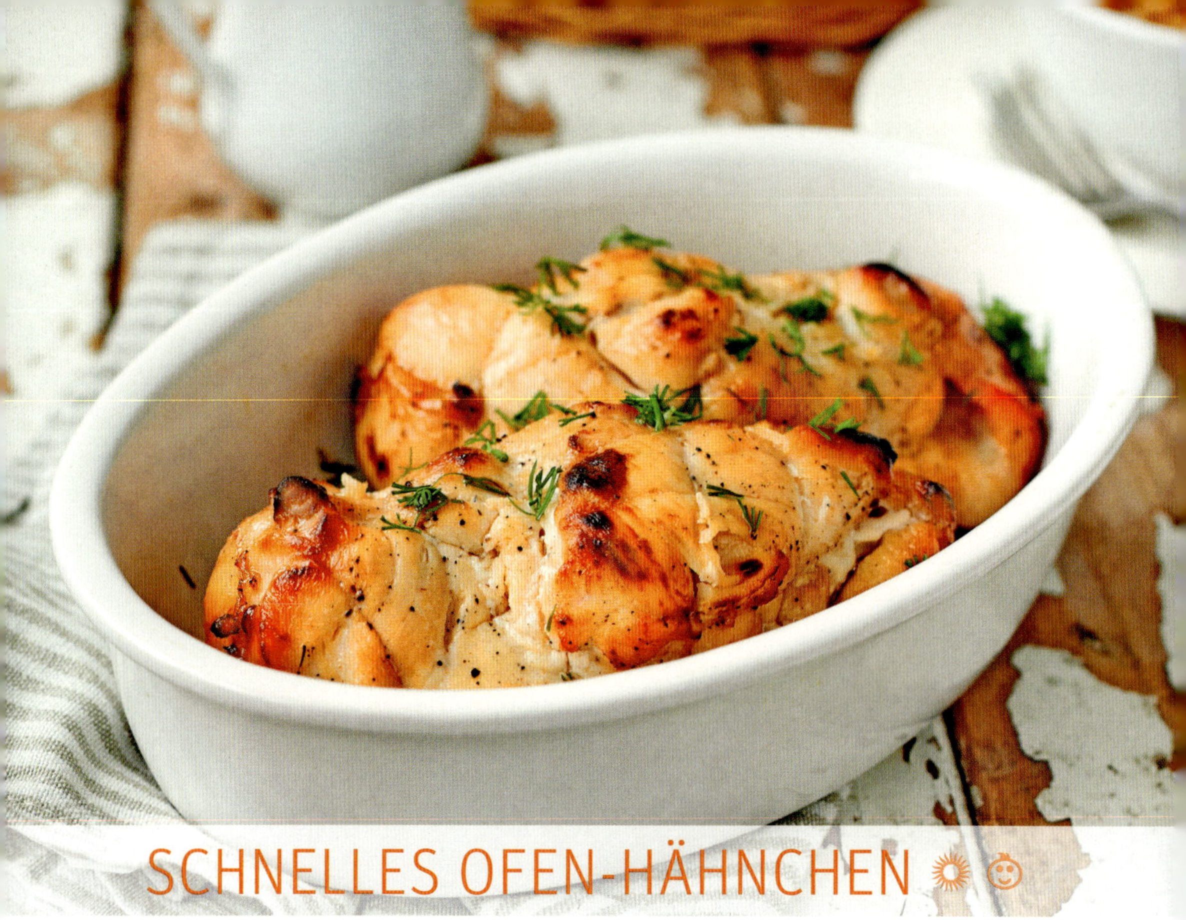

SCHNELLES OFEN-HÄHNCHEN

ZUTATEN FÜR 2 PORTIONEN

2 doppelte, entbeinte Hähnchenbrustfilets

Salz nach Belieben

Frisch gemahlener Pfeffer

1 Paket Mini-Mozzarella

4 EL Möhrenbrei (→ Seite 144) oder 1 kleine Dose Pizzatomaten

2 EL geriebener Parmesankäse

1 Die Hähnchenbrustfilets kalt abspülen und trockentupfen. Mit Salz und Pfeffer würzen und nebeneinander in eine Gratinform legen.

2 Die Mozzarellakugeln auf ein Sieb abgießen, abgetropft mit Möhrenbrei oder Pizzatomaten verrühren, über das Fleisch geben und mit dem Parmesan bestreuen.

3 Die Hähnchenbrust im vorgeheizten Backofen bei 220 °C in 15 bis 20 Minuten garen. Nun einen Schaschlikspieß in die dickste Stelle des Filets stecken: Wenn nur klarer Saft austritt, ist das Hähnchen gar. Sonst müssen Sie es noch 5 bis 10 Minuten im Ofen lassen. Das Hähnchen mit Brot und Salat servieren.

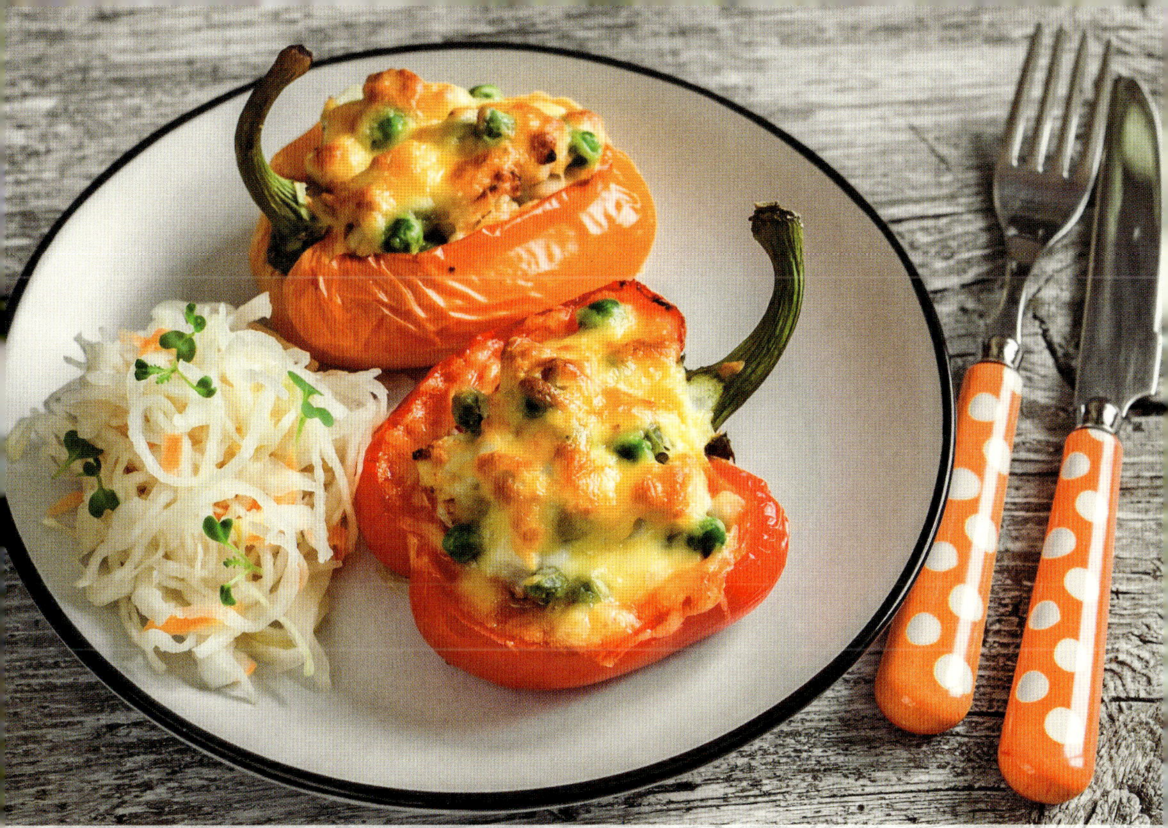

SCHNELLE PAPRIKASCHOTEN

ZUTATEN FÜR 1 PORTION

2 gehäufte EL Gemüsebrei (→ Seite 144 ff.)

1 EL Instant-Couscous

2 EL frische oder tiefgefrorene Erbsen

1 kleines Ei oder 3 EL Sojasahne

Salz nach Belieben

1 Msp. Ras el Hanout oder frisch gemahlener Pfeffer

1 rote oder gelbe Paprikaschote

2 TL Olivenöl

1 Für die Füllung den Brei in einer Schüssel mit Couscous, den gefrorenen Erbsen und dem Ei oder der Sojasahne verrühren und mit Salz und Ras el Hanout oder Pfeffer würzen.

2 Die Paprikaschote waschen, abtrocknen, der Länge nach halbieren und die Kerne entfernen. Die Füllung in die Schotenhälften geben, diese eng nebeneinander in eine ofenfeste Form setzen, mit dem Öl beträufeln und im vorgeheizten Backofen bei 200 °C etwa 30 Minuten garen, bis sie weich sind und die Füllung leicht gebräunt ist. Mit Salat servieren.

NATÜRLICH GUT

Ras el Hanout enthält neben anderen Gewürzen Bockshornklee, der den Milchfluss anregt. Die Würzmischung, die auch zu Gemüsesuppe, Auberginenpüree oder vegetarischen Frikadellen passt, bekommen Sie in großen Supermärkten und im Bioladen.

HÄHNCHENCURRY

ZUTATEN FÜR 2 PORTIONEN

200 g Hähnchenbrust oder Putenbrustfilet

½ TL abgeriebene Bio-Zitronenschale

1–2 EL edelsüßes Paprikapulver

2 EL Öl

1 reife Tomate

1 reife Aprikose

1 kleine Zwiebel

2 EL Sojasahne

Salz nach Belieben

1 Das Fleisch in mundgerechte Stücke schneiden. Mit Zitronenschale, Paprikapulver und 1 EL Öl in einer Schüssel mischen.

2 Die Tomate und die Aprikose waschen und sehr klein würfeln, dabei den Stielansatz der Tomate und den Kern der Aprikose entfernen. Die Zwiebel schälen und fein zerkleinern.

3 Das restliche Öl in einer Pfanne erhitzen und die Zwiebel darin glasig braten. Das Fleisch einschließlich Zitronenschale, Paprika und Öl zugeben und kräftig anbraten. Dann die Tomate und die Aprikose zugeben und alles zugedeckt etwa 5 Minuten sanft schmoren, bis das Fleisch durchgegart ist.

4 Die Sojasahne unterrühren und das Curry erhitzen, aber nicht mehr aufkochen. Mit Salz abschmecken und mit frisch gekochtem Reis oder mit Hirse (→ Seite 78) servieren.

ACHTSAM SEIN

Jeder Mensch, der auf seinen Körper hört, sollte Geflügel und Fleisch nur von artgerecht gehaltenen Tieren kaufen. Für Schwangerschaft und Stillzeit gilt das natürlich ganz besonders: Massentierhaltung birgt immer das Risiko unerwünschter Rückstände im Fleisch. Und die sollten Sie weder sich selbst noch Ihrem Kind zumuten! Hinzu kommt die Achtsamkeit für jedes Leben, die Sie gewiss jetzt ganz stark spüren – geben Sie diesem Gefühl ruhig Raum. Viele werdende Mütter sind sensibilisiert für ökologische Probleme, lehnen Agrarfabriken, tierquälerische Haltungsformen und brutale Schlachtmethoden ab. Dieses geschärfte Bewusstsein muss Sie nicht zur vegetarischen Ernährung oder veganen Lebensweise führen – es reicht, wenn Sie gezielt und informiert einkaufen, wenn Sie ausschließlich Eier von freilaufenden Hühnern nehmen und sonst lieber aufs Frühstücksei verzichten. Inzwischen sorgen Erzeuger und Händler selbst für mehr Transparenz: Metzger geben Auskunft über ihre Produkte, Bio-Höfe veranstalten Tage der offenen Tür.

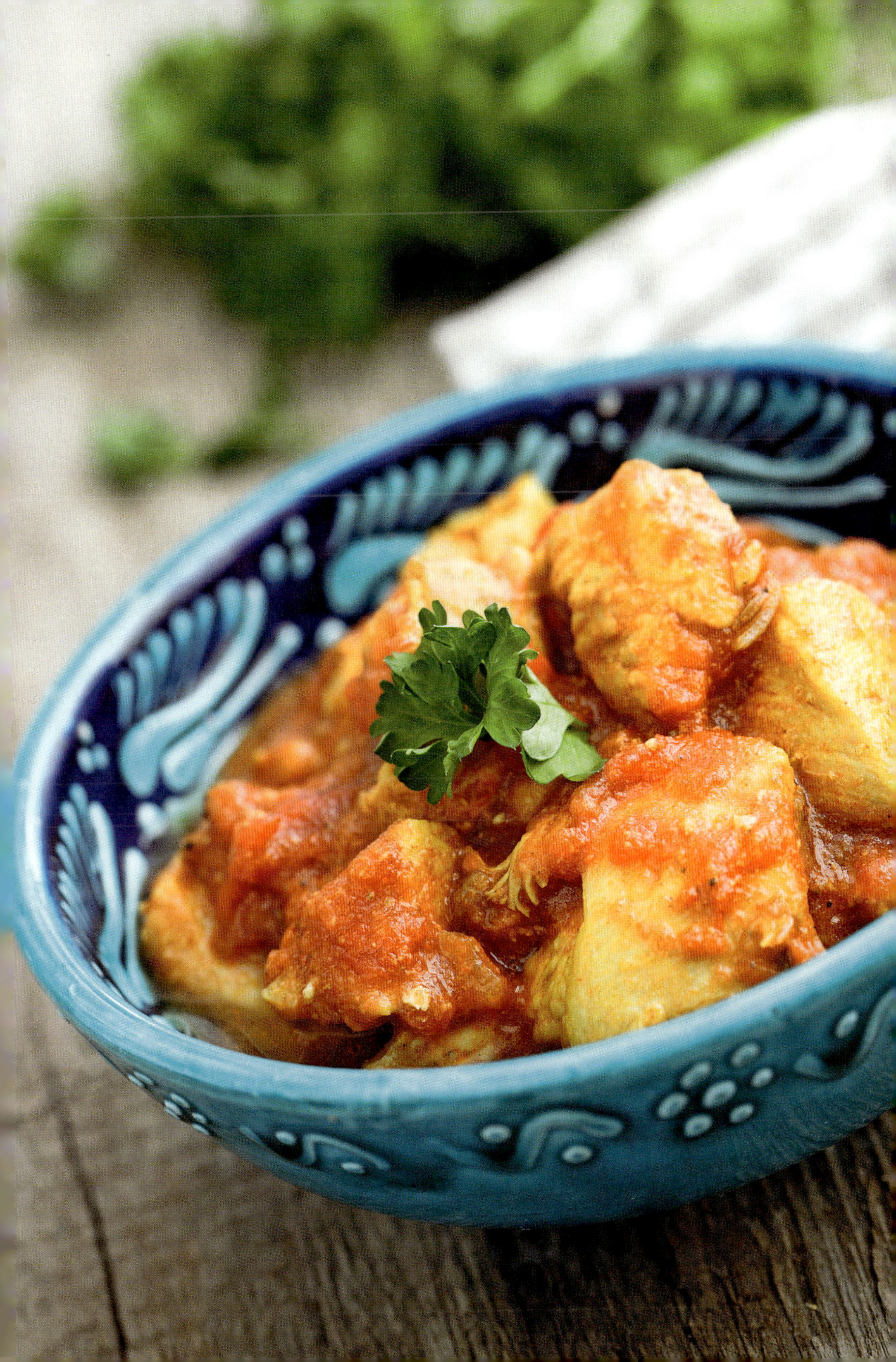

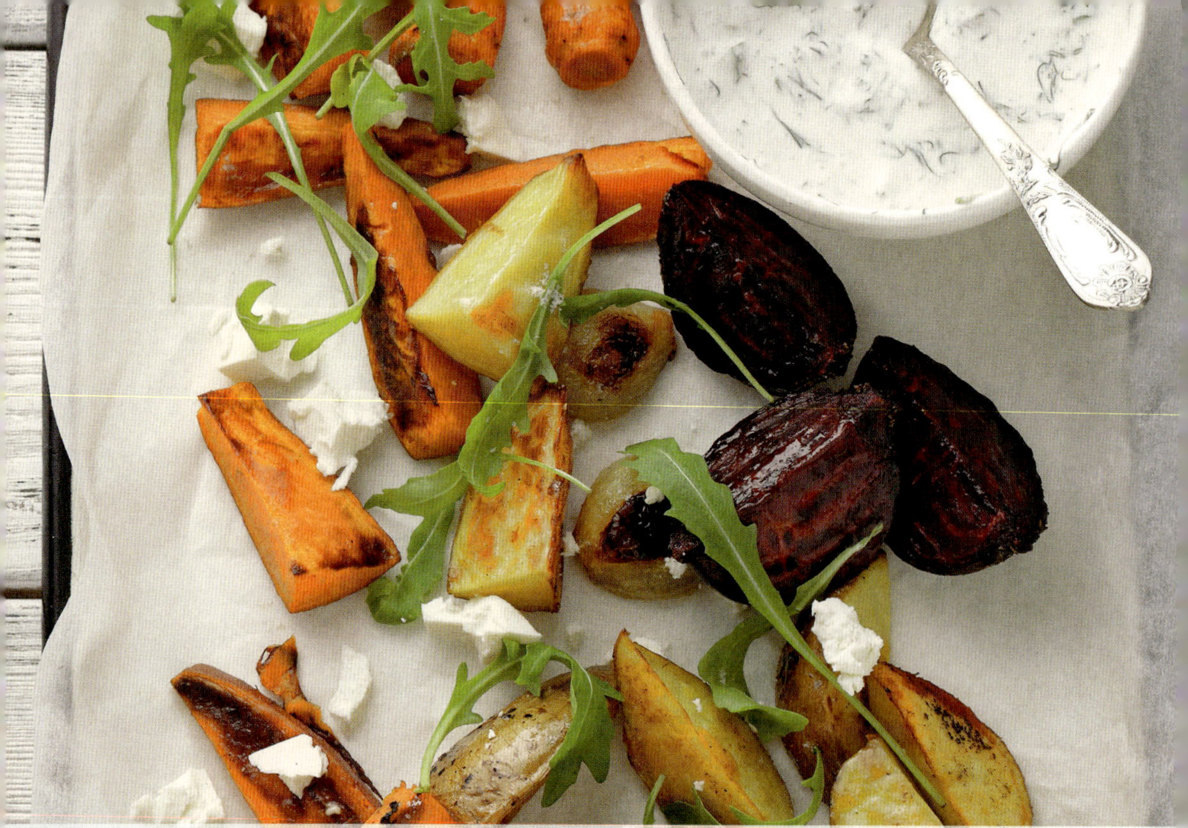

GEMÜSE MIT JOGHURTCREME

ZUTATEN FÜR 4 PORTIONEN

Für das Gemüse

2 kleine Rote Beten

4 junge Möhren

2 Kartoffeln

2 Süßkartoffeln

4 kleine Zwiebeln

2 EL Rapsöl

Für die Joghurtcreme

200 g Magerjoghurt

1 Handvoll Rucola

100 g türkischer oder griechischer Schafskäse

Salz nach Belieben

Frisch gemahlener Pfeffer

1 Die Roten Beten und die Möhren waschen, die Kartoffeln und die Süßkartoffeln schälen und waschen, dann alles grob zerkleinern. Die Zwiebeln schälen und halbieren. Diese Zutaten auf einem Backblech verteilen, mit dem Öl beträufeln und im Backofengrill garen, bis sie weich und leicht gebräunt sind.

2 Inzwischen die Rucola waschen und zerkleinern, den Käse zerkrümeln, den Joghurt mit etwa der halben Menge Rucola und dem Käse verrühren und mit Salz und Pfeffer würzen.

3 Das gebackene Gemüse auf einer Platte anrichten. Den Rest von Käse und Rucola darauf verteilen, dazu die Joghurtcreme in einem Schälchen servieren.

TIPP

Kleine, zarte Rote Beten, die sich zum Backen eignen, gibt es im Sommer. Man muss sie nur gut waschen, aber nicht schälen.

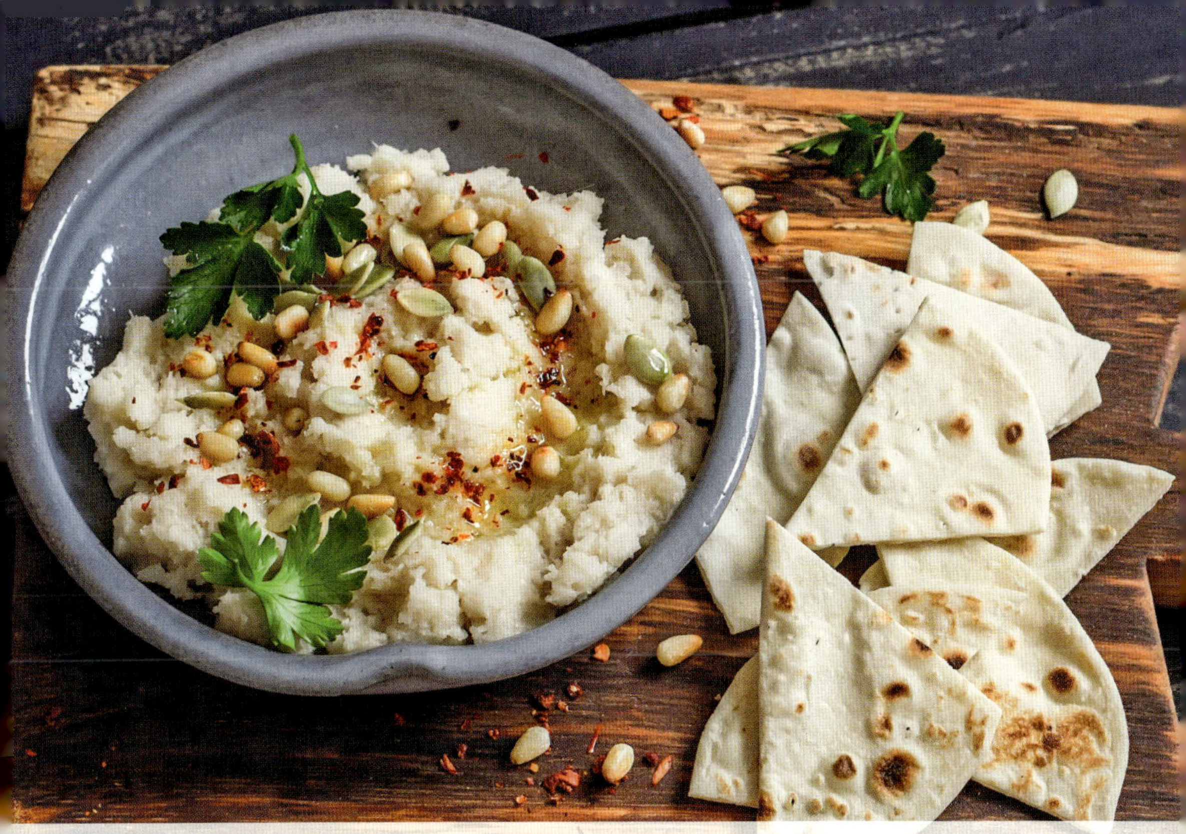

BLUMENKOHLCREME

Zutaten für 4 Portionen

300 g Blumenkohlröschen

1 kleine Dose Kichererbsen

200 ml Gemüsebrühe

2 EL Sonnenblumenöl

1 EL Pinien- und/oder Pistazienkerne

1–2 EL Zitronensaft

Salz nach Belieben

1 große Msp. Paprikaflocken

Einige Petersilie- oder Korianderblättchen

1 Den Blumenkohl waschen und grob zerkleinern, die Kichererbsen auf ein Sieb abgießen und kalt abspülen. Beide Zutaten mit der Brühe in einen Topf geben, aufkochen und zugedeckt etwa 10 Minuten kochen, bis der Blumenkohl weich ist.

2 Inzwischen das Öl in einer kleinen Pfanne erhitzen und die Pinien- oder Pistazienkerne darin ganz sanft rösten, bis sie duften, und dabei ständig wenden.

3 Den Blumenkohl und die Kichererbsen pürieren, mit Zitronensaft, Salz und Paprikaflocken abschmecken und in einem Schälchen anrichten. Die Kerne mit dem Bratöl darauf verteilen und die Creme mit Petersilie oder Koriander garnieren.

Der Baukasten

Die Creme schmeckt als Brotaufstrich und Dip und passt zu dem Gemüse auf der gegenüberliegenden Seite.

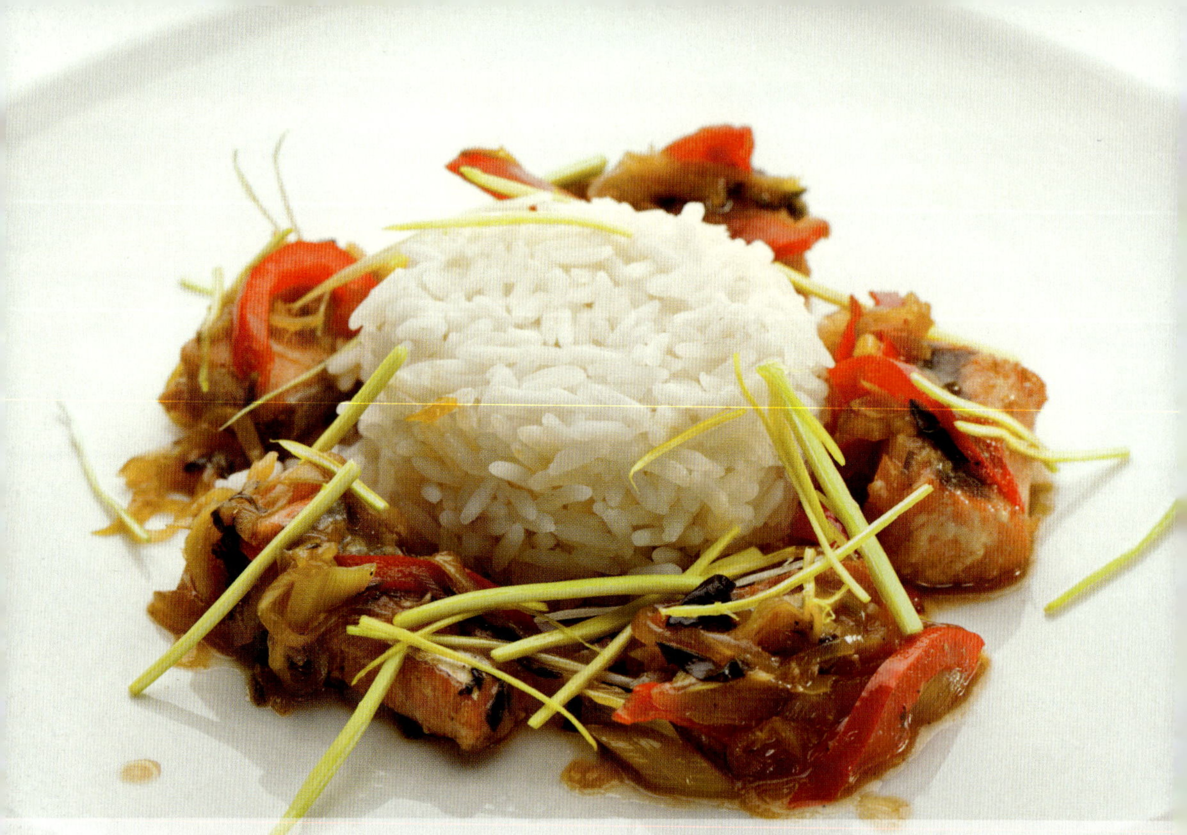

LACHS ASIATISCH

ZUTATEN FÜR 2 PORTIONEN

1 kleine Zwiebel

1 rote Paprikaschote

3 kleine gelbe Selleriestangen

300 g frisches Lachsfilet

Salz nach Belieben

Frisch gemahlener Pfeffer

1 TL Mehl

2 EL Maiskeim- oder Erdnussöl

125 ml Apfel-Möhren-Saft

2 EL Orangensaft

1 Die Zwiebel schälen und fein zerkleinern, die Paprikaschote und den Sellerie waschen, putzen und in kleine Stücke schneiden. Den Lachs in Würfel schneiden, auf einem Teller mit Salz und Pfeffer würzen und mit dem Mehl bestreuen.

2 Das Öl in einer großen Pfanne erhitzen, die Lachswürfel hineinlegen, Zwiebel und Gemüsewürfel dazwischen verteilen und alles zugedeckt bei mittlerer bis starker Hitze 3 bis 4 Minuten braten, bis die Paprikaschoten weich sind.

3 Den Lachs vorsichtig wenden, die beiden Säfte in die Pfanne gießen und die Pfanne einige Male rütteln, um den Bratfond zu lösen. Den Lachs auf Tellern verteilen, das Gemüse in der Pfanne durchrühren und auf dem Lachs anrichten. Mit Reis oder Fladenbrot servieren.

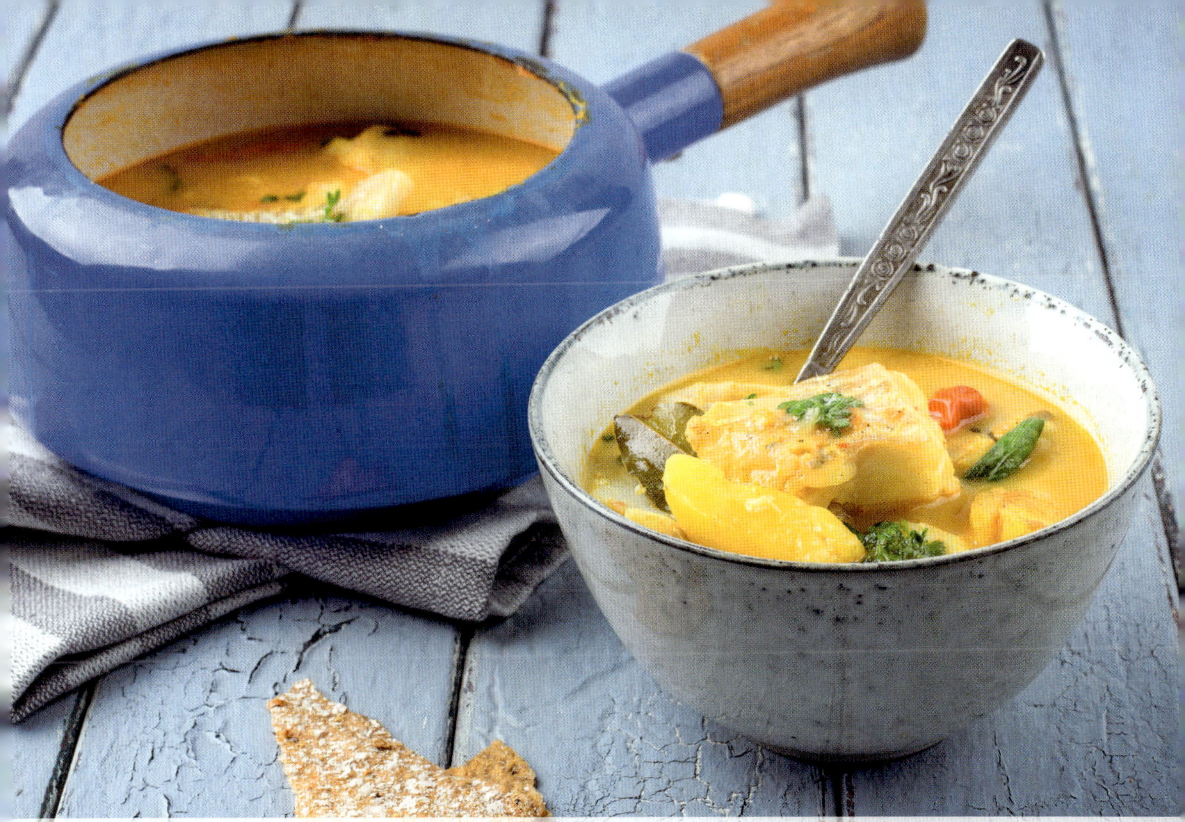

FISCHTOPF MIT KOKOS

ZUTATEN FÜR 2 PORTIONEN

250 g Forellen-, Lachs- und/oder Zanderfilets
2 EL Zitronensaft
1 kleine Zwiebel
2 Stangen Sellerie
2 kleine Tomaten
1 EL Olivenöl
300 ml Hühner- oder Gemüsebrühe
1 EL Kokosmilch, Sojasahne oder Schmant
Salz nach Belieben
1 Prise Zucker
Cayennepfeffer

1 Die Fischfilets kalt abspülen, trockentupfen und in mundgerechte Stücke schneiden, dann mit dem Zitronensaft würzen. Die Zwiebel schälen und fein zerkleinern, die Selleriestangen waschen und in kleine Stücke schneiden, die Tomaten waschen, achteln und dabei die Stielansätze entfernen.

2 Das Öl in einem großen Topf erhitzen. Die Zwiebel darin bei schwacher Hitze glasig braten. Den Sellerie dazugeben und die Tomaten unter Rühren etwa 2 Minuten schmoren.

3 Die Brühe hinzufügen und einmal kräftig aufkochen, dann die Kokosmilch, die Sojasahne oder den Schmant einrühren. Nun die Fischfilets in die Brühe legen und zugedeckt bei schwacher Hitze in etwa 3 Minuten gar ziehen lassen. Den Fischtopf mit Salz, Zucker und Cayennepfeffer abschmecken.

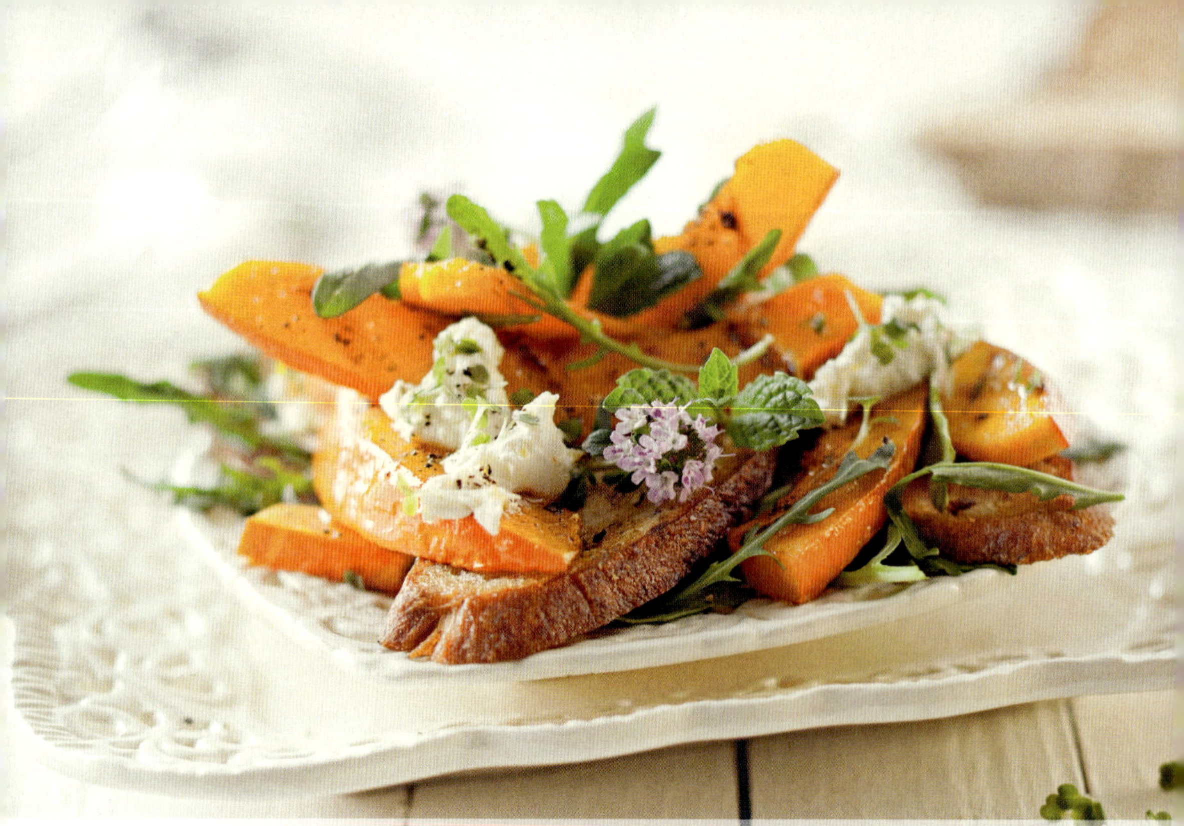

KÜRBIS MIT ZIEGENKÄSE

ZUTATEN FÜR 2 PORTIONEN

1 Stück Hokkaido-Kürbis (etwa 300 g)

4 Scheiben Bauernbaguette

Salz nach Belieben

Frisch gemahlener Pfeffer

Saft von ½ Zitrone

4 EL Olivenöl

100 g weicher Ziegenkäse

1 Handvoll Rocula

1 Den Kürbis waschen, abtrocknen, in Schnitze schneiden und diese mit den Brotscheiben nebeneinander auf ein Backblech legen. Nun den Kürbis mit Salz und Pfeffer bestreuen und mit Zitronensaft beträufeln, dann das Olivenöl über Kürbis und Brot verteilen. Kürbis mit Brot im vorgeheizten Backofen bei 220 °C etwa 30 Minuten rösten.

2 Dann auf Tellern anrichten, mit dem in Stückchen geteilten Ziegenkäse und der gewaschenen Rucola belegen und möglichst heiß servieren.

TIPP

Wenn Sie mit Kuhmilch Probleme haben, versuchen Sie es mit weichem Ziegenkäse, der meist nur aus Ziegenmilch besteht: Der Käse ist ein guter Calciumspender für stabile Knochen und gesunde Zähne.

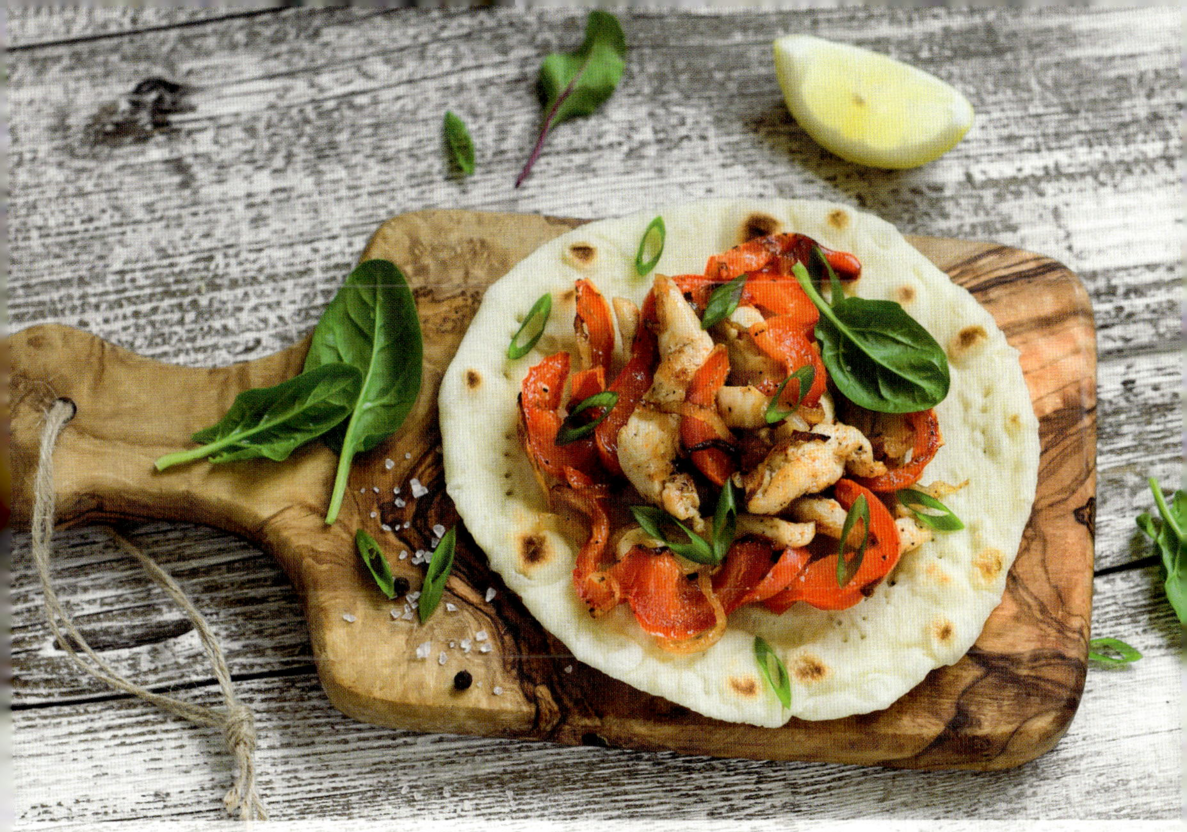

WRAPS MIT FLEISCH

ZUTATEN FÜR 2 PORTIONEN

200 g Hähnchenbrust oder Rinderfilet, Lammkeule, Putenbrust

3 rote Spitz-Paprikaschoten

1 kleine Zwiebel

Eventuell 3–4 Salbeiblättchen

2 EL Öl

Salz nach Belieben

Frisch gemahlener Pfeffer

4 Soft-Tortillas

1 Das Fleisch in dünne Streifen schneiden, die Paprikaschoten waschen, putzen und ebenfalls in Streifen schneiden. Die Zwiebel schälen, den Salbei waschen und trockentupfen, dann beide Zutaten fein zerkleinern.

2 Das Öl in einer Pfanne erhitzen und die Zwiebel mit dem Salbei darin glasig braten. Die Paprikaschoten und das Fleisch zugeben und alles unter Rühren etwa 5 Minuten kräftig braten, bis das Fleisch durchgegart und leicht gebräunt ist. Dann mit Salz und Pfeffer würzen und von der Kochstelle nehmen.

3 Die Tortillas einzeln und nacheinander auf dem Brötchenaufsatz des Toasters erhitzen, bis sie sich leicht aufplustern und dabei immer wieder wenden. Sobald sie heiß sind, mit der Fleischmischung belegen und aufrollen.

KARTOFFELFRIKADELLEN

ZUTATEN FÜR 2 PORTIONEN

500 g mehligkochende Kartoffeln

100 ml Milch

1 EL Butter

Salz nach Belieben

400 g grüner Spargel

1 Ei

Frisch gemahlener Pfeffer

Geriebene Muskatnuss

1 EL Mehl

2–3 EL Öl zum Braten

TIPP
Die Frikadellen nur sanft goldgelb braten, damit sich kein schädliches Acrylamid bildet.

1 Die Kartoffeln schälen, waschen und würfeln. Mit der Milch, der Butter und einer kräftigen Prise Salz in einen Topf geben, einmal aufkochen und zugedeckt weich kochen. Inzwischen den Spargel waschen, im unteren Drittel schälen und die Stangen dann in Stücke schneiden.

2 Die gekochten Kartoffeln in eine Schüssel geben und mit dem Kartoffelstampfer zu feinem Püree zerdrücken. Das Ei mit Pfeffer und Muskatnuss verquirlen, zugeben und alles gut mischen.

3 Aus dem Kartoffelteig 4 bis 6 Frikadellen formen und in Mehl wenden. Das Öl in einer großen Pfanne erhitzen. Die Frikadellen portionsweise darin pro Seite in etwa 5 Minuten goldgelb braten, dann herausnehmen und warm stellen.

4 Den Spargel in die Pfanne geben und unter häufigem Wenden in etwa 5 Minuten bissfest braten. Mit Salz und Pfeffer würzen und mit den Frikadellen anrichten.

TIPP

Schneller geht es mit Kartoffelteig aus der Kühltheke: Tischtennisballgroße Portionen kurz durchkneten und flach gedrückt ins heiße Öl legen.

DER BAUKASTEN

Die Frikadellen passen zu *Apfelkompott* (→ Seite 102), *Salat mit Obst* (→ Seite 46) und – anstelle der Polenta – zu Pilzen (→ Seite 53). Gebratenen Spargel verrühren Sie noch in der Pfanne mit etwas Sojasahne, Sahne und/oder 1 EL beliebigem Baby-Gemüsebrei und mischen ihn dann mit frisch gekochten Nudeln, Ravioli, Tortellini, Reis oder Hirse. Zum Servieren bestreuen Sie die Mischung mit Parmesan.

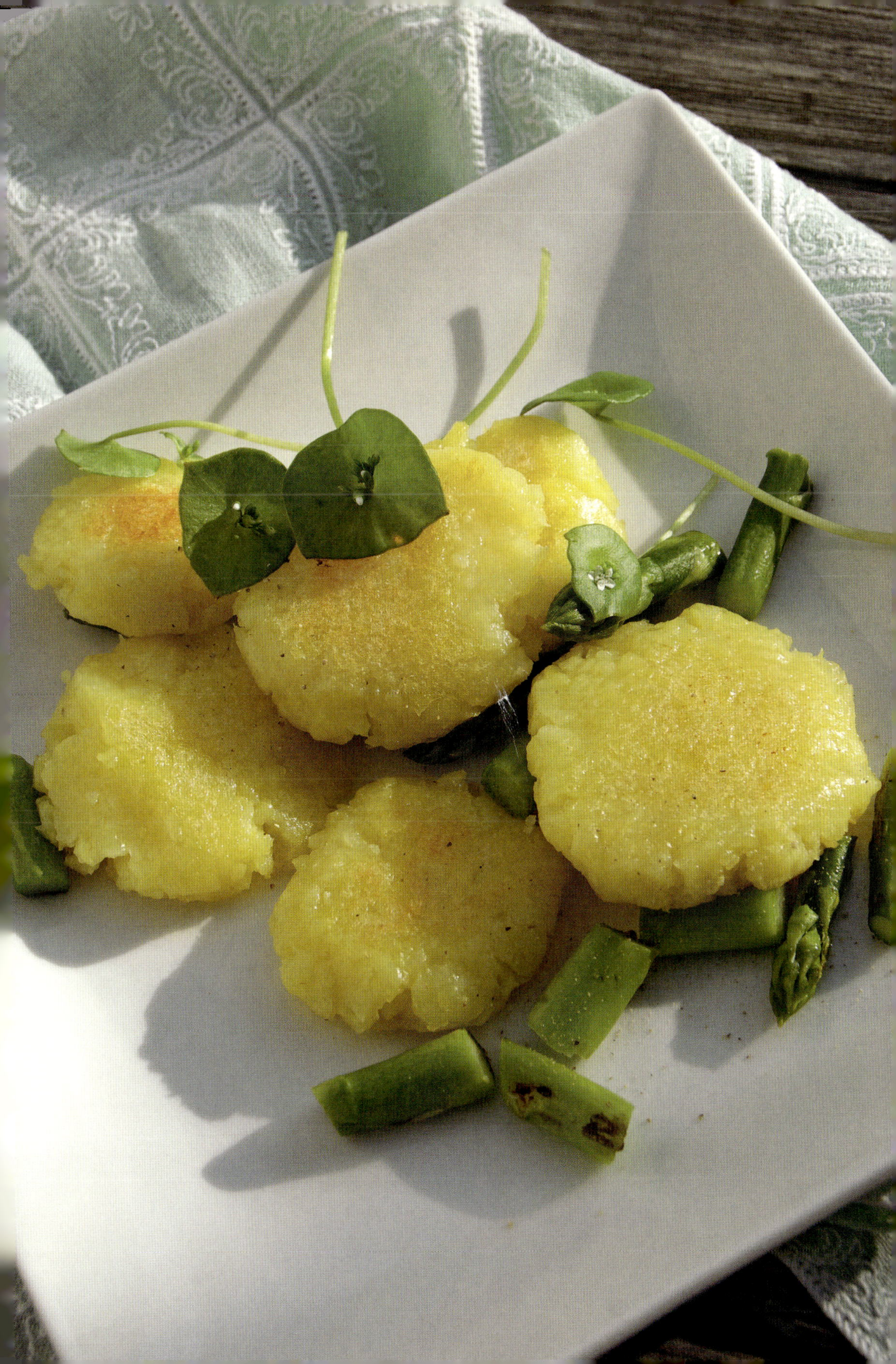

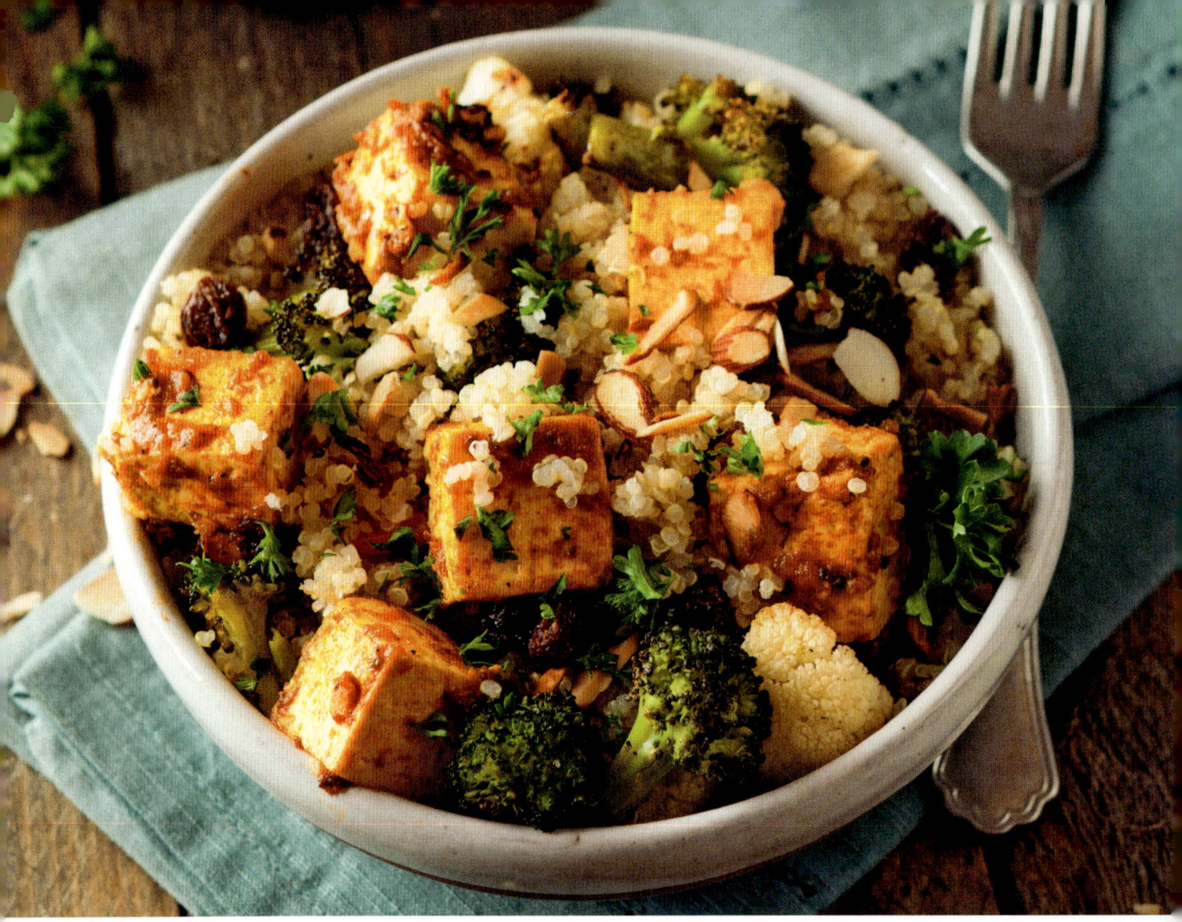

NATÜRLICH GUT

Anstelle von Quinoa können Sie auch Amarant oder Buchweizen nehmen – alle diese Körner sind glutenfrei und passen optimal zu einer leichten, gesunden Ernährung, die Sie jetzt brauchen. Quinoa enthält 44 Prozent lebenswichtige Aminosäuren, Buchweizen gehört mit etwa 10 Prozent hochwertigem Protein ebenfalls zu den eiweißreichen Pflanzen. Dazu kommen Bioaktivstoffe, die jetzt für Sie besonders wichtig sind: Das Flavonoid Rutin in Buchweizen fördert die Durchblutung und sorgt für elastische Blutgefäße, hilft also gegen Krampfadern, Ödeme und Hämorrhoiden. Quinoa versorgt Sie mit Mineralstoffen: 100 Gramm gekochte Quinoa deckt Ihren Tagesbedarf an Kupfer, mehr als 70 Prozent des täglichen Solls an Magnesium und etwa 40 Prozent der empfohlenen Tagesration an Eisen.
Amarant-Körner sind besonders leicht verdaulich, nehmen viel Wasser auf, beugen so Verstopfung vor und pflegen den Darm ähnlich wie Ballaststoffe. Und wenn die Verdauung stimmt, fühlt man sich auch mit dickem Babybauch beschwingt und fröhlich.

QUINOA MIT TOFU

ZUTATEN FÜR 2 PORTIONEN

200 g Tofu
1 EL Mandelmus
1 TL Honig
1 TL edelsüßes Paprikapulver
Etwa 300 ml Gemüsebrühe
250 g kleine Brokkoliröschen
1 kleine Zwiebel
3 EL Öl
100 g Quinoa
Salz nach Belieben
1 EL beliebige gehackte Nusskerne
1 EL gehackte Petersilie

1 Den Tofu trockentupfen und in Würfel schneiden. Für die Würzmischung das Mandelmus mit dem Honig, dem Paprikapulver und 4 EL Gemüsebrühe in einem Schälchen verrühren.

2 Den Brokkoli waschen, die Zwiebel schälen, fein zerkleinern und in einem Topf mit 1 EL Öl glasig braten. Den Brokkoli, die Quinoa und die restliche Gemüsebrühe dazugeben, aufkochen und zugedeckt bei schwacher Hitze 15 Minuten garen.

3 Inzwischen das restliche Öl in einer beschichteten Pfanne erhitzen und den Tofu darin 3 Minuten kräftig anbraten. Die Würfel wenden und noch 3 Minuten braten, dann die Pfanne von der Kochstelle nehmen und die Würzmischung aus dem Schälchen unter den Tofu rühren.

4 Die Pfanne wieder auf die abgeschaltete Kochstelle setzen und den Tofu unter ständigem Wenden etwa 30 Sekunden schmoren, dann mit Salz würzen.

5 Quinoa ebenfalls mit Salz abschmecken, mit den Nüssen und der Petersilie vermischen und auf Portionstellern anrichten. Den Tofu darauf verteilen.

Wenn Ihnen das Marinieren und Braten von Tofu zu viel Arbeit macht, nehmen Sie Räuchertofu, den Sie gewürfelt in Quinoa erhitzen.

REISNUDELSALAT MIT TOFU

ZUTATEN FÜR 2 PORTIONEN

2 kleine Zucchini
2 Frühlingszwiebeln
200 g Tofu
3 EL Öl
100 g dünne Reisnudeln
Saft von ½ Zitrone
Salz nach Belieben
Cayennepfeffer oder Chiliflocken
1 Handvoll Koriandergrün, Petersilie oder Basilikum

1 Die Zucchini waschen und mit dem Spiralschneider (→ Tipp) in »Nudeln« oder mit einem Messer in Stifte schneiden. Die Frühlingszwiebeln waschen, putzen und mit dem saftigen Zwiebelgrün schräg in Ringe schneiden. Den Tofu trockentupfen und in fingerbreite Streifen schneiden.

2 Das Öl im Wok erhitzen und zuerst den Tofu darin bei mittlerer Hitze goldgelb braten, dabei die Streifen mit einer Gabel einmal wenden. Zucchini und Zwiebelringe zugeben und unter Rühren etwa 4 Minuten sanft braten.

3 Während Tofu und Gemüse braten, die Reisnudeln in einer Schüssel mit kochendem Wasser übergießen und darin weich werden lassen. Dann mit einer Küchenschere zerkleinern, auf ein Sieb abgießen und wieder in die Schüssel geben.

4 Tofu und Gemüse hinzufügen, alles vermischen, mit Zitronensaft, Salz und Cayennepfeffer oder Chili abschmecken. Die Kräuter waschen, trockentupfen und fein zerkleinern. Den Salat damit mischen und lauwarm oder kalt servieren.

EIN SEHR GUTES GERÄT

Ein Spiralschneider – im Internet finden Sie verschiedene Geräte – eignet sich für alle, die gern Gemüse aus dem Wok und/oder mit Pasta essen. Er ist handlich, braucht wenig Stauraum, lässt sich einfach reinigen und schneidet Kartoffeln und festes Gemüse wie zum Beispiel Zucchini, Möhren, Kohlrabi, Sellerie oder Pastinaken in nudelähnliche Streifen. Diese Gemüsenudeln schmecken viel besser als die üblichen Stifte oder Scheibchen, weil die Zellen durch den schrägen Schnitt großflächiger zerteilt werden und beim Garen mehr Aroma aufnehmen. Deshalb schneiden asiatische Köche Blattgemüse oder Frühlingszwiebeln flach und schräg auf.

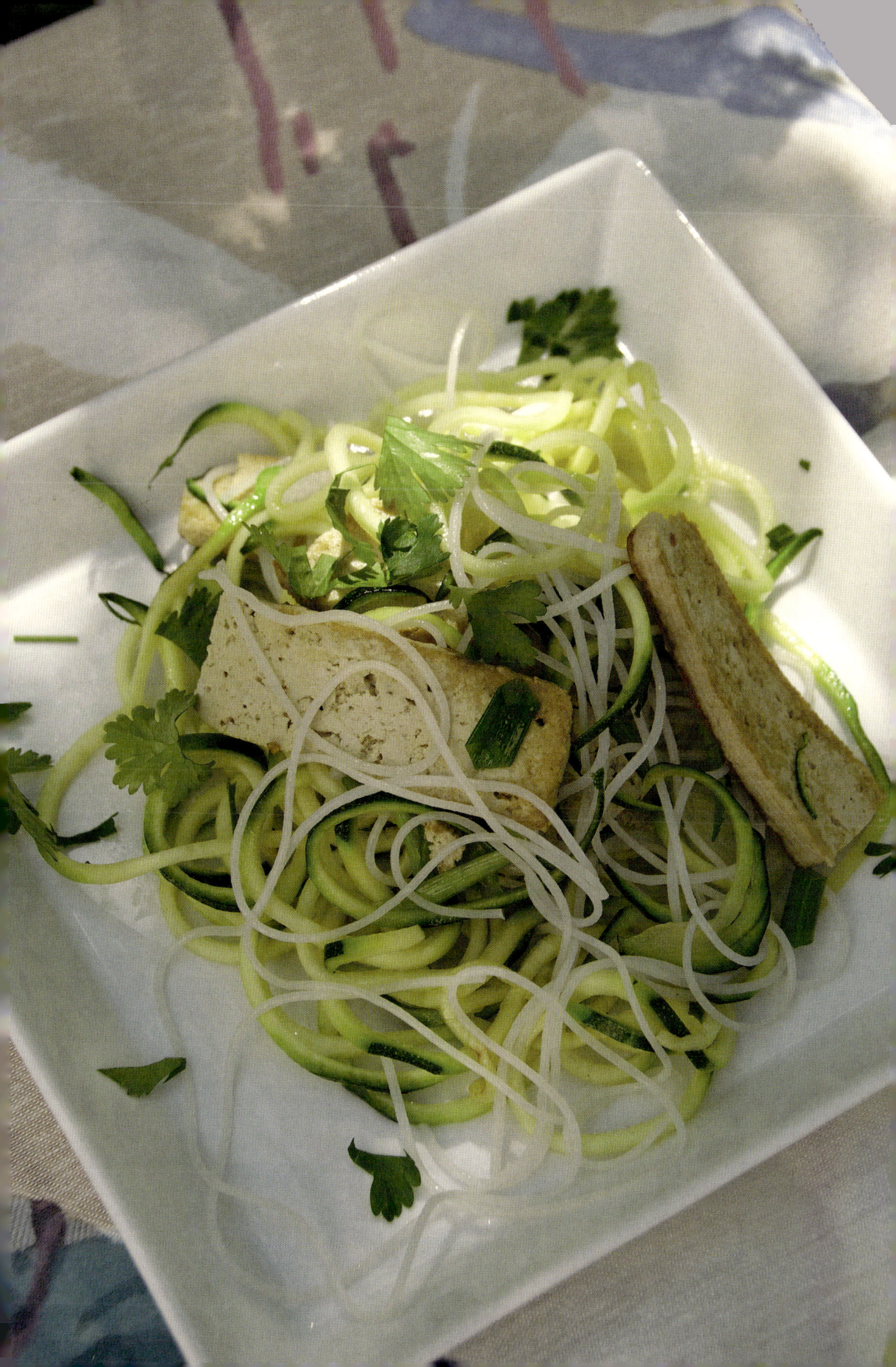

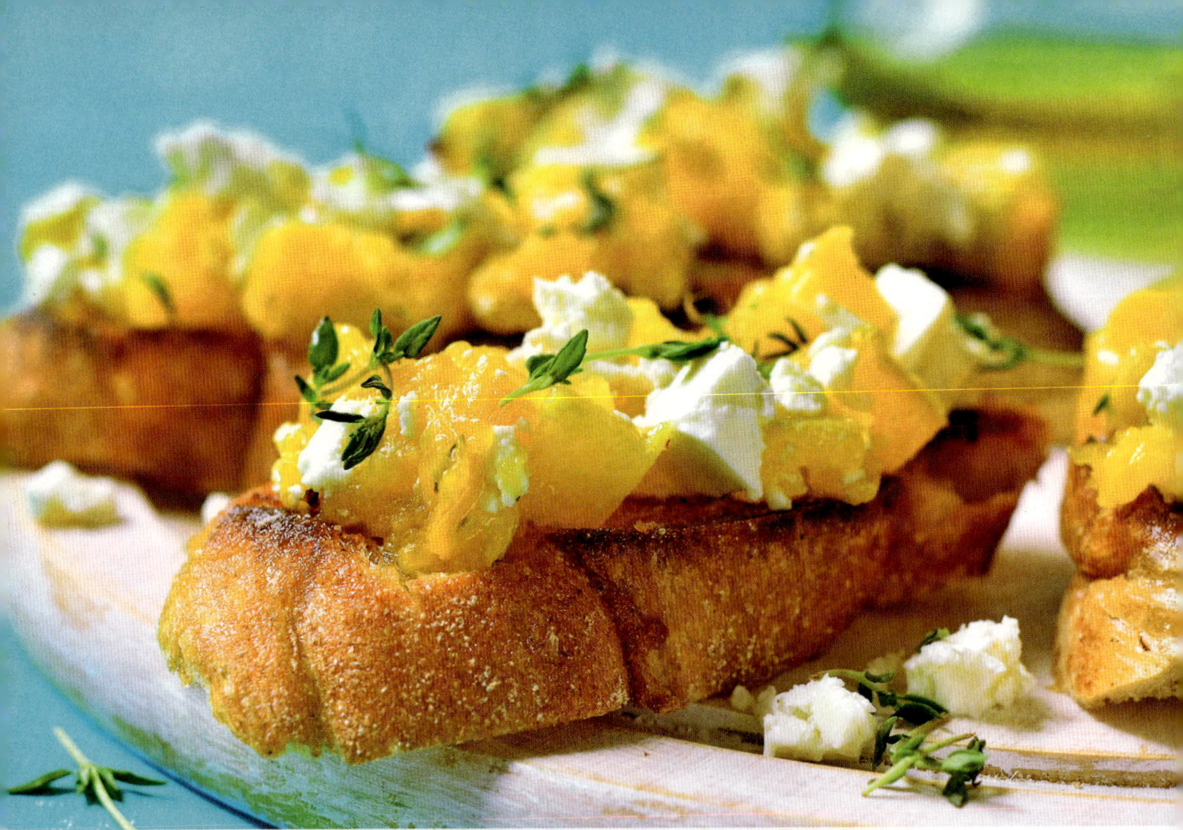

MÖHREN-BRUSCHETTA

Zutaten für 2 Portionen

- 2 dicke Möhren
- 1 mittelgroße, mehligkochende Kartoffel
- 2–3 Zweige Thymian
- 2 EL Olivenöl
- Salz nach Belieben
- Frisch gemahlener Pfeffer
- 5–6 EL Gemüsebrühe
- 100 g türkischer oder griechischer Schafskäse
- 4 Scheiben Baguette
- Saft von ½ Orange oder 1 Mandarine

1 Die Möhren und die Kartoffel schälen, waschen und würfeln. Den Thymian waschen, trockentupfen, zerkleinern und dabei die harten Stiele entfernen.

2 Das Öl in einer Pfanne erhitzen, Möhren und Kartoffel mit dem Thymian darin rundherum anbraten, dann mit Salz und Pfeffer würzen, mit der Brühe mischen und zugedeckt bei mittlerer Hitze in etwa 15 Minuten sehr weich garen.

3 Inzwischen den Käse würfeln, die Baguettescheiben im Toaster rösten. Möhren und Kartoffel mit dem Kartoffelstampfer zerdrücken, mit Orangen- oder Mandarinensaft mischen, auf dem Brot verteilen und den Käse darauf anrichten.

Zur Abwechslung

Anstelle von Schafskäse schmeckt körniger Frischkäse, Ziegenkäse oder einfach nur ein Löffel Joghurt als Topping.

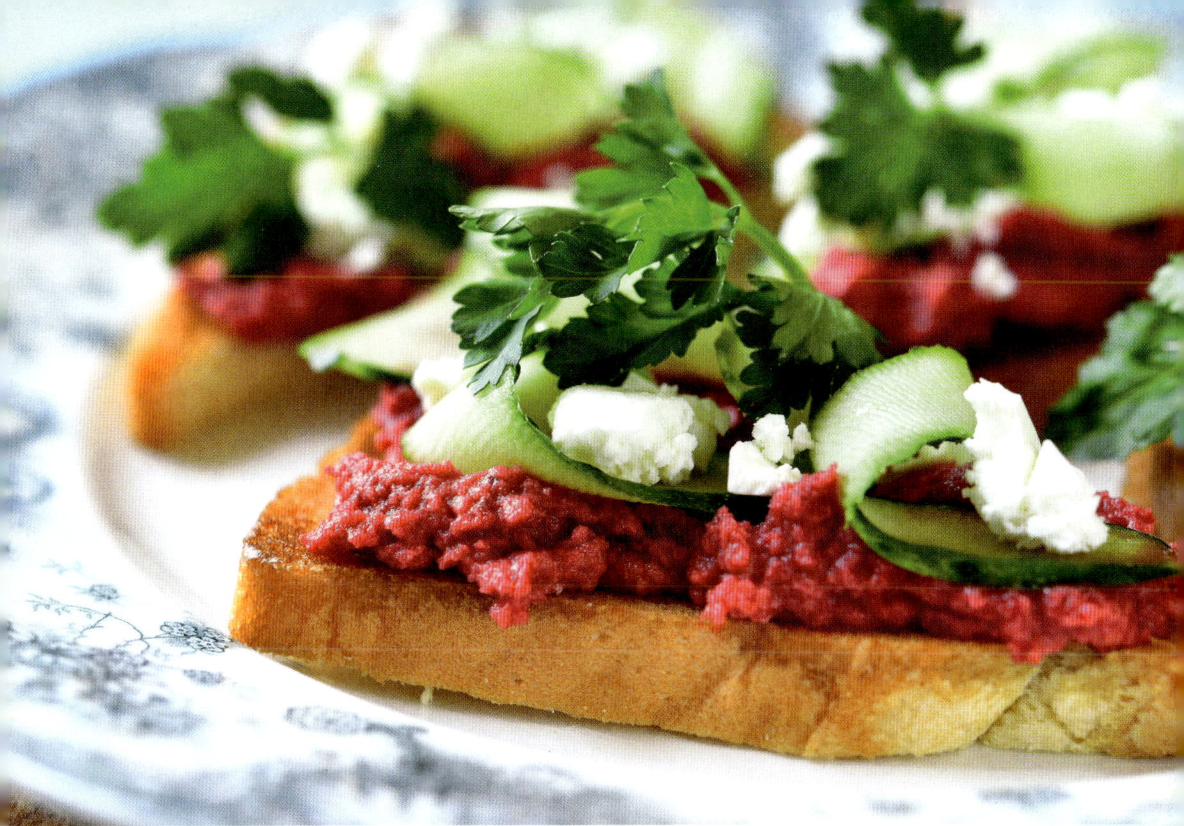

ROTE-BETEN-BROTE

ZUTATEN FÜR 2 PORTIONEN

200 g eingelegte Rote Beten (Glas)

150 g fettarmer Frischkäse (0,2 %)

1–2 EL Meerrettich (Glas)

Salz nach Belieben

1 Prise Zucker

4 mittelgroße Brotscheiben

1 Minigurke

1 Handvoll Petersilie, Korianderqrün oder Basilikum

1 Die abgetropften Roten Beten mit etwa 2/3 des Ziegenkäses pürieren, dann den Meerrettich untermischen und den Aufstrich mit wenig Salz und Zucker abschmecken.

2 Die Mischung auf den Brotscheiben verteilen. Die Gurke waschen, abtrocknen, in Scheiben schneiden und auf die Brote legen. Den restlichen Käse auf den Broten verteilen und alles mit den gewaschenen, trockengetupften Kräutern garnieren.

DER BAUKASTEN

Die Rote-Beten-Creme und die Möhrencreme auf der gegenüberliegenden Seite sind fleischlose Brotaufstriche, die auch zu gebackenen Kartoffeln schmecken. Verschlossen im Kühlschrank bleiben sie 2 Tage frisch.

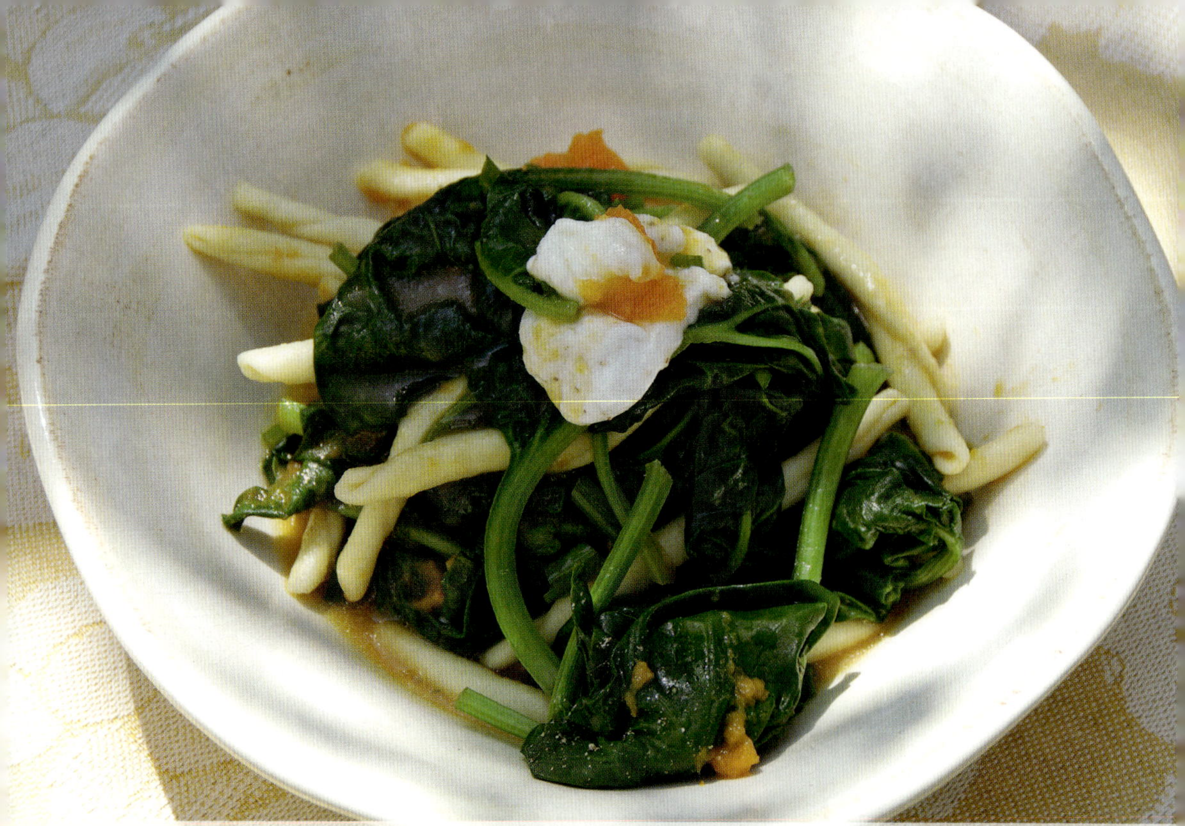

NUDELN MIT SPINAT

ZUTATEN FÜR 2 PORTIONEN

3 Handvoll frischer Spinat

1 kleine Frühlingszwiebel

200 g beliebige Nudeln

1 EL Butter

3–4 EL Möhrenbrei (→ Seite 144)

Salz nach Belieben

Frisch gemahlener Pfeffer

2 EL gewürfelter Mozzarella oder geriebener Parmesan

1 Den Spinat verlesen, waschen und auf einem Sieb abtropfen lassen. Die Frühlingszwiebel waschen, vom Wurzelansatz befreien und mit dem saftigen Grün in feine Ringe schneiden.

2 Die Nudeln in reichlich Salzwasser nach Packungsaufschrift bissfest kochen, dabei etwa 2 Minuten vor Ende der Kochzeit den Spinat zugeben und mitgaren.

3 Die Nudeln mit dem Spinat auf ein Sieb abgießen, wieder in den Topf geben und mit Butter und Möhrenbrei mischen. Dann mit Salz und Pfeffer kräftig abschmecken und auf Portionstellern mit Mozzarella oder Parmesan anrichten.

TIPP

Anstelle von Möhrenbrei die Nudeln mit 2 bis 3 EL Pesto aus dem Glas vermischen und mit Parmesan bestreuen.

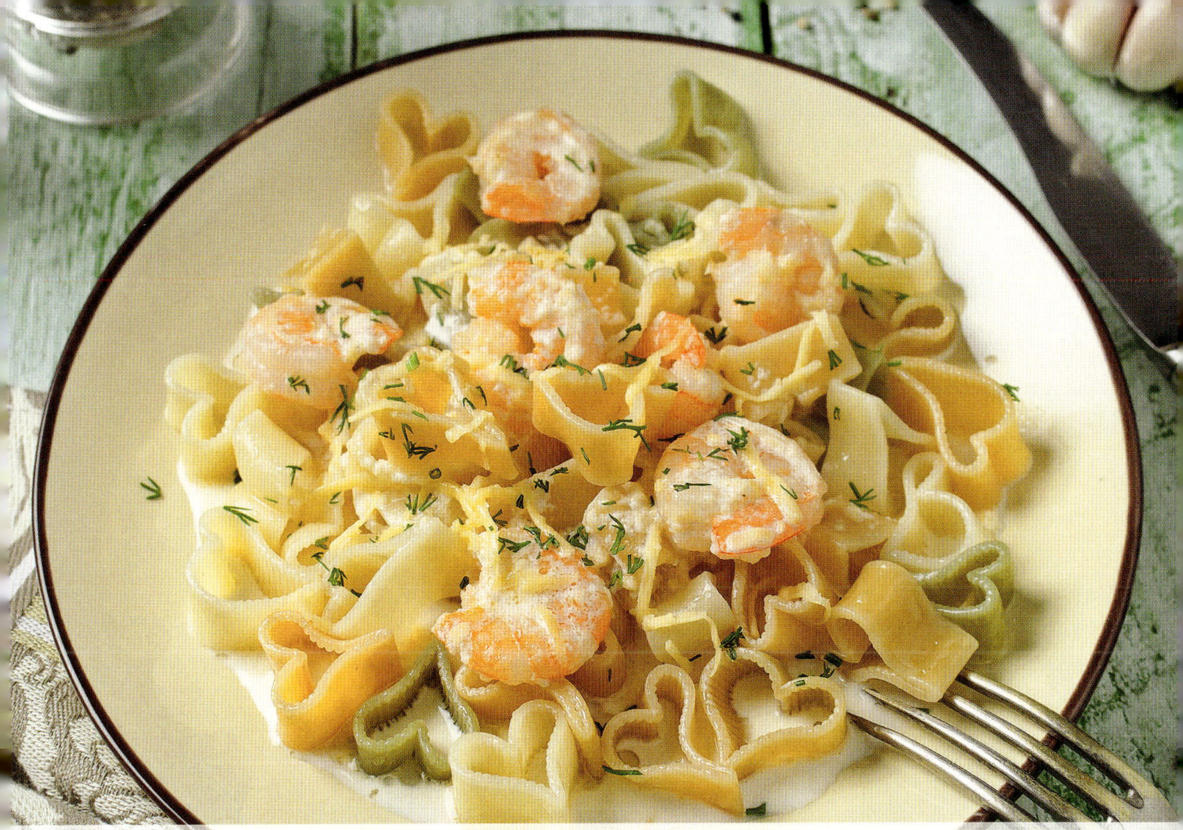

PASTA MIT GARNELEN ☼ ☾

ZUTATEN FÜR 2 PORTIONEN

1 Schalotte

½ Handvoll Petersilie und/oder Kerbel

1 EL Olivenöl

6–8 Riesengarnelen ohne Schale oder 150 g Shrimps

2 EL Zitronensaft

2 EL Crème fraîche

200 g beliebige Pasta

Salz nach Belieben

Frisch gemahlener Pfeffer

1 Die Schalotte schälen und fein hacken, die Kräuter waschen, trockentupfen und zerkleinern.

2 Das Öl in einem flachen Topf erhitzen. Die Schalotte darin unter Rühren bei schwacher Hitze glasig braten. Die Garnelen dazugeben und unter ständigem Wenden etwa 1 Minute sanft braten. Nun die Hälfte der Kräuter, den Zitronensaft und die Crème fraîche daruntermischen und alles zugedeckt bei schwacher Hitze etwa 5 Minuten ziehen lassen.

3 Die Pasta nach Packungsaufschrift in reichlich Salzwasser bissfest kochen, dabei 2 bis 3 EL Kochwasser unter die Garnelen rühren. Die Pasta abgießen, abtropfen lassen, mit den Garnelen und dem Rest der Kräuter vermischen und mit Salz und Pfeffer abschmecken.

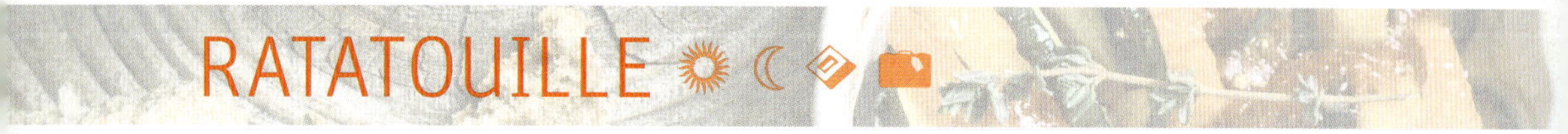

RATATOUILLE

ZUTATEN FÜR 8 PORTIONEN

2 kleine schlanke Auberginen

3 kleine feste Zucchini

Je 1 rote und gelbe Paprikaschote

2 hellgrüne spitze Paprikaschoten

1 Gemüsezwiebel

4 große reife Tomaten

Je 1 große Handvoll Petersilie und Thymian

3 Zweige Salbei

8 EL Olivenöl

Salz nach Belieben

Frisch gemahlener schwarzer Pfeffer

GUT ZU WISSEN
Ratatouille ist ein Baukastengericht:
Sie schmeckt mit Brot, Kartoffeln und Reis, mit Nudeln vermischt, auf Bruschetta angerichtet, in Wraps oder Pitabrot gefüllt.

1 Die Auberginen, die Zucchini und die Paprikaschoten waschen und abtrocknen. Die Auberginen der Länge nach halbieren, dann quer in knapp fingerdicke Scheiben schneiden. Die Zucchini ebenfalls in Scheiben schneiden, die Paprikaschoten halbieren, putzen und in Streifen schneiden. Die Gemüsezwiebel schälen, halbieren und in dünne Scheiben schneiden. Die Tomaten waschen und in Scheiben oder Würfel schneiden, dabei vom Stielansatz befreien. Die Kräuter waschen und trockentupfen, aber nicht zerkleinern.

2 Das Öl in einer großen Pfanne erhitzen und zuerst die Zwiebel darin leicht bräunen. Dann portionsweise die Auberginen, Zucchini und Paprikaschoten im Öl braten und jeweils wieder herausnehmen.

3 Das gebratene Gemüse mit den Tomaten und den Kräutern entweder wie auf dem Foto in Portionsschälchen oder in eine Gratinform schichten und dabei mit Salz und Pfeffer würzen.

4 Zum Schluss zuerst die Kräuter, dann die Tomaten auf dem Gemüse verteilen und eventuell verbliebenes Bratöl aus der Pfanne mit einem Teigschaber auf die Tomaten geben.

5 Die Ratatouille im vorgeheizten Backofen bei 180 °C etwa 1 Stunde garen, bis das Gemüse sehr weich ist. Im Sud abkühlen lassen und entweder lauwarm oder kalt servieren.

TIPP

Tomaten sollten Sie für kalte und warme Gerichte weder abziehen noch entkernen, denn Schale und Kerne enthalten Ballaststoffe und fördern so die Verdauung.

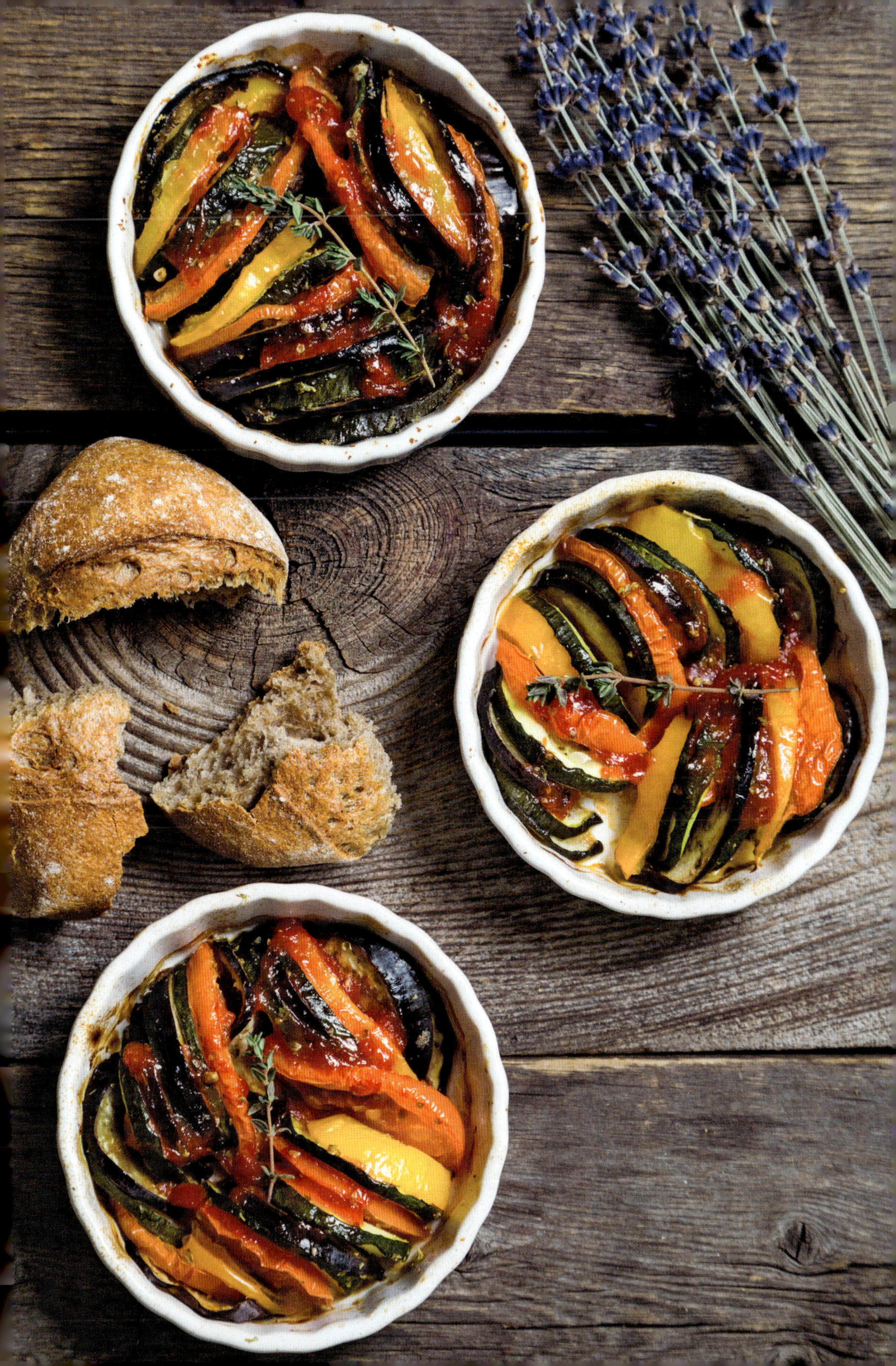

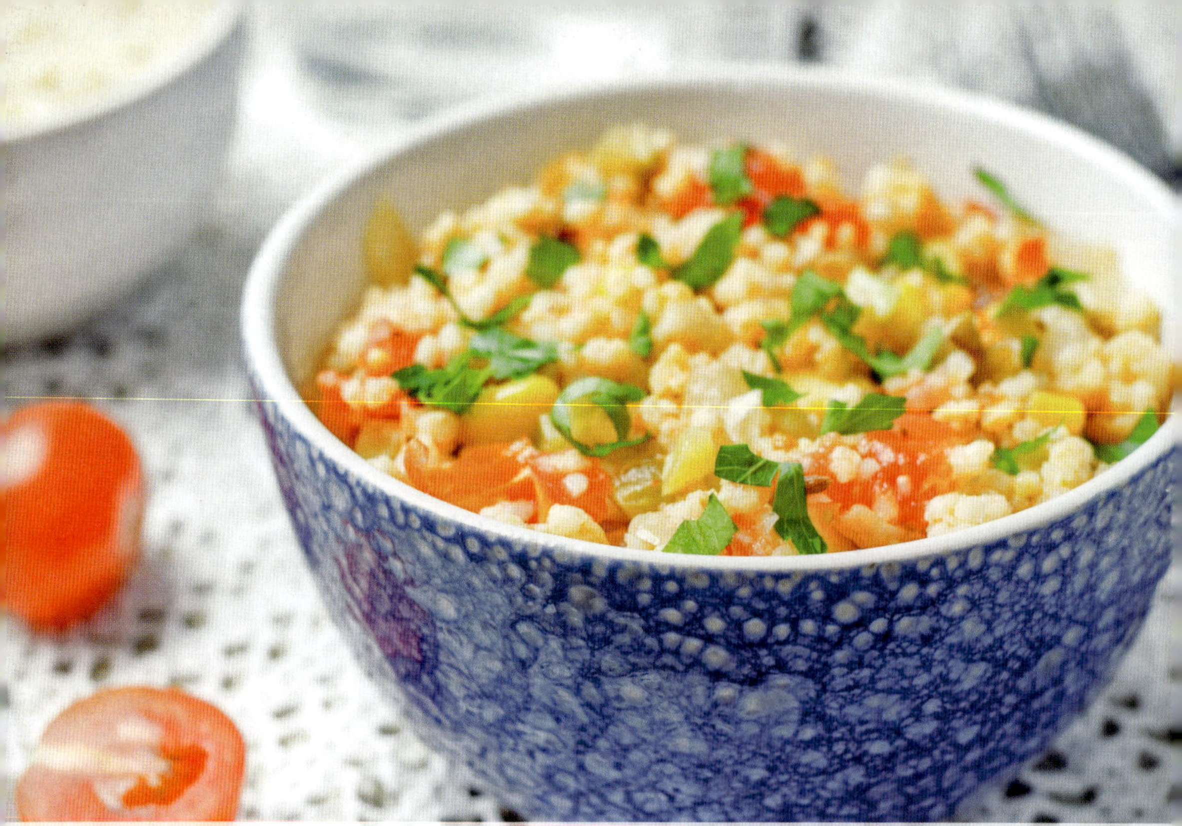

HIRSE MIT TOMATEN UND MAIS

ZUTATEN FÜR 2 PORTIONEN

300 ml Wasser

1 TL Gemüsebrühe-Extrakt

150 g Hirse

2 Tomaten

Einige Koriander- oder Petersilienblättchen

2–3 EL Zuckermaiskörner (Dose)

1–2 EL Zitronensaft

Frisch gemahlener Pfeffer

1 Das Wasser mit dem Brühe-Extrakt aufkochen. Die Hirse auf einem Sieb kalt abspülen, in die Brühe geben und zugedeckt 15 Minuten sanft köcheln lassen. Dann neben der Kochstelle noch 15 Minuten quellen lassen.

2 Die Tomaten waschen und würfeln, den Koriander oder die Petersilie waschen, trockentupfen und fein schneiden. Beide Zutaten und die Maiskörner zur Hirse geben, alles locker mischen und zum Schluss mit Zitronensaft und Pfeffer abschmecken.

DER BAUKASTEN

Hirse passt zu *Ratatouille* (→ Seite 76), *Fisch aus dem Ofen* (→ Seite 80), Curry mit Fleisch (→ Seite 58) und ist mit gewürfeltem Schafskäse und eventuell einigen Oliven ein leichtes, glutenfreies Hauptgericht.

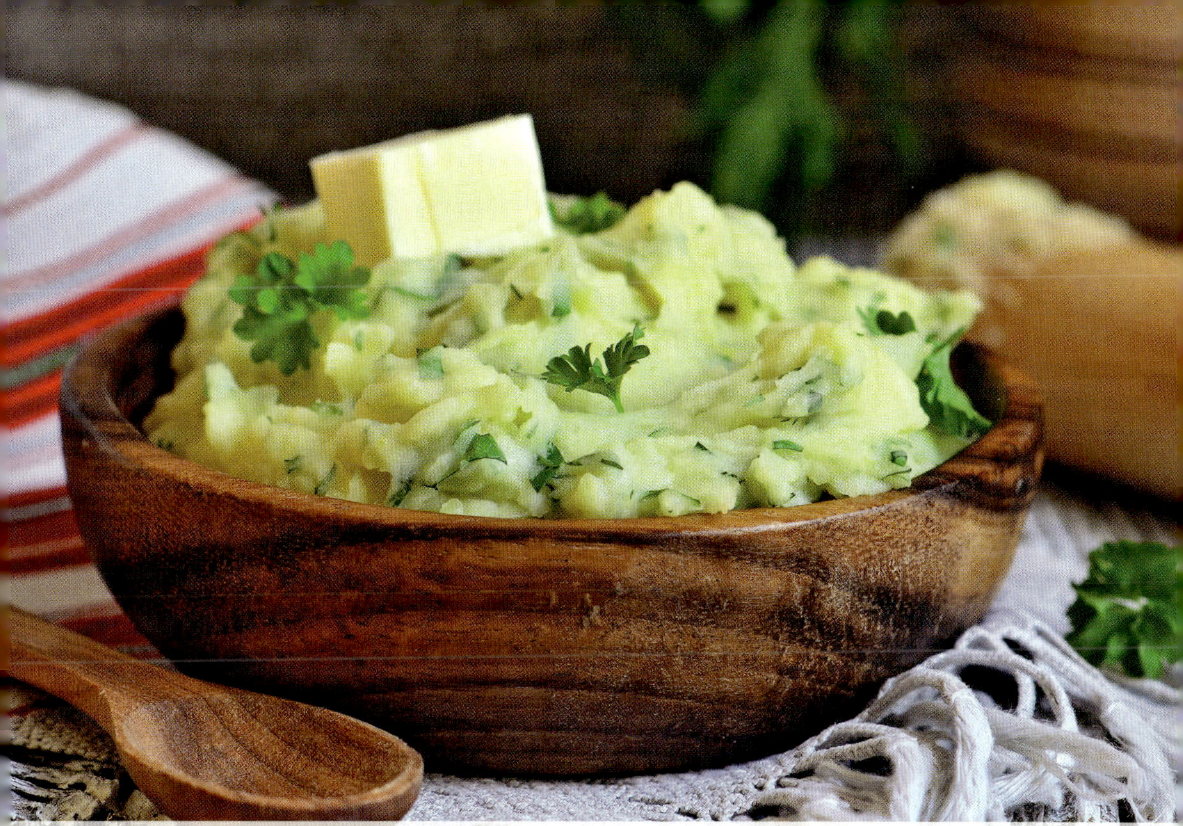

STAMPFKARTOFFELN

ZUTATEN FÜR 2 PORTIONEN

- 4 mittelgroße mehligkochende Kartoffeln
- 1 Handvoll Petersilie, Rucola, Dill und Schnittlauch gemischt
- 1 kleine Zwiebel
- 1 EL Butter
- Etwa 125 ml Milch
- Salz nach Belieben
- Frisch gemahlener Pfeffer
- Frisch geriebene Muskatnuss

1 Die Kartoffeln schälen, waschen und würfeln. Dann in einen Topf geben und so viel kaltes Wasser hinzufügen, dass der Topfboden etwa 1 cm hoch bedeckt ist. Die Kartoffeln zugedeckt aufkochen und bei schwacher Hitze etwa 20 Minuten ganz weich garen.

2 Die Kräuter waschen, trockentupfen und fein zerkleinern. Die Zwiebel schälen und in der heißen Butter goldgelb braten.

3 Die Kartoffeln im Topf mit dem Kartoffelstampfer zerdrücken und dabei die Milch untermischen. Nun mit Zwiebel und Kräutern mischen und mit Salz, Pfeffer und Muskat würzen.

DER BAUKASTEN

Stampfkartoffeln schmecken zu *Ratatouille* (→ Seite 89), Ragout mit Fleisch und Gemüse (→ Seite 89), *Gemüse-Rührei* (→ Seite 43) und solo zu gemischtem Salat.

FISCH AUS DEM OFEN ☼ ☾

ZUTATEN FÜR 2 PORTIONEN

2 beliebige Fischfilets

2 EL Zitronensaft

1 Frühlingszwiebel

½ Handvoll Petersilie, Estragon, Basilikum gemischt

150 g Sojasahne oder Schmant

Salz nach Belieben

Frisch gemahlener Pfeffer

1 Die Fischfilets kalt abspülen, trockentupfen, nebeneinander in eine Gratinform legen und mit dem Zitronensaft beträufeln.

2 Die Frühlingszwiebel putzen, waschen und mit allen saftigen grünen Blättern in feine Ringe schneiden. Die Kräuter waschen, trockentupfen und fein zerkleinern. Zwiebel und Kräuter in einem Schälchen mit Sojasahne oder Schmant mischen und mit Salz und Pfeffer kräftig würzen. Diese Mischung über dem Fisch verteilen.

3 Den Fisch im vorgeheizten Backofen bei 200 °C etwa 15 Minuten garen, bis die Sahnemischung köchelt.

TIPP

Für dieses Rezept eignet sich jeder Fisch, den Sie frisch bekommen, zum Beispiel Kabeljau, Lachs oder Forelle. Bei Filets, die dicker als 2 cm sind, müssen Sie die Garzeit um 3 bis 5 Minuten verlängern, denn während der Schwangerschaft sollten Sie Fisch unbedingt nur durchgegart essen.

NATÜRLICH GUT

Wer Milchprodukte wie Sahne, Schmant oder Crème fraîche nicht verträgt und dennoch sahnige Saucen mag, steigt einfach auf Soja-, Hafer- oder auch Reissahne um. Diese veganen Alternativen verwendet man genauso wie normale Sahne zum Kochen und für Desserts.

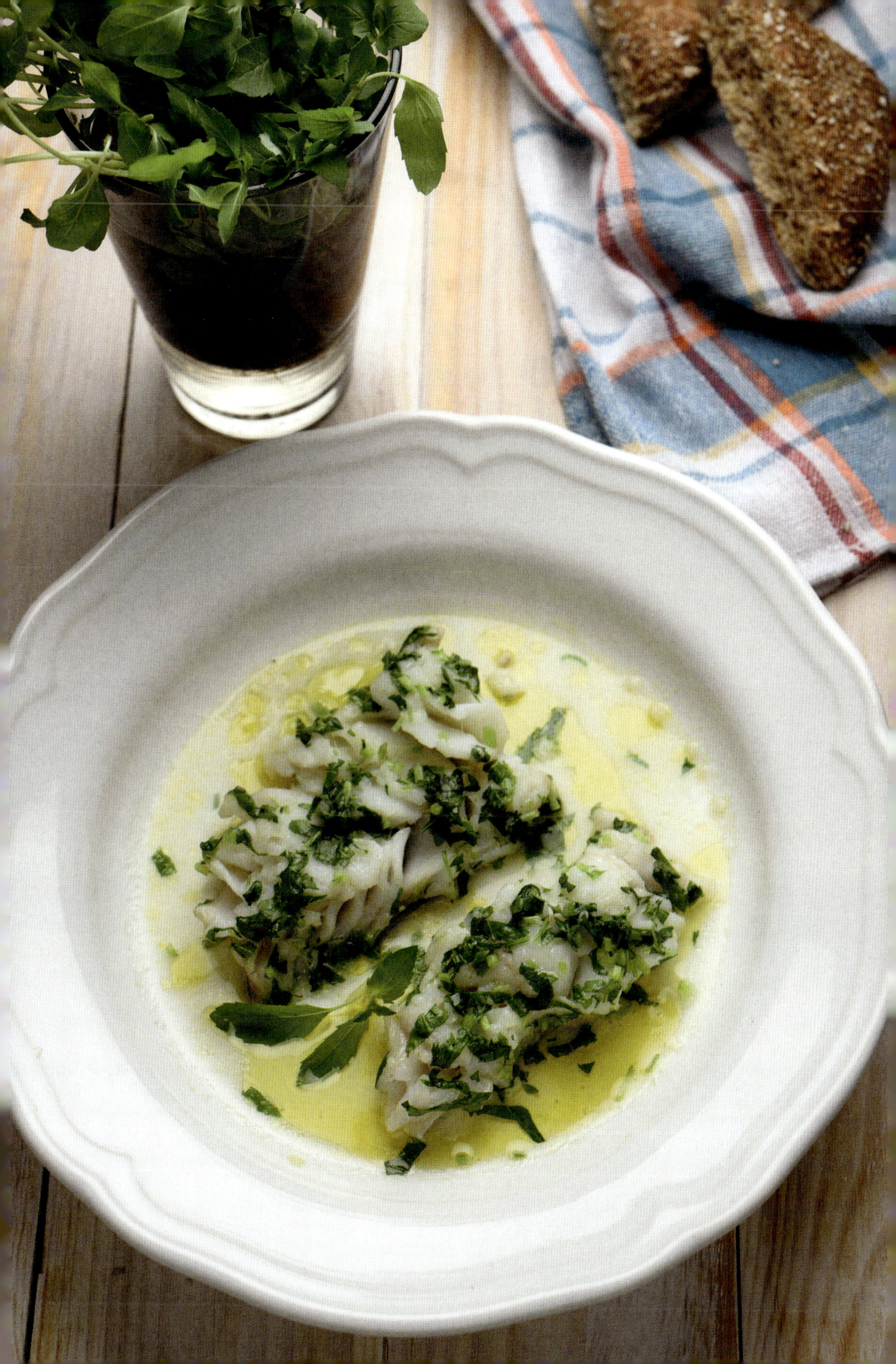

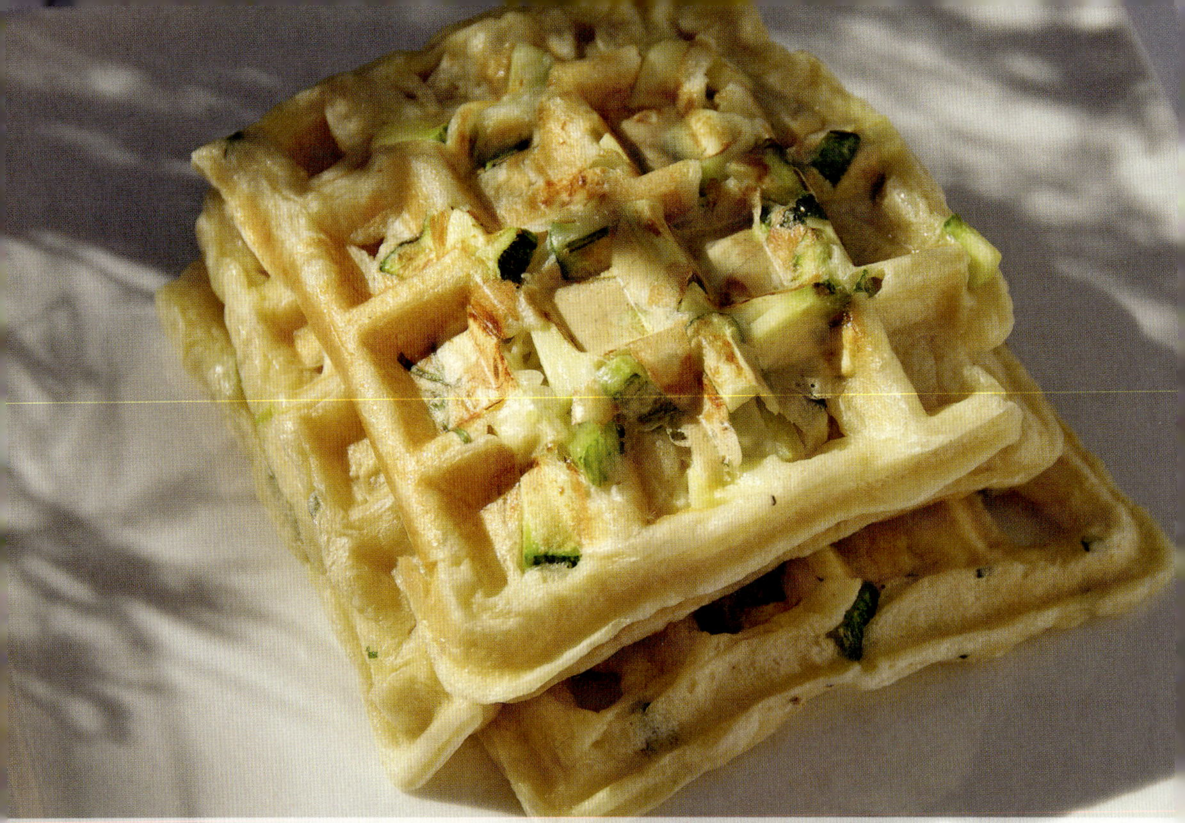

ZUCCHINIWAFFELN

ZUTATEN FÜR 2 PORTIONEN

150 g Weizenvollkornmehl

2 EL Sonnenblumen- oder Rapsöl

1 Ei

250 ml Buttermilch oder Dickmilch

Salz nach Belieben

Frisch geriebene Muskatnuss

2 kleine Zucchini

Fett für das Waffeleisen

1 Das Mehl mit dem Öl und dem Ei in einer Schüssel verrühren, dann die Buttermilch unter weiterem Rühren langsam dazugießen, bis ein glatter Teig entstanden ist. Den Waffelteig mit Salz und Muskat würzen.

2 Die Zucchini waschen, trockentupfen, von Stiel- und Blütenansätzen befreien, grob raspeln und unter den Teig rühren.

3 Nun pro Waffel etwa 1 EL Teig in das leicht gefettete Waffeleisen geben, das Waffeleisen schließen und jede Waffel 3 bis 4 Minuten backen.

TIPP

Die Waffeln schmecken heiß, lauwarm und abgekühlt gleich gut. In einer verschlossenen Box im Kühlschrank halten sie sich 3 Tage frisch. Erhitzen kann man sie auf dem Brötchenaufsatz des Toasters.

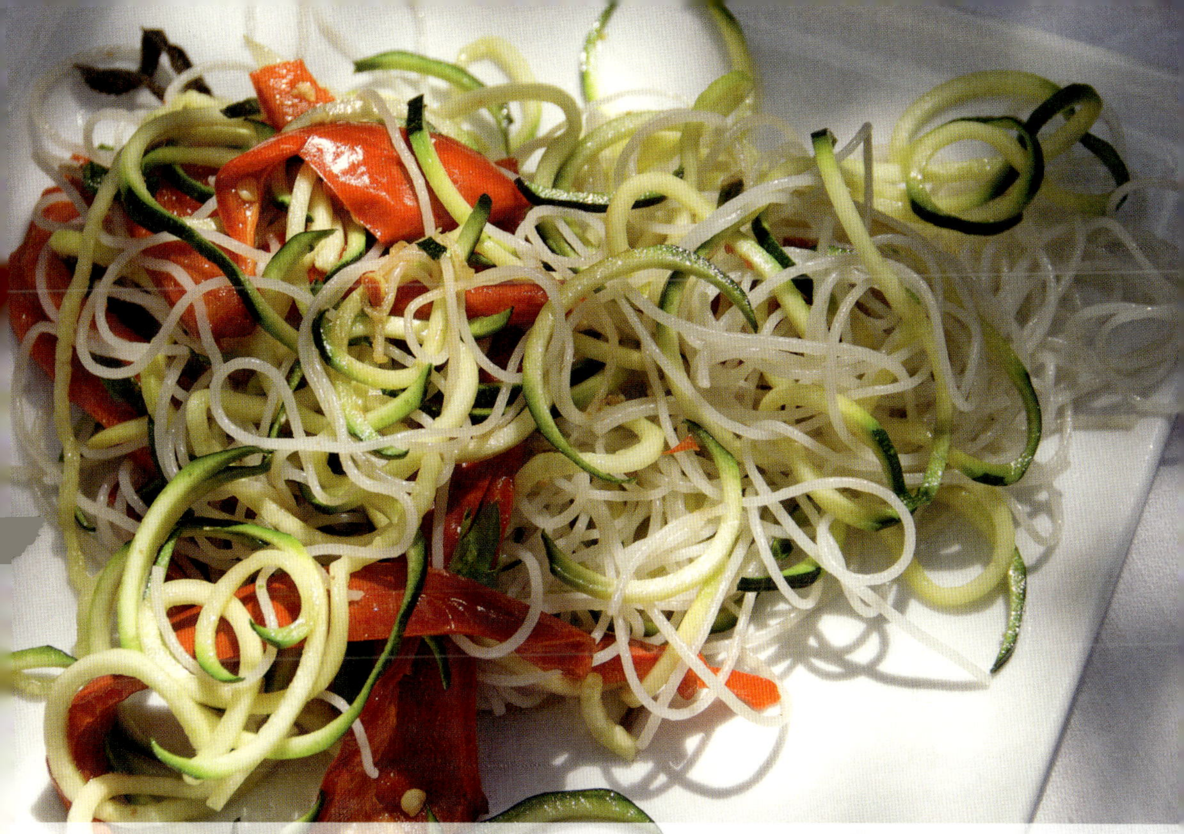

GEMÜSENUDELN

ZUTATEN FÜR 2 PORTIONEN

2 kleine Zucchini

2 spitze rote Paprikaschoten

4–5 Blättchen Salbei

3 EL Öl

1 EL Mandelstifte

4–5 EL Gemüse- oder Hühnerbrühe

100 g Glasnudeln oder dünne Reisnudeln

2 EL Reisessig oder weißer Balsamessig

Salz nach Belieben

1 Messerspitze Bockshornklee

Frisch gemahlener weißer Pfeffer

1 Die Zucchini waschen und mit dem Spiralschneider (→ Seite 70) in »Nudeln« oder mit einem Messer in Stifte schneiden. Die Paprikaschoten waschen, putzen und in fingerbreite Streifen, den Salbei in schmale Streifen schneiden.

2 Das Öl im Wok erhitzen und zuerst den Salbei und die Mandelstifte darin unter ständigem Wenden kurz anbraten. Die Zucchini und die Paprikaschoten zugeben und unter Rühren anbraten, dann die Brühe zugießen, einmal aufkochen und alles etwa 4 Minuten schmoren, bis das Gemüse gerade eben weich ist.

3 Inzwischen die Nudeln in einer Schüssel mit kochendem Wasser übergießen und darin weich werden lassen. Dann mit einer Küchenschere zerkleinern, auf ein Sieb abgießen und zum Gemüse in den Wok geben. Die Gemüsenudeln mit Reisessig, Salz, Bockshornklee und Pfeffer abschmecken.

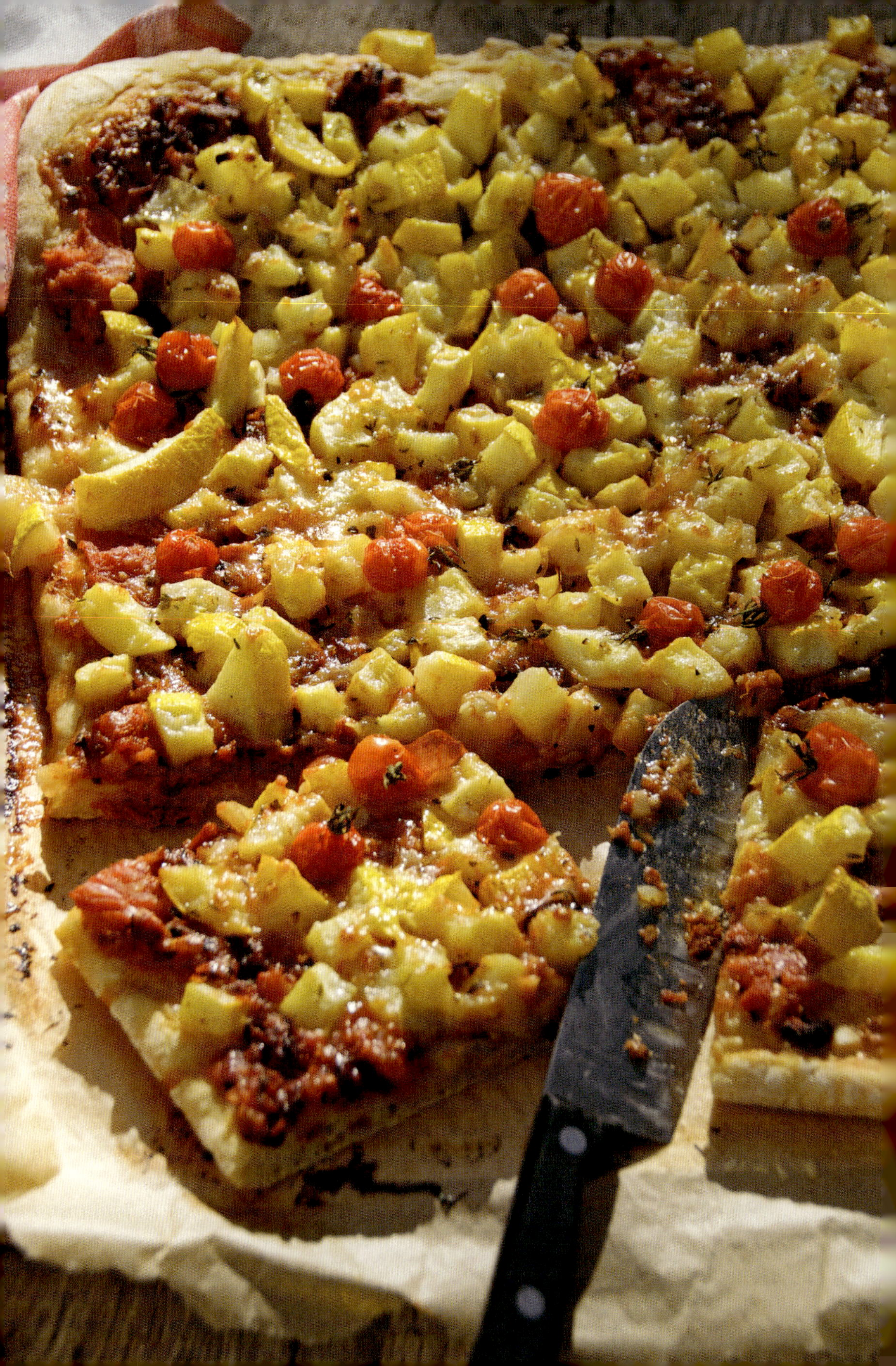

GEMÜSEKUCHEN

ZUTATEN FÜR 8 PORTIONEN

Für den Teig

500 g Dinkelmehl, Type 630

1 Päckchen Trockenhefe

1 TL Zucker

2 TL Salz

250 ml lauwarmes Wasser

1 Ei

Für den Belag

700 g gelbe oder grüne Zucchini

1 Handvoll Thymianzweige

3 EL Olivenöl

400 g Tomatenstücke aus der Dose

2–3 Handvoll Cocktailtomaten

Salz nach Belieben

Frisch gemahlener Pfeffer

100 g geriebener Bergkäse

TIPP
Statt Käse den Belag mit 1 oder 2 Eiern mischen. Das gibt Bindung, appetitliche Bräunung und ist genauso nahrhaft.

1 Für den Teig das Mehl mit Hefe, Zucker und Salz vermischen. Das Wasser und das Ei zugeben und alles mit den Knethaken des Handrührgerätes etwa 5 Minuten durchrühren, bis sich der Teig vom Schüsselrand löst und einen Kloß bildet. Zugedeckt an einem warmen Ort 1 Stunde ruhen lassen, bis er sein Volumen verdoppelt hat.

2 Für den Belag die Zucchini waschen und klein würfeln. Den Thymian waschen und grob zerkleinern, dabei alle harten Stiele entfernen. Das Olivenöl in einer Pfanne erhitzen und die Zucchini mit dem Thymian darin unter Rühren bräunen. Von der Kochstelle nehmen und lauwarm abkühlen lassen.

3 Die Tomatenstücke aus der Dose in einer Schüssel mit der halben Menge geriebenem Käse verrühren und mit Salz und Pfeffer würzen.

4 Die Arbeitsfläche mit Mehl bestreuen. Den Teig darauf mit der bemehlten Nudelrolle zu einer Platte ausrollen, auf ein Backblech mit Backpapier legen und zuerst die Tomatenmischung, dann den Belag und die gewaschenen Cocktailtomaten darauf verteilen.

5 Den Kuchen mit dem restlichen Käse bestreuen und im vorgeheizten Backofen bei 200 °C etwa 45 Minuten backen.

FÜR DEN VORRAT UND ZUM MITNEHMEN

Der Kuchen schmeckt heiß aus dem Ofen, lauwarm oder kalt, lässt sich wunderbar einfrieren und schmeckt dann, bei Zimmertemperatur aufgetaut und auf dem Brötchenaufsatz des Toasters leicht erwärmt, so gut wie frisch.

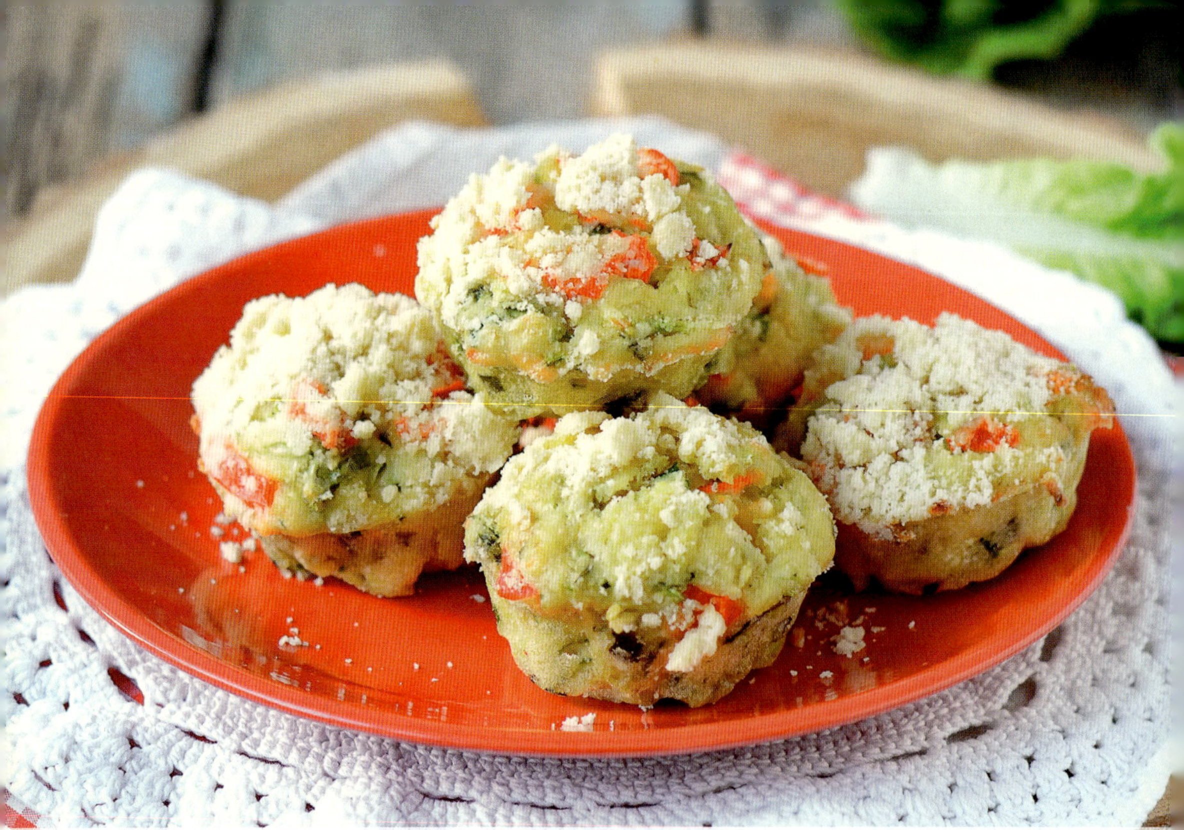

BÄRLAUCHMUFFINS

ZUTATEN FÜR 12 STÜCK

200 g Dinkelmehl, Type 630

50 g gemahlene Mandeln

50 g Speisestärke

4 EL geriebener Parmesankäse

½ TL Salz

1 TL Trockenhefe

2 große Eier

200 ml Milch

6 EL Sonnenblumenöl

1 rote Spitzpaprikaschote

1 Bund Bärlauch

1 Das Dinkelmehl mit den Mandeln, der Speisestärke, 3 EL Parmesan, dem Salz und der Trockenhefe in einer Schüssel mischen.

2 Die Eier mit der Milch und dem Öl mit den Quirlen des Handrührgerätes kräftig aufschlagen. Zur Mehlmischung geben und alles zu einem glatten Teig verrühren.

3 Die Paprikaschote waschen und putzen, den Bärlauch waschen und trockentupfen. Beide Zutaten fein zerkleinern und mit einem Kochlöffel unter den Teig mischen.

4 Den Teig in den gefetteten Muffinmulden (je etwa 4 cm tief) verteilen. Die Muffins im vorgeheizten Backofen bei 200 °C etwa 20 Minuten backen, bis sie aufgeplatzt und leicht gebräunt sind. Mit dem restlichen Parmesan bestreut servieren.

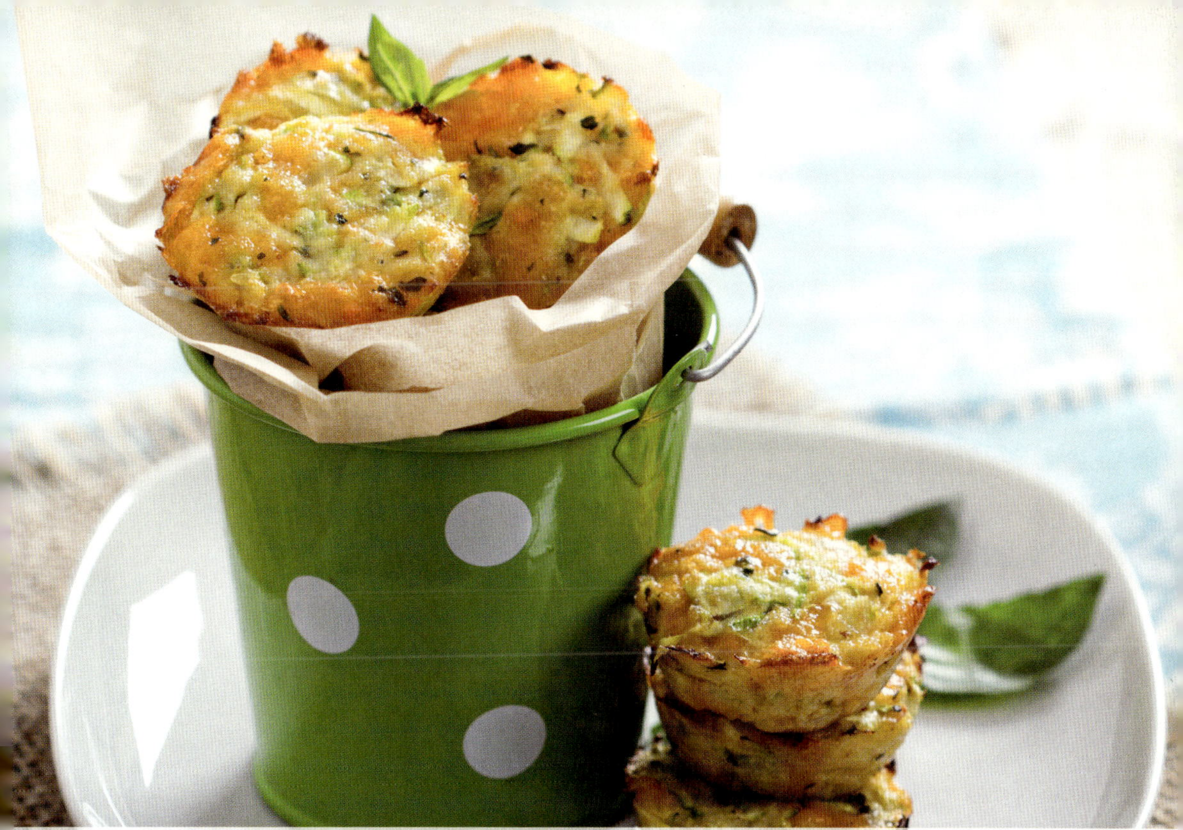

KRÄUTERMUFFINS

Zutaten für 12 Stück

- 1 Handvoll frische Kräuter (Majoran, Salbei, Thymian und/oder Basilikum)
- 1 EL Zucker
- 1 TL geriebene Bio-Zitronenschale
- 200 g Mehl
- 2 EL Maismehl
- 2 TL Trockenhefe
- 1 großes Ei
- 5 EL Sojamilch oder Buttermilch
- 150 g Mascarpone

1 Die Kräuter waschen, trockentupfen, die Blättchen abzupfen und fein zerkleinern. Dann mit Zucker und Zitronenschale vermischt etwa 20 Minuten ziehen lassen.

2 Das Mehl mit Maismehl und Hefe in einer Schüssel mischen. Das Ei mit Sojamilch oder Buttermilch und dem Mascarpone kräftig aufschlagen, zum Mehl gießen, den Kräuter-Zucker hinzufügen und alles mit einem Löffel verrühren.

3 Den Teig in die gefetteten Muffinmulden (je etwa 4 cm tief) füllen und die Muffins im vorgeheizten Backofen bei 200 °C etwa 20 Minuten backen, bis sie schön gebräunt sind.

Gute Kräuter für Sie

Majoran und Basilikum helfen gegen Blähungen, Salbei und Thymian wirken entspannend. Basilikum regt auch den Milchfluss an, Bärlauch bekämpft Pilzinfektionen.

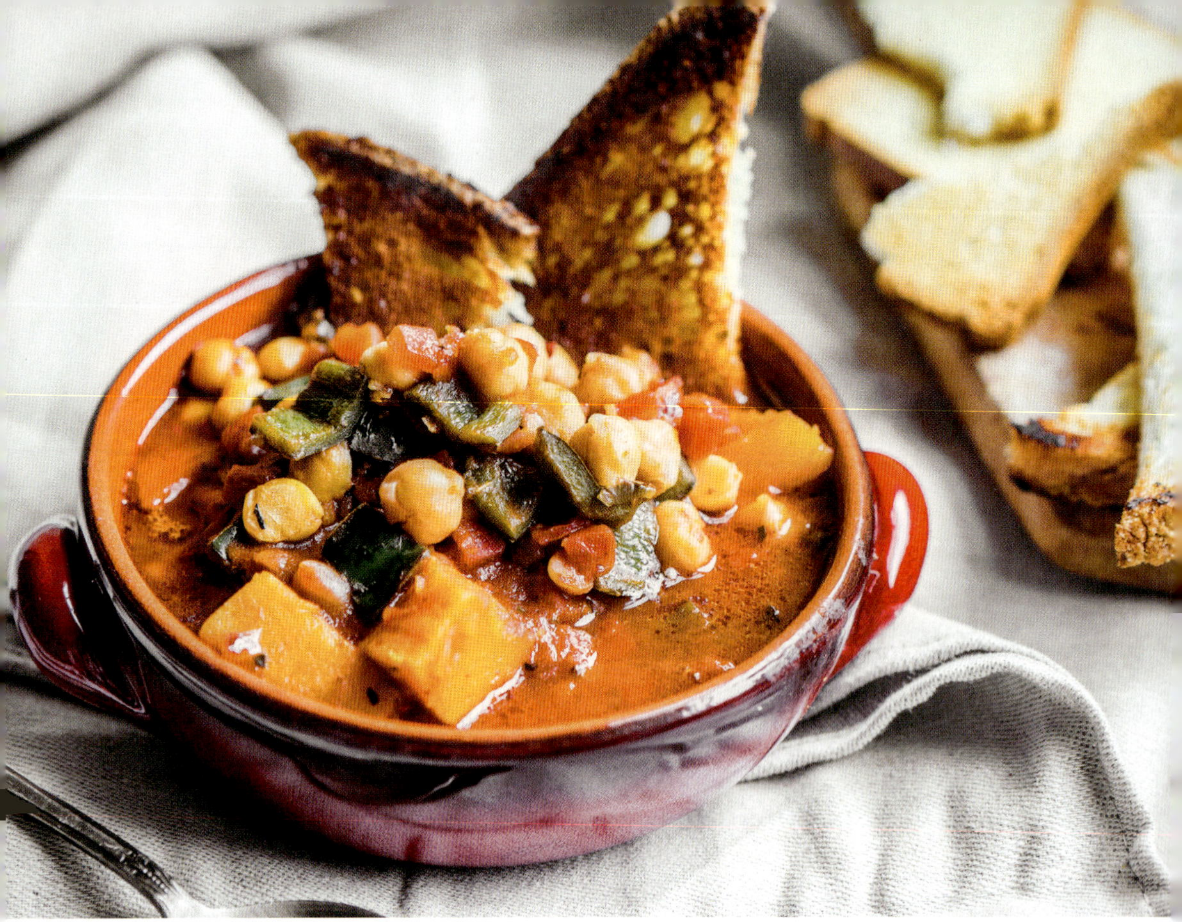

In der Schwangerschaft schüttet der Körper mehr Insulin aus, sodass man immer wieder richtig hungrig wird – von jetzt auf gleich! Essen Sie dann etwas Herzhaftes, nichts Süßes – auch keinen Müsliriegel –, denn viel Zucker bringt den Blutzuckerspiegel erst recht aus der Balance.

Energie tanken

Lamm ist leicht verdaulich, reich an hochwertigem Protein und eine wichtige Vitamin-B_{12}-Quelle. Dazu enthält es reichlich Eisen. Das Risiko unerwünschter Rückstände ist in Lammfleisch geringer als in Pute oder Hähnchen. Das Gemüse im Ragout sorgt darüber hinaus für Bioaktivstoffe, die Sie in Schwangerschaft und Stillzeit brauchen: Möhren, Kürbis und Süßkartoffeln liefern zellschützende Carotinoide, Pastinaken und Topinambur tragen mit den Ballaststoffen Pektin und Inulin zur gesunden Darmflora bei. Die Würzmischungen Garam Masala und Ras el Hanout enthalten Bockshornklee für die Milchbildung. Kichererbsen sind reich an Eisen und werden wie alle Hülsenfrüchte so langsam und gleichmäßig verdaut, dass der Blutzuckerspiegel konstant bleibt – das beste Mittel gegen Heißhunger. Tomaten schließlich stärken das Immunsystem und sind gegart wirksamer als roh, weil der Inhaltsstoff Lycopin dann besser resorbiert wird.

Fleischragout mit Gemüse

Zutaten für 6 Portionen

400 g Lammschulter (ohne Knochen)

2 reife Tomaten

3 Frühlingszwiebeln

1 kleine Dose Kichererbsen

500 g Gemüse wie Möhren, Topinamburknollen, Hokkaidokürbis, Pastinaken, Süßkartoffel (→ Tipp)

2 EL Öl

1 Stück Bio-Zitronenschale

1 TL Garam Masala (→ links) oder Ras el Hanout (→ links und Seite 57)

200 ml Hühnerbrühe

Salz nach Belieben

1–2 EL Zitronensaft

1 Das Fleisch in gulaschgroße Würfel schneiden, die Kichererbsen auf ein Sieb abgießen und mit kaltem Wasser abspülen. Die Tomaten waschen und vierteln, dabei die Stielansätze entfernen. Die Frühlingszwiebeln waschen, putzen und mit dem saftigen Grün in ganz feine Röllchen schneiden. Das Gemüse putzen und waschen oder schälen, dann in mundgerechte Stücke schneiden.

2 Das Öl in einem Bräter erhitzen und das Fleisch darin rundherum kräftig braun anbraten und wieder herausnehmen. Das Gemüse und die Frühlingszwiebeln ins Bratfett geben und etwa 5 Minuten sanft anbraten, dabei immer wieder wenden.

3 Nun das Fleisch, die Tomaten, die Kichererbsen und die Zitronenschale zugeben, alles mit Garam Masala oder Ras el Hanout bestreuen und einige Male umrühren.

4 Die Hühnerbrühe zugießen und aufkochen, das Ragout mit Salz würzen und zugedeckt bei schwacher Hitze 1 Stunde sanft köcheln lassen, bis das Fleisch weich ist. Dann mit Zitronensaft und eventuell Salz abschmecken.

Der Baukasten

Das Ragout passt in den Vorrat für die Tage, an denen Sie nicht kochen mögen, und wie jeder Eintopf schmeckt es aufgewärmt noch besser als frisch. Lassen Sie es nach dem Garen rasch abkühlen und frieren Sie es portionsweise ein. Aufgetaut wird es am besten bei Zimmertemperatur und dann kurz, aber kräftig erhitzt. Als Beilagen passen Hirse oder *Stampfkartoffeln* (→ Seite 79), Instant-Couscous, Nudeln oder einfach Brot. Zur Abwechslung können Sie es auch mit *Ratatouille* (→ Seite 76) oder *Gemüsetopf* (→ Seite 44) mischen.

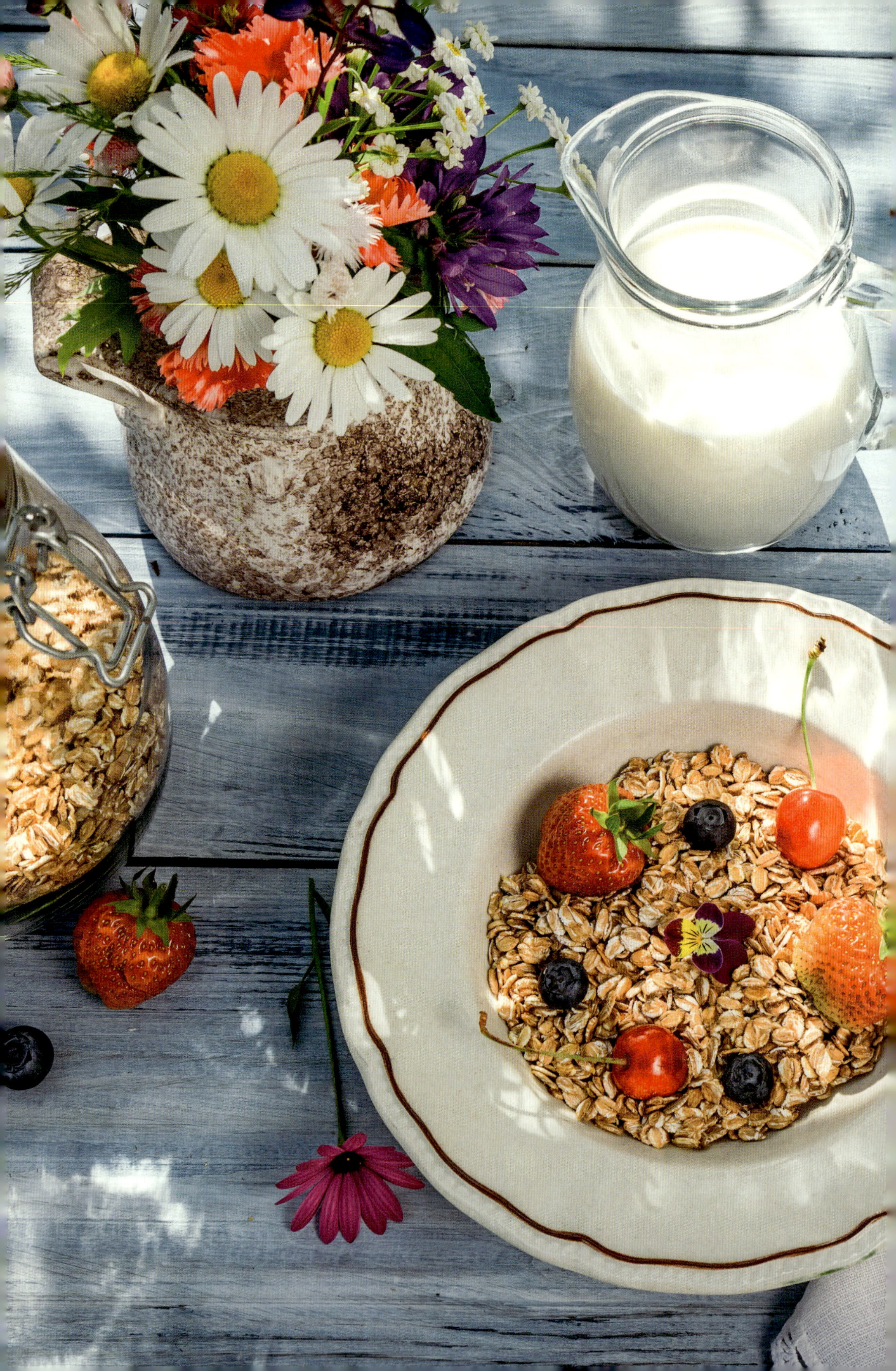

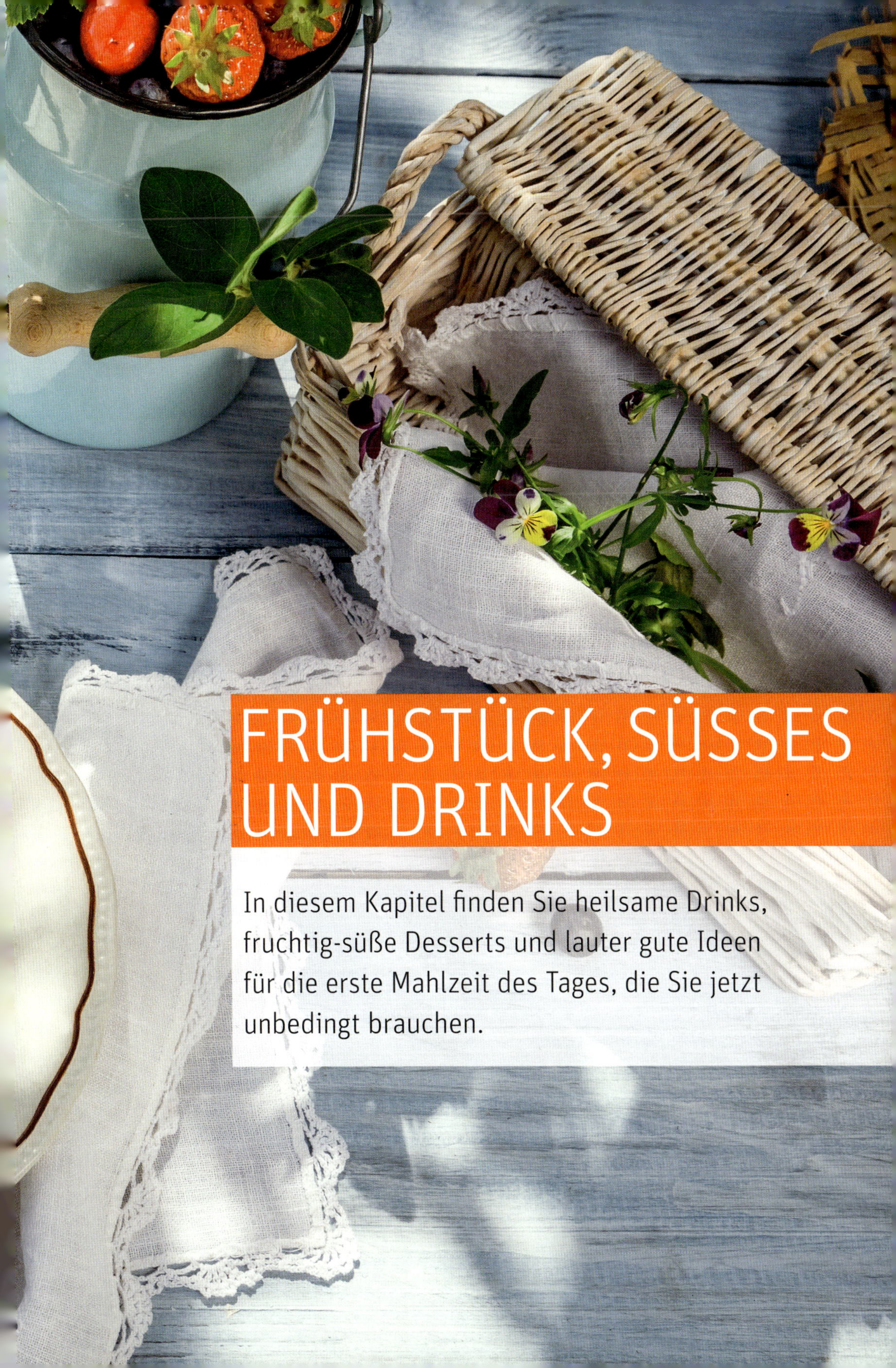

FRÜHSTÜCK, SÜSSES UND DRINKS

In diesem Kapitel finden Sie heilsame Drinks, fruchtig-süße Desserts und lauter gute Ideen für die erste Mahlzeit des Tages, die Sie jetzt unbedingt brauchen.

FRÜHSTÜCK UND SÜSSES

Do's

Frühstücken Sie gemütlich und ausgiebig! Diese erste Mahlzeit des Tages ist in Schwangerschaft und Stillzeit besonders wichtig, um die Energiespeicher aufzufüllen, die sich über Nacht leeren.

Wenn Sie morgens keinen Appetit haben, versuchen Sie es mit Flüssigem: Ein Smoothie oder Birnenkompott mit Obstsauce (→ Seite 98) versorgt Sie mit Nährstoffen, die bis zum Imbiss am Vormittag ausreichen.

Kaffee können Sie selbstverständlich trinken, doch beschränken Sie sich auf zwei bis maximal drei Tassen pro Tag.

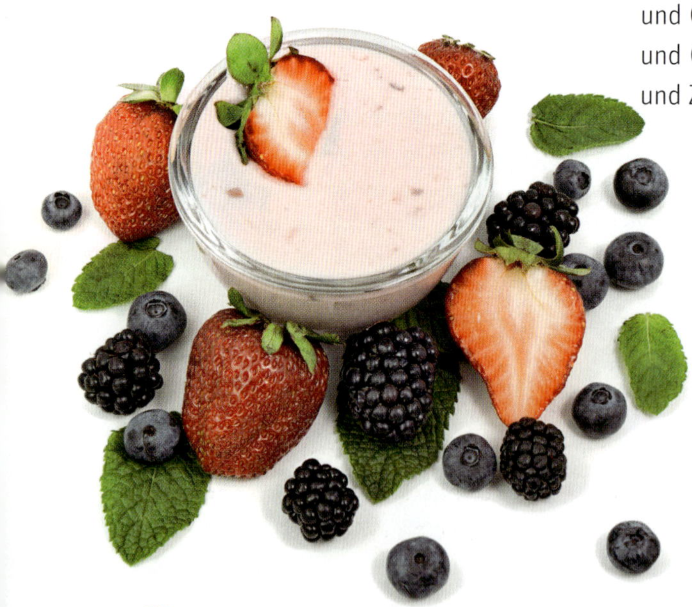

Grüner Tee ist empfehlenswert, weil er wichtige Mineralstoffe enthält und die Verdauung fördert. Rooibostee hilft gegen Blähungen, während schwarzer Tee bei manchen Menschen zu Verstopfung führt.

Stillen Sie den Hunger auf Süßes so oft wie Sie mögen mit frischem Obst – das liefert Ihnen wertvolle Vitalstoffe. Gegen ständigen Süßhunger helfen auch Smoothies, Apfelkompott oder – Hühnerbrühe!

Auch bei Süßem gilt: Bereiten Sie es selbst zu, dann wissen Sie, was drin ist in Ihrem Stückchen Kuchen, im Müsli und Obst-Dessert. Gekaufte Süßigkeiten und Gebäck enthalten meist zu viel Fett und Zucker.

Sparen Sie mit Süßmitteln, denn keines ist wirklich gesünder als Zucker – auch Rohrzucker und Honig bestehen vorwiegend aus einfachen Zuckermolekülen.

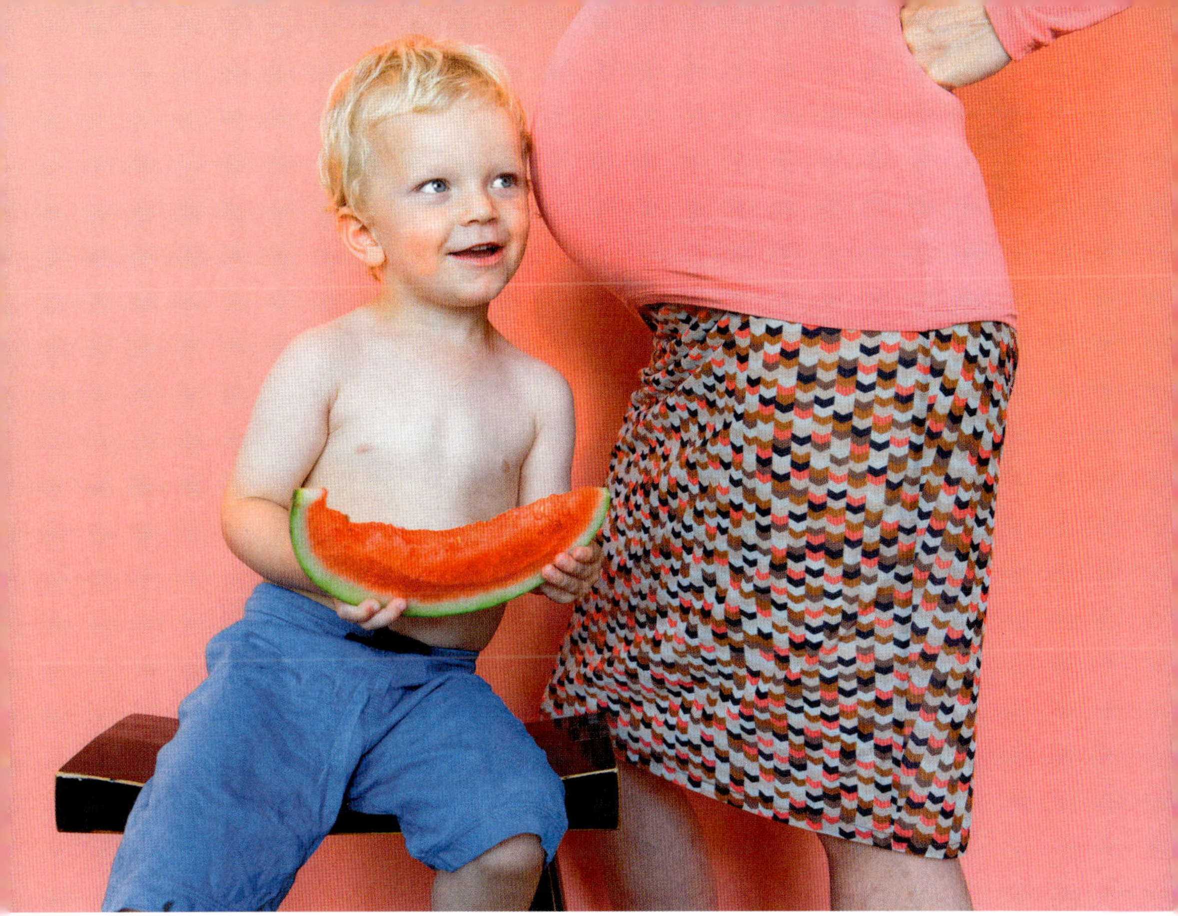

Chininhaltige Getränke wie Tonic Water oder Bitter Lemon sind nicht nur sehr zuckerhaltig; Chinin kann auch vorzeitige Wehen auslösen und den Fötus schädigen.

Dont's

Verzichten Sie auf Cola, Softdrinks und Energy-Drinks; diese Getränke sind meist extrem zuckerhaltig, und das ist weit schädlicher als das darin enthaltene Koffein.

Essen Sie keine Marmelade, kein Brot mit sichtbarem Schimmel, keine Milchprodukte mit orangem Bakterienbefall.

Essen Sie Süßes nicht als Snack, wenn Sie hungrig sind. Auch ein angeblich so gesunder Müsliriegel kann den Blutzuckerspiegel aus dem Lot bringen. Die Folge sind dann weitere Heißhungerattacken.

Selbst wenn Sie Lust darauf haben: Lassen Sie Sahneschnittchen, Krapfen, Schoko-Croissants und dicke Milchshakes jetzt lieber weg. Sie bekommen nur leere Kalorien, außer Fett keine Nährstoffe und so gut wie keine Vitalstoffe.

FLOCKENMÜSLI

ZUTATEN FÜR 2 PORTIONEN

3–4 EL Dinkelflocken oder gemischte Flocken (Dinkel, Hafer, Gerste und Weizen)

300 g Vollmilchjoghurt

Etwa 200 g Obst der Saison

100 ml Milch

1 EL Rosinen

2 EL beliebige Nusskerne oder Mandeln

2 EL Ahornsirup oder Honig

Eventuell Zimtpulver

1 Die Flocken mit etwa der halben Menge Joghurt verrühren und zugedeckt im Kühlschrank 5 Stunden quellen lassen.

2 Zum Servieren das Obst waschen und/oder schälen und nach Belieben zerkleinern. Die Milch erhitzen, aber nicht aufkochen und mit den gewaschenen Rosinen unter den Joghurt-Flockenbrei mischen.

3 Das Müsli mit dem Obst, dem restlichen Joghurt und den gehackten Nüssen verrühren und in Portionsschälchen verteilen. Zum Schluss den Ahornsirup oder Honig darüberträufeln und die Portionen nach Wunsch mit etwas Zimt bestreuen.

ZUR ABWECHSLUNG

Wenn Sie auf dieses kräftige Flockenmüsli mit Bauchgrummeln reagieren, brauchen Sie eher sanfte Mischungen mit zarten Flocken – auch damit funktioniert die Verdauung, doch der Darm ist nicht überfordert. Versuchen Sie einmal das bewährte Bircher-Müsli, das der Schweizer Arzt *Maximilian Bircher-Benner* (1867–1939) entwickelt hat. Er empfahl als Grundlage der Ernährung pflanzliche Lebensmittel, kombiniert mit Milchprodukten.

Für Birchermüsli 2 EL zarte Vollkornhaferflocken mit 6 EL Wasser verrühren. 2 bis 3 Trockenpflaumen in kleine Stücke schneiden und untermischen, dann das Müsli zugedeckt über Nacht oder mindestens 5 Stunden im Kühlschrank quellen lassen. Zum Essen 1 Orange auspressen, 1 weitere Orange schälen und in kleine Stücke schneiden. 1 Banane schälen und zerdrücken, 1 Apfel waschen, vierteln, vom Kerngehäuse befreien und grob raspeln. Das Müsli mit dem Orangensaft, dem Obst und 2 EL beliebigen gehackten Nüssen mischen und sofort servieren.

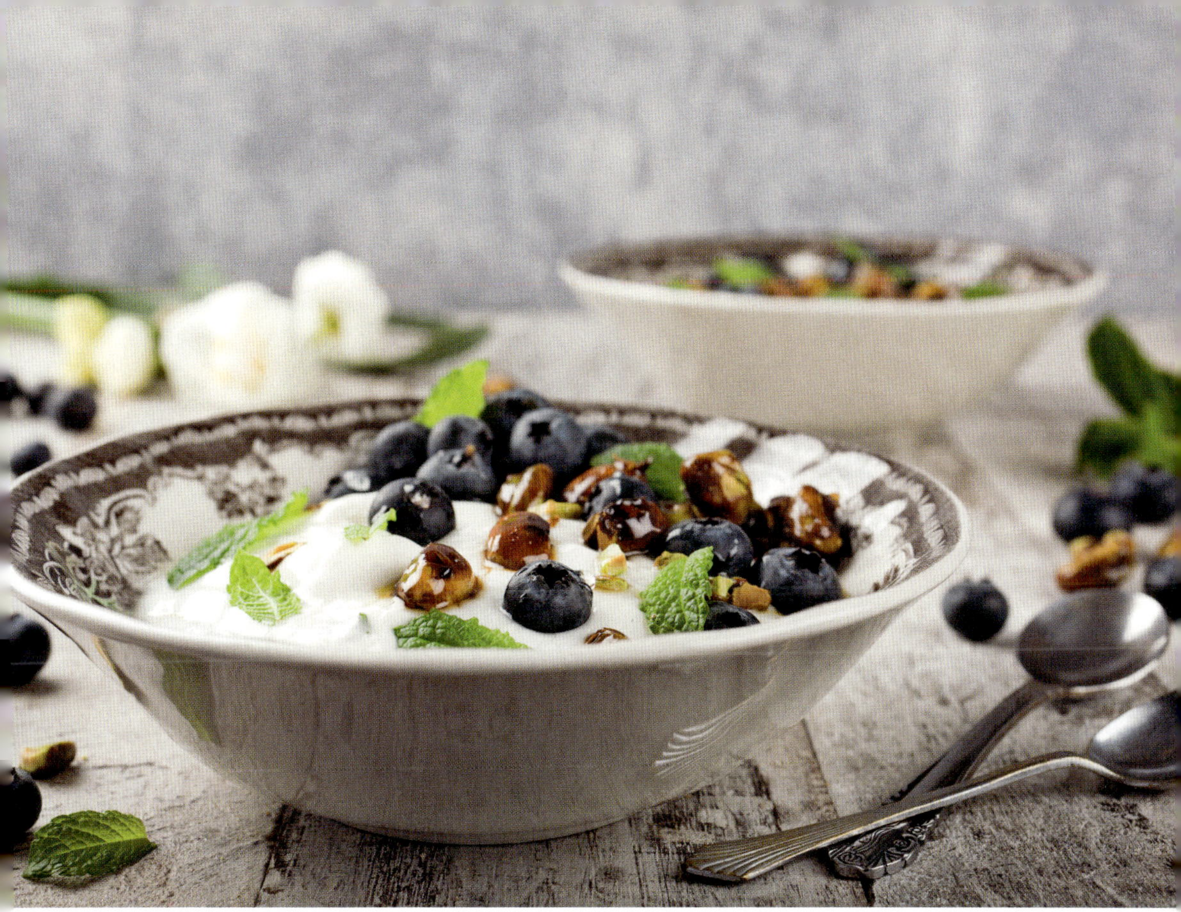

Topfit durch den Tag

Wegen der vielen Fertigmüslis ist das selbst gemischte Flocken-Müsli ziemlich in Vergessenheit geraten. Dabei gibt es kaum einen gesünderen Start in den Tag als den Brei aus Flocken und einem Sauermilchprodukt. Statt Joghurt können Sie selbstverständlich auch Buttermilch, Kefir oder Dickmilch nehmen. Anders als die oft stark gezuckerten Müslimischungen enthält ein Flocken-Müsli relativ wenige Kalorien, aber so wichtige Nährstoffe wie eine Hauptmahlzeit: Die Kombination von Getreide und Joghurt ist die perfekte Eiweißversorgung. Ein paar kleine Portionen Müsli über den Tag verteilt, füllen Ihre Energiespeicher kontinuierlich auf, sodass Sie weniger an Erschöpfung und Übelkeit leiden und trotz der Müsli-Snacks nicht ungewollt an Gewicht zulegen. Wenn Sie noch frisches, heimisches Obst der Saison untermischen, bekommen Sie zusätzlich Bioaktivstoffe wie Vitamin C (→ Marginalie), Kalium, Carotinoide und Anthocyane fürs Immunsystem.

Gut zu wissen

Durch den Anstieg östrogener Hormone fällt während der Schwangerschaft der Vitamin-C-Spiegel im mütterlichen Blut ab; kontinuierlicher Nachschub durch frisches Obst ist also sehr wichtig.

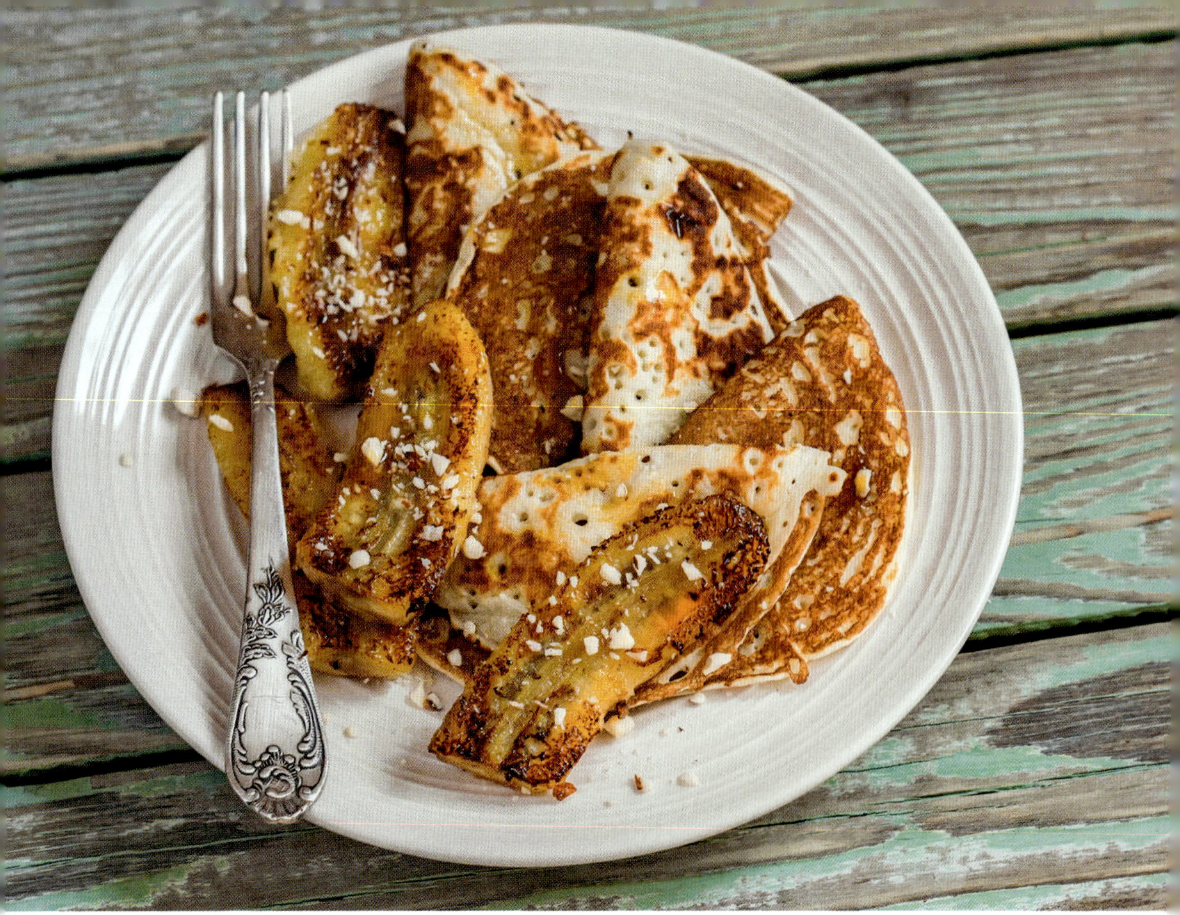

Für den Vorrat

Pfannkuchen schmecken süß zu rohem Obst, Kompott oder einfach Marmelade, herzhaft zu Salat und Gemüse. Backen Sie also gleich die doppelte Menge, und frieren Sie zwei Portionen ein: Noch warm einzeln falten und jeweils mit einem Stück Butterbrotpapier dazwischen aufeinanderschichten. So kann man sie einzeln entnehmen, sie tauen bei Zimmertemperatur rasch auf, und man kann sie auf dem Brötchenaufsatz des Toasters erhitzen.

Fürs Baby

Ihr Kind kann ab dem achten Monat schon kleine Portionen Pfannkuchen mit *Apfelkompott* (→ Seite 102) essen. Rühren Sie den Teig dann mit Kuhmilch an, und süßen Sie mit Apfelsaft, denn Honig dürfen Säuglinge erst im zweiten Lebensjahr bekommen (→ Seite 157).

PFANNKUCHEN MIT BANANEN

ZUTATEN FÜR 2 PORTIONEN

- 100 g Dinkelmehl Type 630
- 1 Prise gemahlene Vanille
- 1 große Msp. abgeriebene Bio-Zitronenschale
- 2 Eier
- 200 ml Sojamilch
- 1 EL Erdnussöl
- Sonnenblumen- oder Rapsöl zum Backen
- 2 reife Bananen
- 3–4 TL Ahornsirup oder Honig
- Zimtpulver

1 Das Mehl in einer Schüssel mit der Vanille, der Zitronenschale und den Eiern verrühren. Die Sojamilch und das Erdnussöl hinzufügen und alles mit den Quirlen des Handrührgerätes zu einem Eierkuchenteig vermischen.

2 In einer beschichteten Pfanne etwas Öl erhitzen. ½ Schöpfkelle Teig zugeben und durch Schwenken der Pfanne verteilen. Den Pfannkuchen zugedeckt bei mittlerer Hitze backen, bis er an der Oberseite fest ist. Wenden und in der offenen Pfanne fertig backen, dann herausnehmen, zweimal zusammenklappen und auf einer Platte im Backofen bei 50 °C warm halten.

3 Aus dem restlichen Teig 3 weitere Pfannkuchen backen, zusammenfalten und zum Warmhalten auf die Platte legen.

4 Die Bananen schälen und in der Pfanne mit etwas Öl sanft braten, bis sie leicht gebräunt sind, dabei einmal wenden. Dann mit den Pfannkuchen auf Portionstellern anrichten, mit dem Sirup oder Honig beträufeln und nach Wunsch mit etwas Zimt bestreuen.

TIPP
Anstelle von Bananen schmecken auch gebratene Scheiben von Ananas und Äpfeln, Nektarinen- oder Pfirsichhälften.

GUT ZU WISSEN
Dinkel gilt als besonders leicht verträglich und enthält noch mehr Protein als Weizen, darunter die Aminosäure Tryptophan, das für Ausgeglichenheit sorgt.

BIRNEN MIT OBSTSAUCE

ZUTATEN FÜR 4 PORTIONEN

6 reife, feste Birnen

Saft von ½ rosa Grapefruit

6 EL Wasser

Für die Sauce

½ Papaya

1 kleine reife Banane

1 fingernagelgroßes Stück frischer Ingwer

100 ml Apfelsaft

2 EL Zitronensaft

2 EL Kokoscreme

1 Die Birnen vierteln, schälen, vom Kerngehäuse befreien und in Stücke schneiden. In einen Topf geben, den ausgepressten Grapefruitsaft und das Wasser hinzufügen.

2 Die Birnen einmal aufkochen und dann zugedeckt auf der abgeschalteten Kochstelle ziehen lassen, bis die Sauce zubereitet ist.

3 Für die Sauce die Papaya von den Kernen befreien, schälen und in Stücke schneiden. Die Banane ebenfalls schälen und grob zerkleinern, den Ingwer schälen und fein zerkleinern und dann die Zutaten in den Mixer geben.

4 Den Apfelsaft, den Zitronensaft und die Kokoscreme hinzufügen und alles pürieren.

5 Zuerst die Sauce auf Schälchen verteilen, dann die Birnen mit der Flüssigkeit aus dem Topf auf die Obstsauce setzen.

NATÜRLICH HEILSAM

Kompott mit Sauce zusammen ist das richtige Dessert an klammen Wintertagen, wenn Sie es schön kuschelig brauchen. Die gedünsteten Birnen befeuchten den Organismus und helfen zum Beispiel bei rauem Hals und angegriffenen Bronchien. Mit etwas mehr Apfelsaft wird die Sauce zum Smoothie, der Sie durch Ingwer und Kokos von innen wärmt und gegen Völlegefühl hilft, weil Papaya die Eiweißverdauung fördert. Die Birnen schmecken auch ohne Sauce und sind – eventuell mit ein paar Vollkorn-Knusperflocken bestreut – gut für die Verdauung.

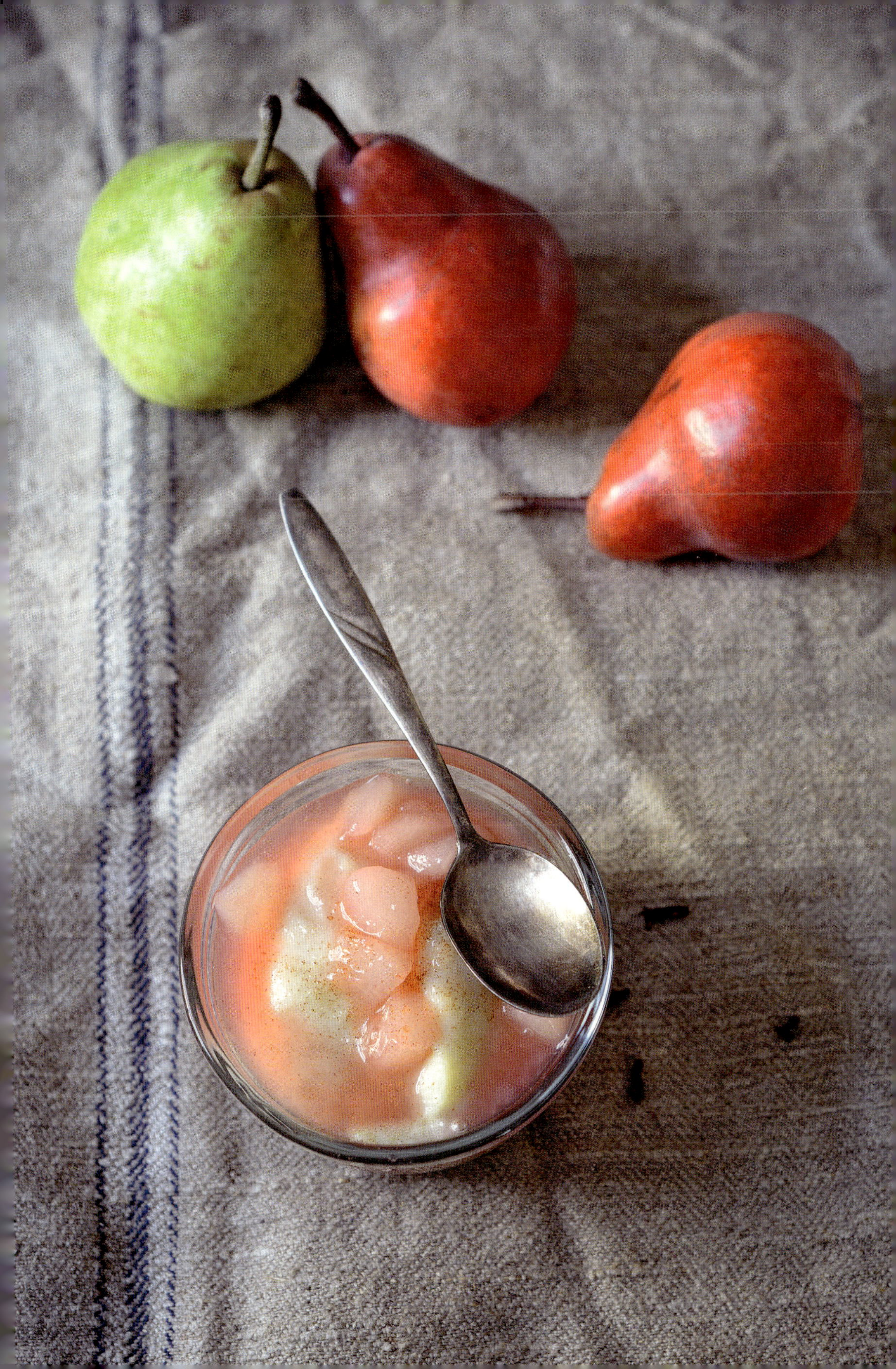

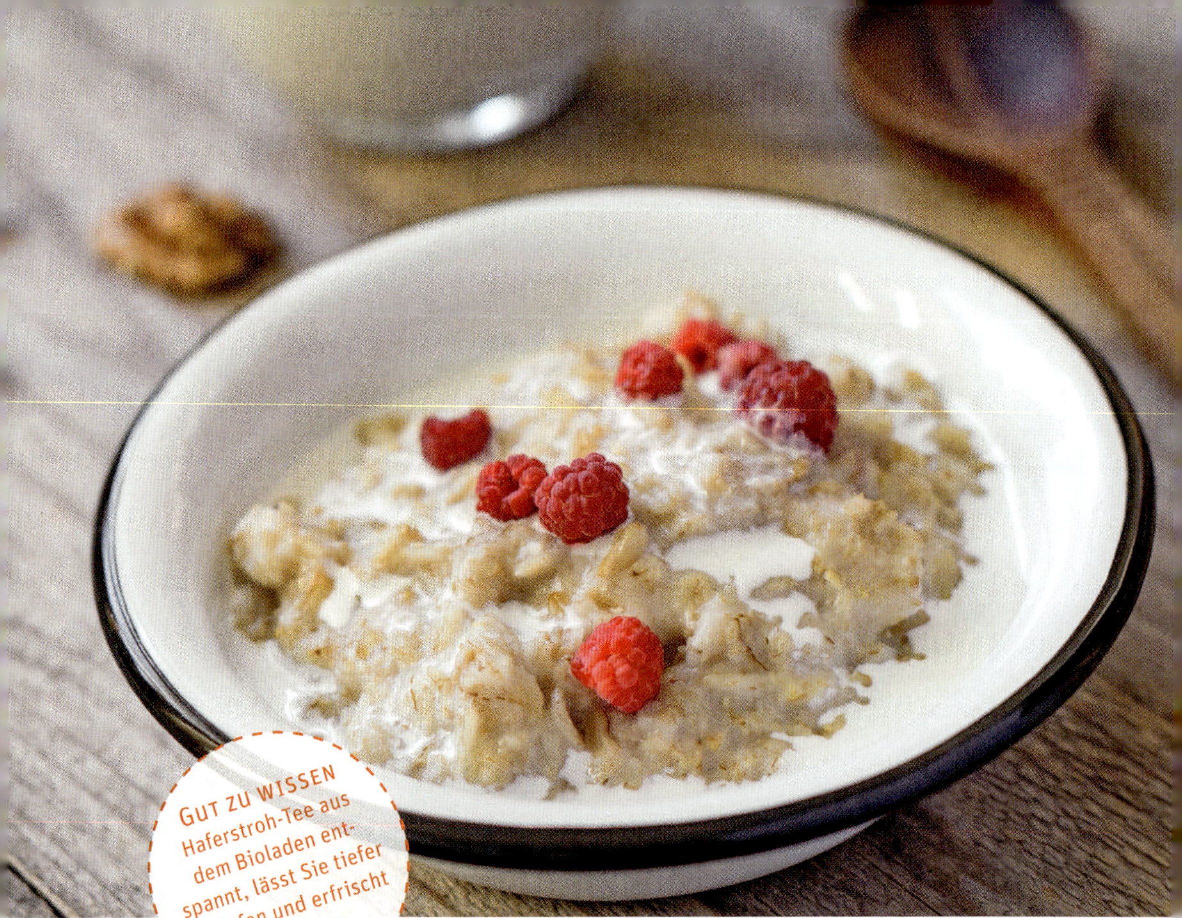

Gut zu wissen
Haferstroh-Tee aus dem Bioladen entspannt, lässt Sie tiefer schlafen und erfrischt aufwachen.

Superfood Hafer

Porridge ist ideal für Ihr Frühstück, weil Hafer nicht nur nährt, sondern lästige Beschwerden mildert, die Sie jetzt vermutlich häufiger plagen: Das Kohlenhydrat Lichenin fördert die Schleimbildung im Magen-Darm-Trakt, was wiederum Sodbrennen und Übelkeit mildert, weil Schleimstoffe den nervösen Magen und gereizten Darm beruhigen. Wer jetzt besonders dünnhäutig ist, profitiert von der Aminosäure Tyrosin, einem Stimmungsaufheller, der auch die Leistungskraft stärkt. Vollkornhaferflocken enthalten Glucane, eine Gruppe von Ballaststoffen, die das Immunsystem stabilisieren und den Cholesterinspiegel senken. Aufgrund seines hohen Gehalts an Eiweiß, ungesättigten Fettsäuren, Kohlenhydraten und Ballaststoffen macht Hafer lange satt und bewahrt Sie so vor Heißhungerattacken (→ auch Seite 93). Außerdem enthält er in hoher Konzentration Vitamine der B-Gruppe, darunter Thiamin, das die Nerven nährt und den Herzmuskel stärkt.

Vitamin E verhindert, dass sich im Körper eine kritische Menge aggressiver Sauerstoffverbindungen bildet und schützt so die Zellen. Der Mineralstoff Magnesium sorgt nachweislich für gute Nerven, Eisen fördert die Blutbildung und Calcium hält die Knochen stabil.

PORRIDGE MIT HIMBEEREN

ZUTATEN FÜR 2 PORTIONEN

80 g blütenzarte Haferflocken (→ Tipp)

250 ml Wasser

250 ml Milch

1 Prise Salz

1 TL abgeriebene Bio-Zitronenschale

250 g Himbeeren und/oder Brombeeren

Eventuell 2–4 EL Sahne

2–3 EL Zimt-Zucker

1 Die Haferflocken in einem beschichteten Kochtopf mit Wasser, Milch, Salz und Zitronenschale aufkochen. Zugedeckt bei schwacher Hitze etwa 10 Minuten sanft köcheln lassen, dabei immer wieder umrühren.

2 Die Himbeeren in einer kleinen Schüssel mit kaltem Wasser waschen, auf ein Sieb abgießen und abtropfen lassen, dann mit Küchenkrepp trockentupfen.

3 Den Porridge von der Kochstelle nehmen, auf Portionsschälchen verteilen und die Beeren auf den Portionen anrichten und nach Wunsch mit Sahne beträufeln. Zum Schluss mit dem Zimtzucker bestreuen.

TIPPS

Egal, wie Sie Hafer zubereiten, wohltuend wirkt er immer: Flocken in Porridge oder Suppe, ganze Körner geschmort wie Risotto oder Mehl für *Haferbrot* (→ Seite 122).

Wenn es keine Beeren aus heimischem Anbau gibt, nehmen Sie Banane und Apfel. In Online-Shops für britische Lebensmittel bekommen Sie Oatmeal, das sich besonders gut für Porridge eignet.

HAFER KULINARISCH

Kernige Flocken schmecken als schneller Imbiss in Milch oder Joghurt, mit zarten Flocken kocht man Babybrei, Bircher-Müsli oder Porridge, Schmelzflocken binden Saucen und Suppen, weil sie sich in Flüssigkeit sofort lösen. Hafermehl eignet sich für Pfannkuchen und Fladenbrot, Brot und Kuchenteig geht mit einer Mischung aus 1 Teil Hafermehl und 2 Teilen Dinkel- oder Weizenmehl besser auf und bekommt eine lockere Krume. Hafergrütze nimmt man für Frikadellen und Auflauf.

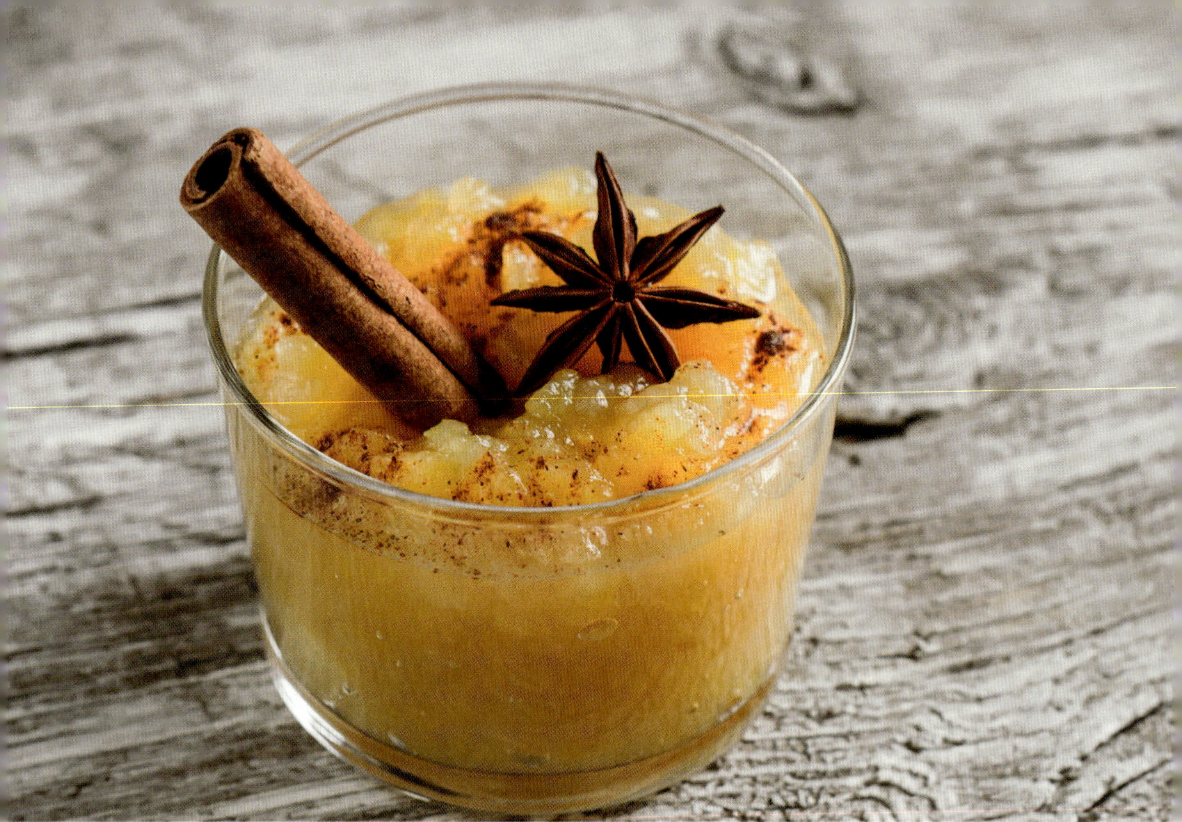

DICKES APFELKOMPOTT

ZUTATEN FÜR 4 PORTIONEN

1 unbehandelte Zitrone

6 säuerliche Äpfel (Braeburn oder Granny Smith)

1 Stange Zimt

Eventuell 1 Sternanis

150 ml naturtrüber Apfelsaft

Eventuell Zucker, Honig, Ahornsirup oder Agavensirup

1 Die Zitrone heiß abwaschen und abtrocknen. Ein etwa fingerlanges Stück Schale mit einem Sparschäler dünn schälen, dann die Zitronen halbieren und den Saft auspressen.

2 Die Äpfel vierteln, schälen, entkernen und würfeln und sofort in einem Topf mit dem Zitronensaft vermischen. Zitronenschale, Zimt, Sternanis und Apfelsaft zugeben und alles zugedeckt zum Kochen bringen. Dann ebenfalls zugedeckt 10 bis 15 Minuten sanft garen, bis die Äpfel weich sind.

3 Das Kompott zuerst abkühlen lassen, dann die Zitronenschale und die Gewürze entfernen. Zum Servieren nach Wunsch pürieren und eventuell mit Zucker, Honig (→ Seite 157), Ahorn- oder Agavensirup abschmecken (→ auch rechts: *Natürlich heilsam*).

Gut zu wissen
Apfelkompott und herzhafte Muffins (→ Seite 86 f.) sind leichte und nahrhafte Snacks für unterwegs, mit Pfannkuchen und einer Kugel Eiscreme ist das Kompott ein kräftiges süßes Hauptgericht.

Äpfel schälen?

Es kommt in erster Linie darauf an, ob Sie rohe Äpfel vertragen. Was angeblich gesünder ist, spielt dabei keine Rolle, denn Argumente gibt es für beides. Ferner kommt es auf die Zubereitung an: Kompott, Strudel und Kuchen schmecken besser mit geschälten Früchten, für Mus und Smoothies nimmt man ungeschälte Äpfel, die man dann durch die flotte Lotte drückt oder püriert.

Grundsätzlich sollten Sie Obst nach Saison kaufen und unbehandelte Früchte aus ökologischem Anbau wählen, die meist vitaminreicher und weit aromatischer sind als Importware. Nach einer Studie der Universität Newcastle zu umweltbewusster Landwirtschaft enthalten Bio-Produkte mehr Nähr- und kaum Risikostoffe. Heimische Äpfel vom Bio-Bauern können Sie getrost ungeschält essen – selbstverständlich sorgfältig gewaschen.

Tee aus heimischem Anis (Pimpinella anisum) fördert den Milchfluss. Und einst, als Zucker und Kalorien noch keinen schlechten Ruf hatten, wurden Frauen im Wochenbett mit süßem Anisgebäck versorgt, damit sie wieder zu Kräften kamen und die Milch einschoss. Das Rezept für *Kindbett-Schnittchen* finden Sie auf Seite 116.

Der Baukasten

Apfelkompott oder -mus können Sie fürs *Hähnchencurry* (→ Seite 58) verwenden, damit es schön sämig wird und aromatisch schmeckt. Außerdem passt es zu *Kartoffelfrikadellen* (→ Seite 66) oder *Stampfkartoffeln* mit Kräutern (→ Seite 79). Mit Pfannkuchen (→ Seite 97) schmeckt es Ihrem Baby ab dem neunten Monat.

Tipp
Apfelmus ist ideal zum Entsäuern, denn wie Äpfel gehören Birnen zu den basischen Früchten, Zimt zu den basischen Gewürzen.

Natürlich heilsam

In kleinen Löffelportionen gegessen, hilft ungesüßtes Apfelmus bei Völlegefühl, Magendrücken und Verdauungsbeschwerden: Gedünstete Äpfel beruhigen den Bauch, Zimt fördert die Peristaltik und damit die Verdauung, Sternanis, der nicht mit unserem heimischen Anis verwandt ist, wirkt krampflösend.

ZWIEBACK MIT OBST

Zutaten für 2 Portionen

Für das Obst

500 g gemischtes Obst der Saison (→ Seite 95)

1 EL Zitronensaft

1 gestrichener TL Agar-Agar

125 ml Wasser oder heller Fruchtsaft

1 Msp. abgeriebene Bio-Zitronenschale

1 TL Honig

Zum Anrichten

100 g Rahmfrischkäse

2 EL Joghurt

1 EL Puderzucker

4 Scheiben Vollkornzwieback

1 Das Obst waschen oder schälen, gegebenenfalls von Kernen befreien, dann in kleine Stücke schneiden und in einer Schüssel mit dem Zitronensaft mischen.

2 Das Agar-Agar in einem Topf mit Wasser oder Saft, Zitronenschale und Honig verrühren, einmal aufkochen und 1 bis 2 Minuten sanft kochen lassen. Den Topf von der Kochstelle nehmen und die Mischung etwa 5 Minuten abkühlen lassen.

3 Dann das Obst mit der Mischung übergießen und umrühren. 4 Dessertringe von 6 cm Durchmesser auf ein Backblech setzen, das Obst darin verteilen und etwa 4 Stunden kühlen, bis das Gelee so fest ist, dass man es aus den Ringen lösen kann.

4 Den Frischkäse mit dem Joghurt und dem Puderzucker verrühren und mit einem Löffel auf die Zwiebackscheiben setzen.

5 Das Obst mit den Dessertringen auf die Zwiebackscheiben geben, mit einer Messerspitze rundherum aus den Ringen lösen und die Ringe abnehmen.

Gut zu wissen

Das Obst in Gelee ist ein toller Snack. Bereiten Sie für zwei Tage gleich die doppelte Menge zu, denn im Geleemantel ist der Vitaminverlust der Früchte gering. Zugedeckt in den Kühlschrank stellen und dann frisch anrichten.

Der Baukasten

Zum Obst in Gelee schmeckt *Buchweizenbrei* (→ Seite 109), Eiscreme oder Milchreis (→ Seite 108). Auf den Zwieback mit Frischkäse können Sie auch gebratene Bananen (→ Seite 97) oder Apfelmus (→ Seite 102) legen.

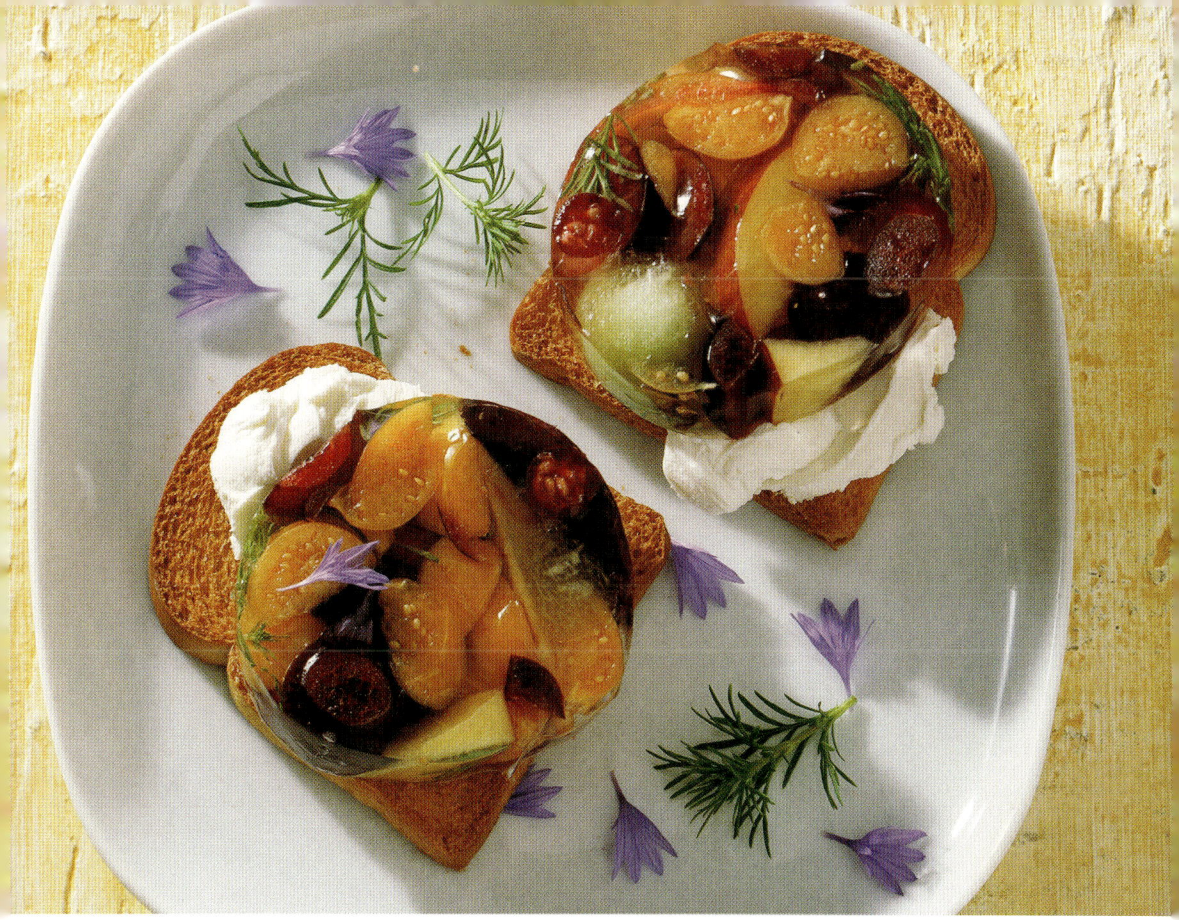

Natürlich gut

Agar-Agar, ein weißes, geschmacksneutrales und geruchloses Pulver aus Algen, wirkt leicht abführend und kann deshalb gegen Verstopfung helfen, von der viele Schwangere geplagt sind. Vollkornzwieback und Obst unterstützen ebenfalls die Verdauung. Vegetarier nehmen Agar-Agar anstelle von Gelatine als Geliermittel, und in Asien, wo es zu den traditionellen Lebensmitteln gehört, kennt man die nährstoffreichen Wasserpflanzen auch als Heilmittel gegen Diabetes und Herzkrankheiten.

Zu kaufen gibt es das Pulver im Naturkosthandel und in Reformhäusern. Es ist verhältnismäßig teuer, aber äußerst sparsam im Verbrauch und ganz einfach zu verwenden: Damit Agar-Agar geliert, muss es 1 bis 2 Minuten in etwas Flüssigkeit kochen – auch für kalte Gerichte. Lesen Sie auf jeden Fall noch die Gebrauchsanweisung auf der Packung, denn je nach Hersteller können Mengen und Zubereitung von der Beschreibung im Rezept links abweichen.

NEKTARINENQUARK

Zutaten für 2 Portionen

4 Nektarinen

4 Vollkornbutterkekse

2 EL Haferflocken

250 g Magerquark

2 EL türkischer Joghurt (10 %)

1 EL Honig, Ahorn- oder Agavensirup

1–2 EL Zitronensaft

Einige Blättchen Pfefferminze oder Zitronenmelisse

Gut zu wissen
Agavendicksaft – am besten aus dem Reformhaus oder Naturkostladen – süßt wie Zucker, hat aber weniger Kalorien.

1 Die Nektarinen waschen, halbieren, entsteinen und in kleine Stücke schneiden. Die Vollkornkekse fein zerbröckeln, mit den Flocken mischen und mit der halben Menge Nektarinen in 2 Portionsgläser geben.

2 Den Quark mit dem Joghurt, Honig oder Sirup und dem Zitronensaft vermischen und ebenfalls in die Gläser füllen. Mit den restlichen Nektarinen und gewaschenen Minze- oder Melisseblättchen garnieren.

Tipp

Wenn Sie den intensiven Mentholgeschmack von Pfefferminze nicht mögen, nehmen Sie eine andere Minze-Varietät, die es bei Kräutergärtnern und im Versand gibt: Limonenminze schmeckt nach Zitrone, Edelminze leicht nach Parfüm, Apfel- und Ananasminze sind besonders mild, Ingwer- und Orangenminze enthalten kein Menthol und lassen sich gut mit anderen Kräutern kombinieren.

Natürlich heilsam

Minze und Melisse sind bewährte Kräuter für Schwangerschaft und Stillzeit. *Melissentee* (→ Seite 130) ist gut zum Entspannen, wenn Sie an Schlafstörungen leiden, und wirkt wie ein mildes Beruhigungsmittel, wenn Sie richtig kribbelig sind und spüren, wie sich die Nervosität auf den Magen schlägt. Pfefferminztee ist gut gegen Übelkeit und Brechreiz und hilft Ihnen, wenn Sie zu viel Milch haben oder abstillen wollen.

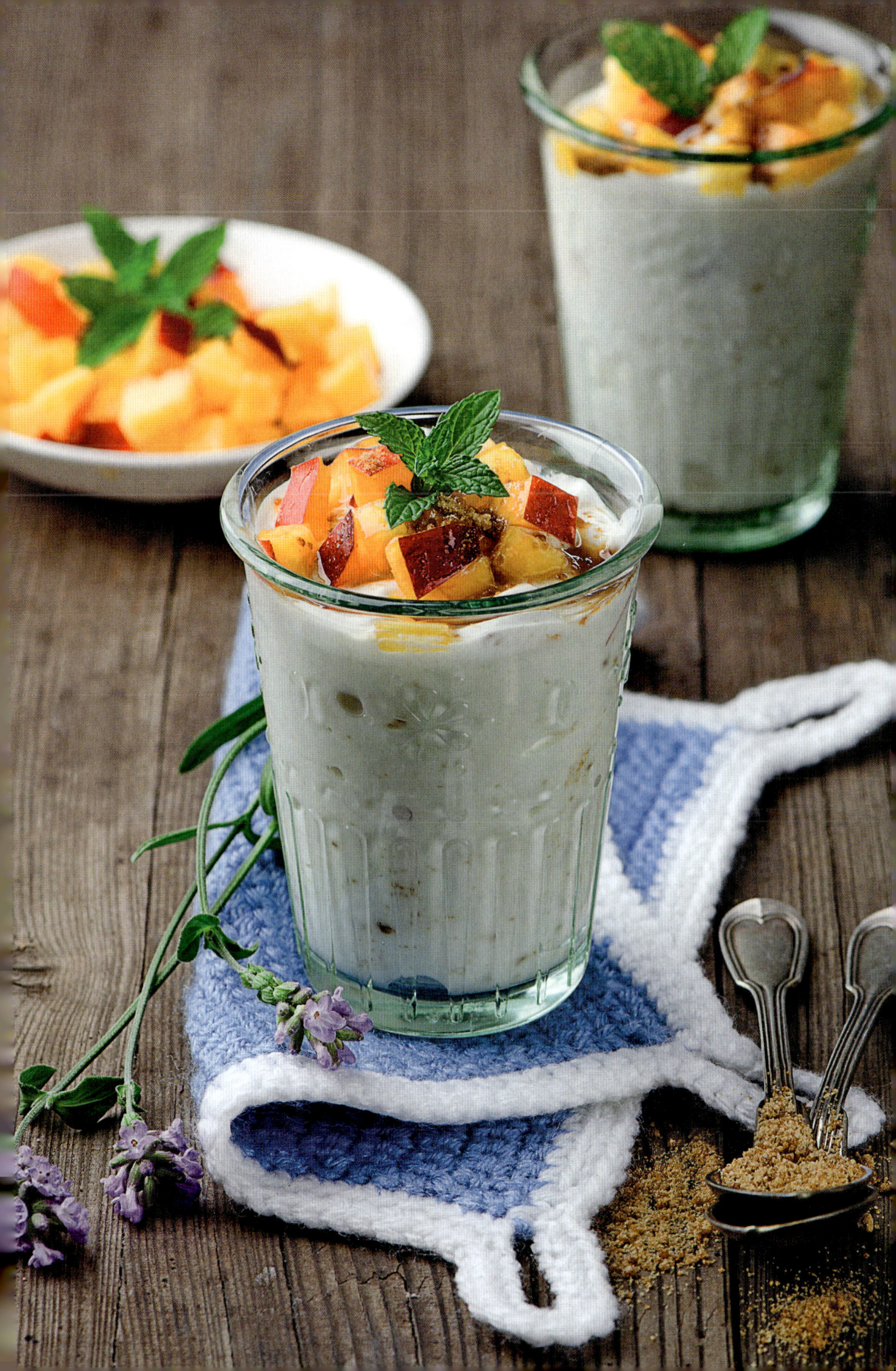

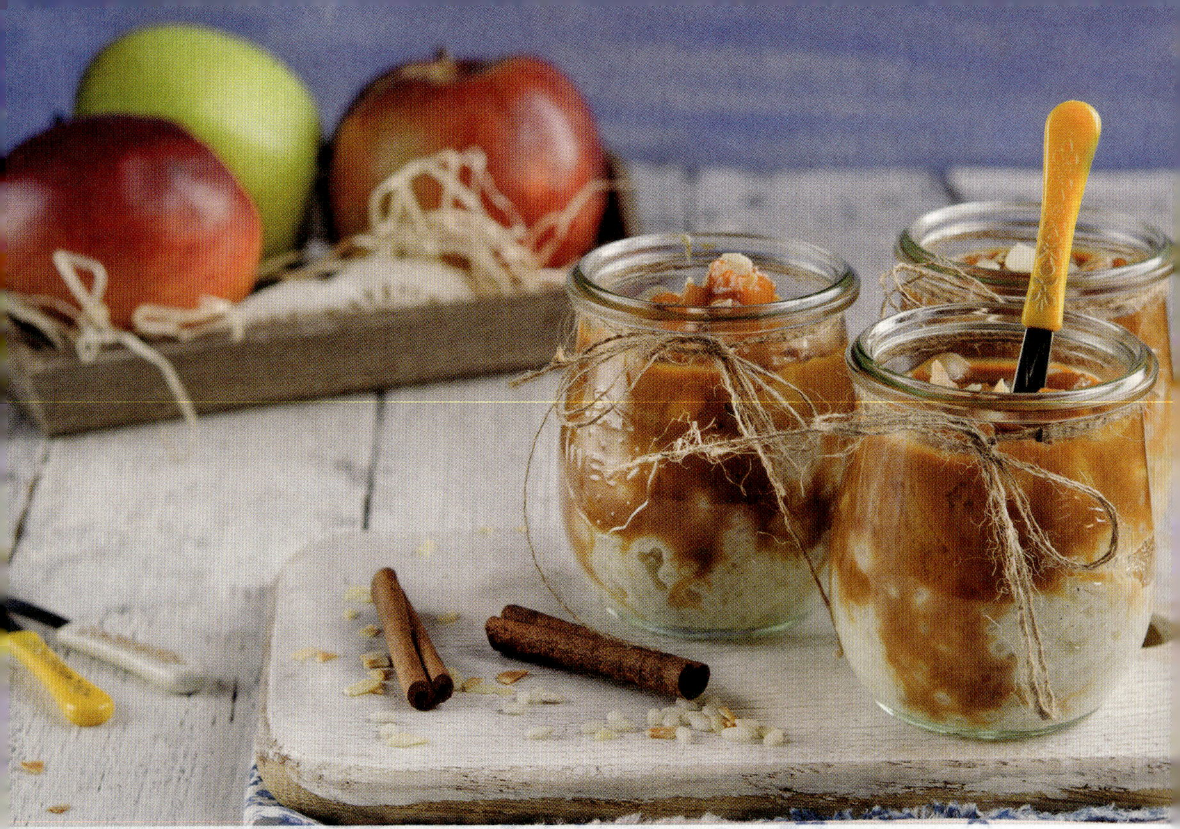

MILCHREIS MIT APFELKOMPOTT

ZUTATEN FÜR 2 PORTIONEN

- 400 ml fettarme Milch (1,5 %)
- 1 EL Puderzucker
- 1 Stück Bio-Zitronenschale
- 80 g Milchreis
- 2 EL körniger Frischkäse
- 200 g Apfelkompott (aus dem Glas oder selbst gemacht → Seite 102)
- 1 EL Zimtzucker
- 3 EL Sanddornsirup
- 1 EL Mandelblättchen

1 Die Milch mit Puderzucker und Zitronenschale unter Rühren zum Kochen bringen. Den Reis zugeben und zugedeckt bei schwächster Hitze 35 bis 40 Minuten garen, bis er weich, aber noch körnig und feucht ist. Die Zitronenschale entfernen, den Frischkäse mit einer Gabel locker unterrühren.

2 Den heißen Milchreis in Gläschen oder tiefe Dessertteller geben. Das Apfelkompott mit Zimtzucker, Sanddornsirup und Mandeln verrühren und auf dem Milchreis verteilen.

NATÜRLICH HEILSAM

Milchreis und Apfelkompott sind Kraftfutter für Körper und Seele, Sanddorn ist süße Medizin, denn auch als Mus, Sirup oder Saft gehört er zu den besten Vitamin-C-Quellen zur Infektabwehr in Winter und Vorfrühling. Kalium in Reis wirkt entwässernd und hilft gegen schwere, müde Beine.

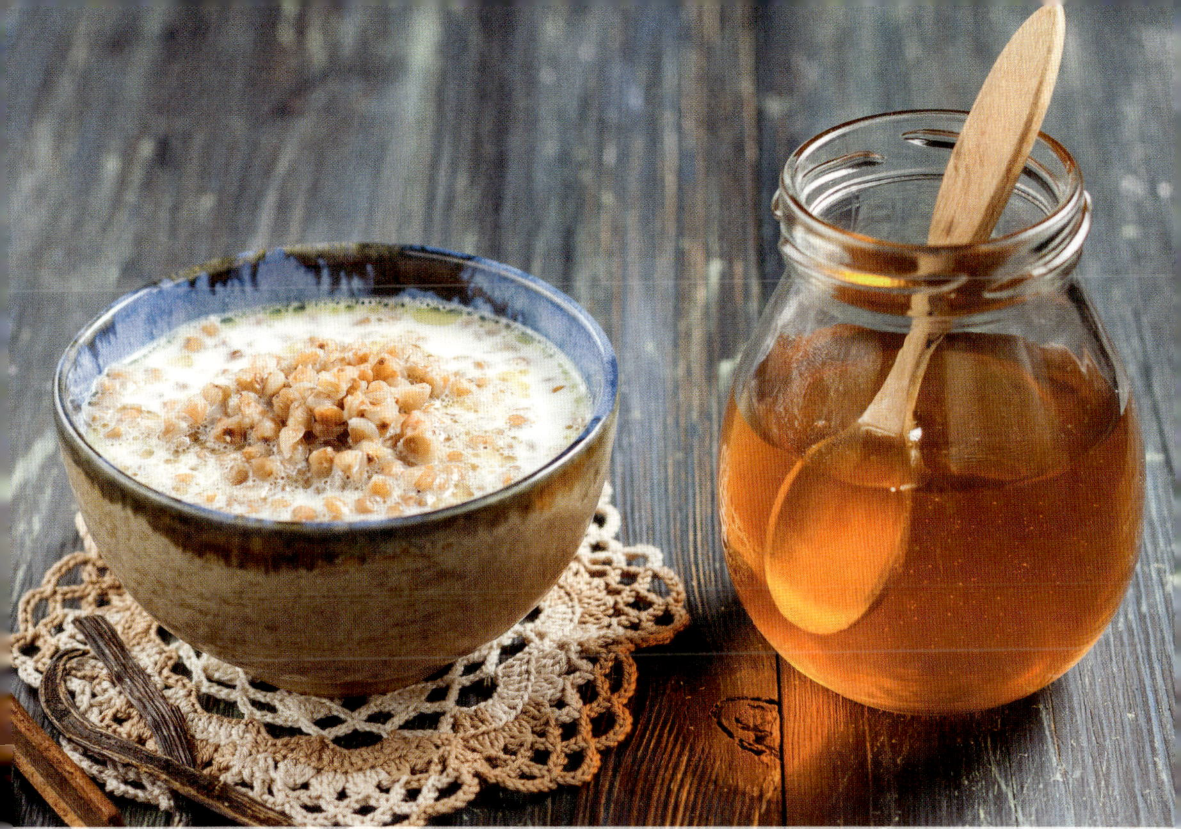

BUCHWEIZENBREI

ZUTATEN FÜR 2 PORTIONEN

- 1 TL Butter
- 50 g Buchweizengrütze
- 1 EL Sesamsamen
- 300 ml Wasser
- 1 Stück Bio-Zitronenschale (unbehandelt)
- 1 Prise Salz
- 2 EL Joghurt (10 %)
- 1 EL Honig
- 1 TL Vanillezucker
- 1 Prise Zimtpulver

1 Die Butter in einem Topf zerlassen und den Buchweizen mit dem Sesam darin sanft anrösten, bis er duftet. Das Wasser unter Rühren dazugießen, die Zitronenschale und das Salz zufügen und alles einmal kräftig aufkochen. Dann den Brei von der Kochstelle nehmen und zugedeckt 15 Minuten quellen lassen.

2 Den Brei mit Joghurt und Honig verrühren, mit Vanillezucker und Zimt abschmecken und warm anrichten.

NATÜRLICH HEILSAM

In Schwangerschaft und Stillzeit brauchen Sie Eiweißspender, vor allem, wenn Sie wenig Fleisch essen. Buchweizen (→ auch Seite 68) enthält etwa 10 Prozent Protein, und zwar so hochwertiges, dass Sie die Körner nicht – wie anderes Getreide – mit Milchprodukten verbessern müssen. Sesam steuert Calcium bei und unterstützt die Verdauung.

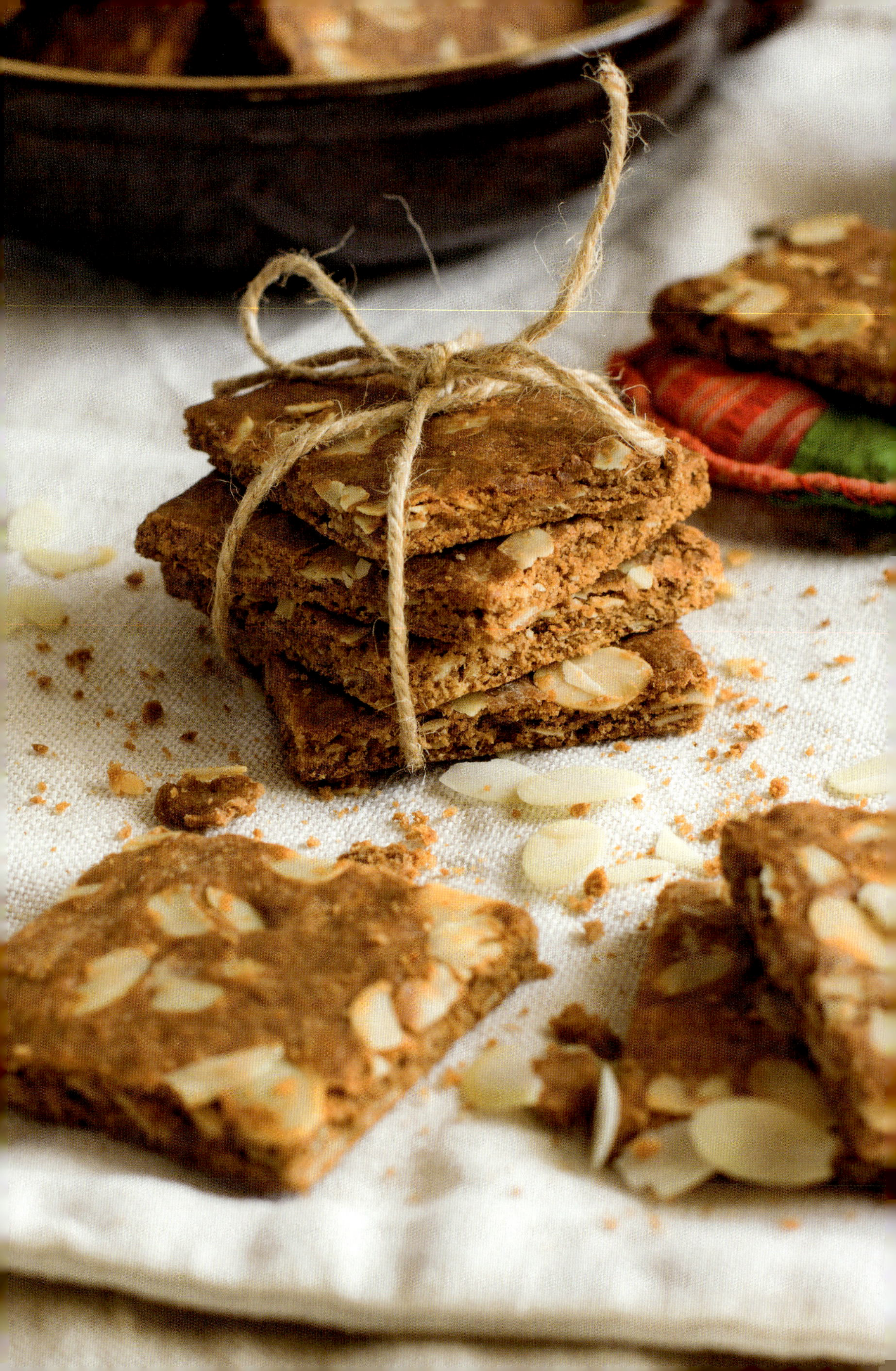

MANDEL-INGWER-ECKEN

ZUTATEN FÜR 30 STÜCK

1 daumenlanges Stück frischer Ingwer

100 g Honig

1 EL Vanillezucker

40 g Butter

1 Ei

150 g ungeschälte Mandeln

1 Beutel Still-Tee

200 g Dinkelmehl Type 630

1 TL abgeriebene Bio-Orangenschale

3 EL Mandelmilch

50 g Mandelblättchen

1 Den Ingwer schälen und auf der Rohkostreibe fein reiben oder mit einem scharfen Messer ganz fein zerkleinern. Dann mit dem Honig, dem Vanillezucker und der Butter in einen Topf geben und sanft erwärmen, bis die Butter geschmolzen ist. Die Mischung lauwarm abkühlen lassen, dann das Ei hinzufügen und alles mit den Quirlen des Handrührgerätes oder der Küchenmaschine schaumig rühren.

2 Die Mandeln mit dem Inhalt des Teebeutels im Blitzhacker oder Mixer fein zerkleinern, mit dem Mehl und der Orangenschale mischen und etwa die Hälfte der Mandelmischung mit einem Löffel unter die Ingwermischung rühren. Nun den Teig auf die Arbeitsfläche geben und den Rest der Mandelmischung mit möglichst kalten Händen unterkneten.

3 Den Teig in Folie gewickelt 1 Stunde kühlen, dann in zwei Portionen teilen, auf Mehl etwa messerrückendick ausrollen, zu Quadraten von circa 5 cm Kantenlänge schneiden und auf ein Backblech mit Backpapier legen.

4 Die Ecken mit der Mandelmilch bestreichen und mit den Mandelblättchen bestreuen. Im vorgeheizten Backofen bei 180 °C etwa 10 Minuten backen, bis die Mandeln goldgelb sind. Sofort vom Blech lösen und zum Abkühlen auf ein Kuchengitter legen.

GUT ZU WISSEN
Honig fördert die Entspannung – gut für alle, die unter Schlaflosigkeit leiden und morgens oft kribbelig sind.

NATÜRLICH HEILSAM

Süße Knusperecken gegen Schwangerschaftsbeschwerden können Sie zum Frühstück oder noch im Bett knabbern: Ingwer und Anis im Still-Tee helfen gegen Übelkeit, Mandeln geben Kraft durch Proteine und gesundes Fett.

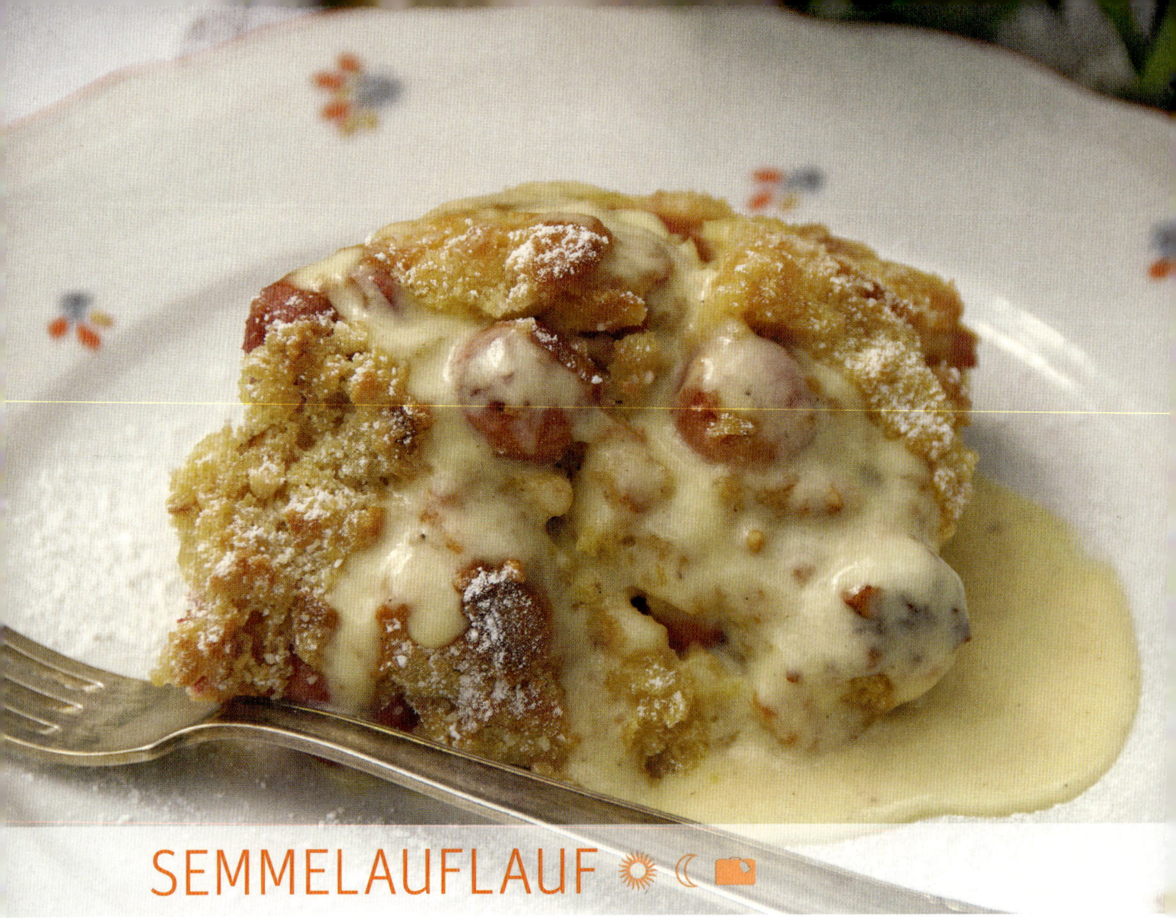

SEMMELAUFLAUF

Zutaten für 2 Portionen

- 3 helle Weizenbrötchen vom Vortag
- 200 ml lauwarme Mandelmilch
- 300 g Johannisbeeren, Heidelbeeren, Sauerkirschen oder Kirschen
- 2 Eier
- 1 TL Zitronensaft
- 2–3 EL Rohrzucker
- 50 g weiche Butter
- ½ TL abgeriebene Bio-Zitronenschale
- Fett für die Form

1 Die Brötchen klein würfeln, mit der Mandelmilch übergießen und darin weich werden lassen. Inzwischen das Obst waschen, trockentupfen und abzupfen oder entsteinen.

2 Die Eier trennen, die Eiweiße mit dem Zitronensaft halb steif schlagen. Dann 1 EL Zucker hinzufügen und alles zu cremigem Eischnee schlagen.

3 Die Butter mit dem restlichen Zucker schaumig rühren und die Eigelbe und Zitronenschale unterrühren. Nun mit einem Kochlöffel zuerst die Brötchen, dann den Eischnee und zum Schluss das Obst untermischen.

4 Die Mischung in eine gefettete Auflaufform mit hohem Rand füllen und im vorgeheizten Backofen bei 180 °C etwa 45 Minuten backen. Nach etwa 30 Minuten mit Alufolie abdecken. Warm mit Vanillesauce servieren.

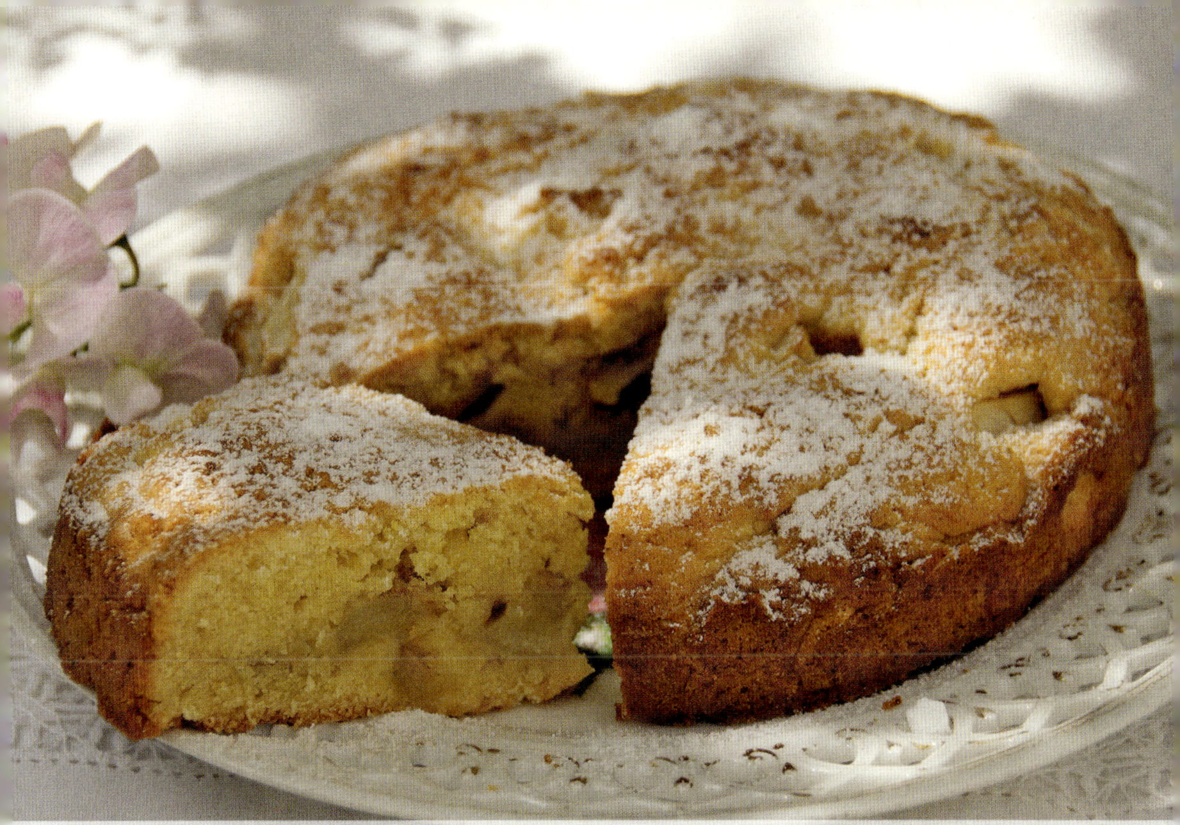

PFIRSICHKUCHEN

ZUTATEN FÜR 8 STÜCKE

2 mittelgroße Pfirsiche
50 g Butter
50 g Rohrzucker
75 g Magerquark
2 Eier
300 g Mehl
1 TL Trockenhefe
1 TL abgeriebene Bio-Zitronenschale
1 Prise Salz
5–6 EL Milch (1,5 %)
1–2 TL Zimtzucker
Puderzucker zum Bestreuen

1 Die Pfirsiche überbrühen, die Haut abziehen, die Früchte halbieren, entsteinen und in kleine Stücke schneiden.

2 Butter und Zucker mit den Quirlen des Handrührgerätes schaumig rühren. Zuerst den Quark, dann nacheinander die Eier unterrühren. Das Mehl mit der Hefe, der Zitronenschale und Salz gemischt unterrühren und dabei so viel Milch zugeben, dass der Teig cremig, aber nicht weich ist.

3 Eine Springform von 20 cm Durchmesser mit Backpapier bespannen und die halbe Menge Teig in der Form glatt streichen. Die Pfirsichstücke auf den Teigboden häufen, mit Zimtzucker bestreuen und den restlichen Teig darüber verteilen.

4 Den Kuchen im vorgeheizten Backofen bei 180 °C etwa 50 Minuten backen. Herausnehmen, in der Form abkühlen lassen, herauslösen und mit Puderzucker bestreut servieren.

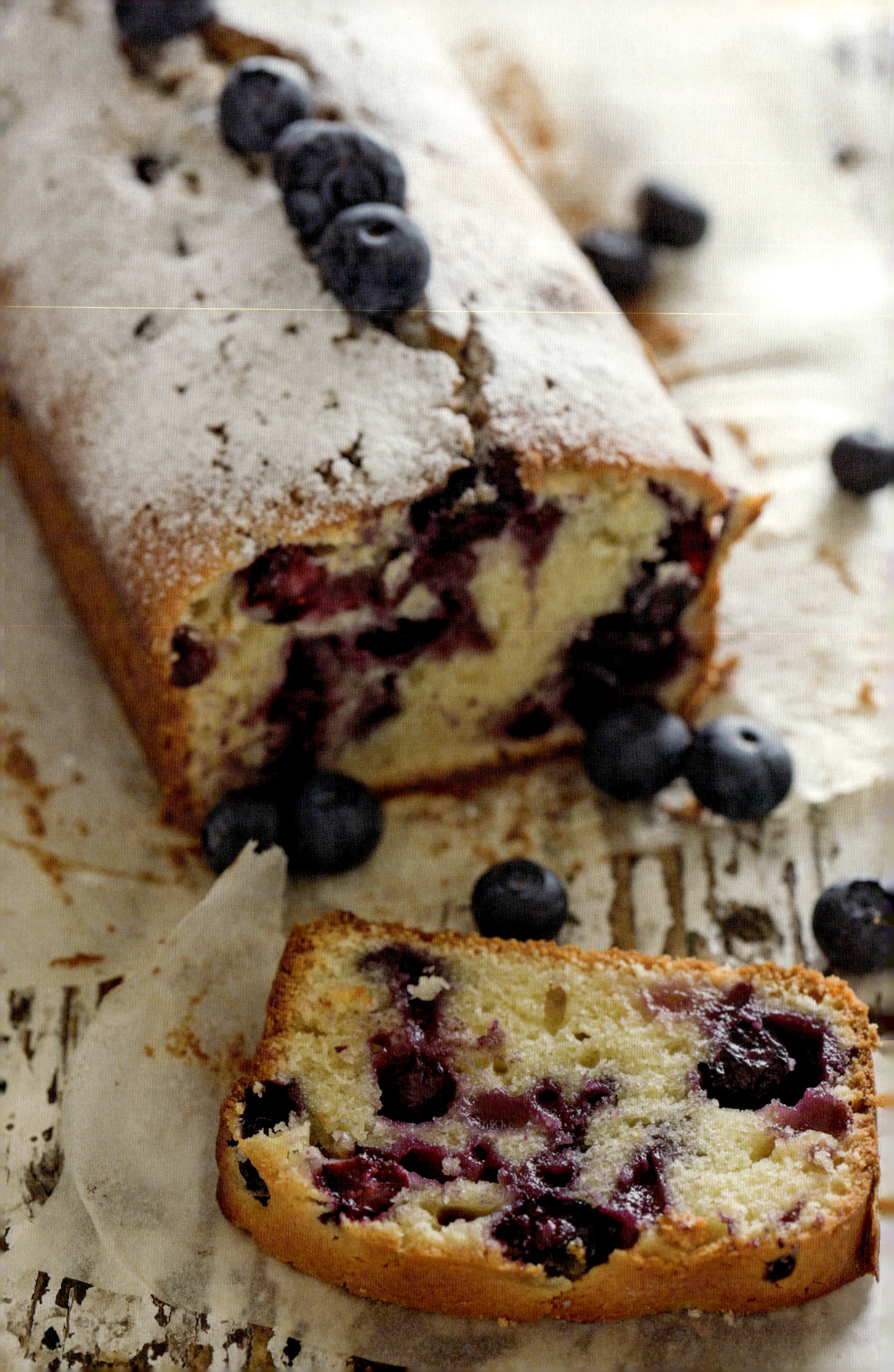

HEIDELBEERKUCHEN MIT QUARK

ZUTATEN FÜR 12 STÜCKE

500 g Heidelbeeren
200 g Mehl
3 EL Kokosflocken
2 TL Weinstein-Backpulver
4 Eier
1–2 Tropfen Zitronensaft
100 g weiche Butter
100 g Zucker
1 TL abgeriebene Bio-Zitronenschale
200 g Magerquark
1 EL Vanillezucker zum Bestreuen

1 Die Heidelbeeren in einer Schüssel mit kaltem Wasser waschen, auf ein Sieb abgießen, gut abtropfen lassen und noch mit Küchenpapier trockentupfen.

2 Das Mehl mit den Kokosflocken und dem Backpulver in einer Schüssel mischen. Die Eier trennen, die Eiweiße mit etwas Zitronensaft steif schlagen.

3 Butter mit Zucker und Zitronenschale cremig rühren. Nun zuerst die Eigelbe und den Quark unterrühren, dann den Eischnee auf den Teig geben. Zum Schluss die Mehlmischung darüberstreuen und alles mit einem Teigschaber mischen.

4 Eine Kastenform von 30 cm Länge fetten. ⅓ des Teiges darin glatt streichen und mit Heidelbeeren belegen. Das zweite Drittel des Teiges auf den Beeren verteilen, mit Beeren belegen und den Rest des Teiges einfüllen. Die restlichen Beeren darauf verteilen und mit einer Gabel leicht unter den Teig ziehen.

5 Den Kuchen im vorgeheizten Backofen bei 180 °C etwa 45 Minuten backen. Mit dem Vanillezucker bestreuen und dann weitere 30 Minuten backen.

6 Aus dem Ofen nehmen und in der Form auf einem Kuchengitter lauwarm abkühlen lassen. Dann aus der Form auf eine Kuchenplatte geben und ganz abkühlen lassen.

NATÜRLICH HEILSAM

Heidelbeeren enthalten reichlich Gerbstoffe, pflegen die Darmschleimhaut und helfen gegen Blähungen.
Getrocknete Heidelbeeren aus der Apotheke stoppen Durchfall. Das kann bei einer Auslandsreise sehr hilfreich sein.

KINDBETT-SCHNITTCHEN

Zutaten für 30 Stücke

100 g ungeschälte Mandeln und Walnusskerne, gemischt

100 g Korinthen und getrocknete Cranberrys, gemischt

50 g kandierter Ingwer

50 g Orangeat

2 getrocknete Soft-Aprikosen, ungeschwefelt

75 g Rohrzucker

1 TL Anis, Fenchelsamen und Bockshornkleesamen, gemischt

1 TL abgeriebene Bio-Zitronenschale

125 g Dinkelmehl

3 Eier

1 TL Zitronensaft

1 Die Mandeln und die Nüsse im Mixer oder Blitzhacker nicht zu fein mahlen. Die Korinthen und die Cranberrys auf ein Arbeitsbrett geben und mit einem großen Messer fein hacken. Den Ingwer und das Orangeat zuerst in Scheibchen schneiden, dann klein würfeln. Die Aprikosen ebenfalls fein zerkleinern. Diese Zutaten und das Mehl in einer Schüssel mischen.

2 Den Zucker mit Anis, Fenchel und Bockshornklee im Mixer oder Blitzhacker so fein wie Puderzucker mahlen und mit der Zitronenschale mischen.

3 Die Eier mit dem Zitronensaft in eine Schüssel geben und mit den Quirlen des Handmixers oder der Küchenmaschine zu einer dicken, hellen Creme aufschlagen. Dabei die Zuckermischung nach und nach unterschlagen.

4 Die Mehlmischung zur Eiercreme geben und alles mit einem Löffel zu einem Teig vermischen. Den Teig etwa 1 cm dick auf ein mit Backpapier belegtes Backblech streichen und im vorgeheizten Backofen bei 180 °C in etwa 20 Minuten hellbraun backen.

5 Das Gebäck herausnehmen und noch heiß auf dem Blech in etwa 1 cm breite und 5 cm lange Streifen schneiden. Nun 10 Minuten ruhen lassen, dann vom Backpapier lösen und auf einem Kuchengitter abkühlen lassen.

Tradition

Im Original heißen diese Schnittchen *Kindbettlaiberl;* sie stammen aus einem bayerischen Kochbuch des 19. Jahrhunderts. Denn früher brachte man der Wöchnerin zuckersüße und aniswürzige Plätzchen mit vielen Eiern, damit die junge Mutter wieder zu Kräften kam und die Milch einschoss.

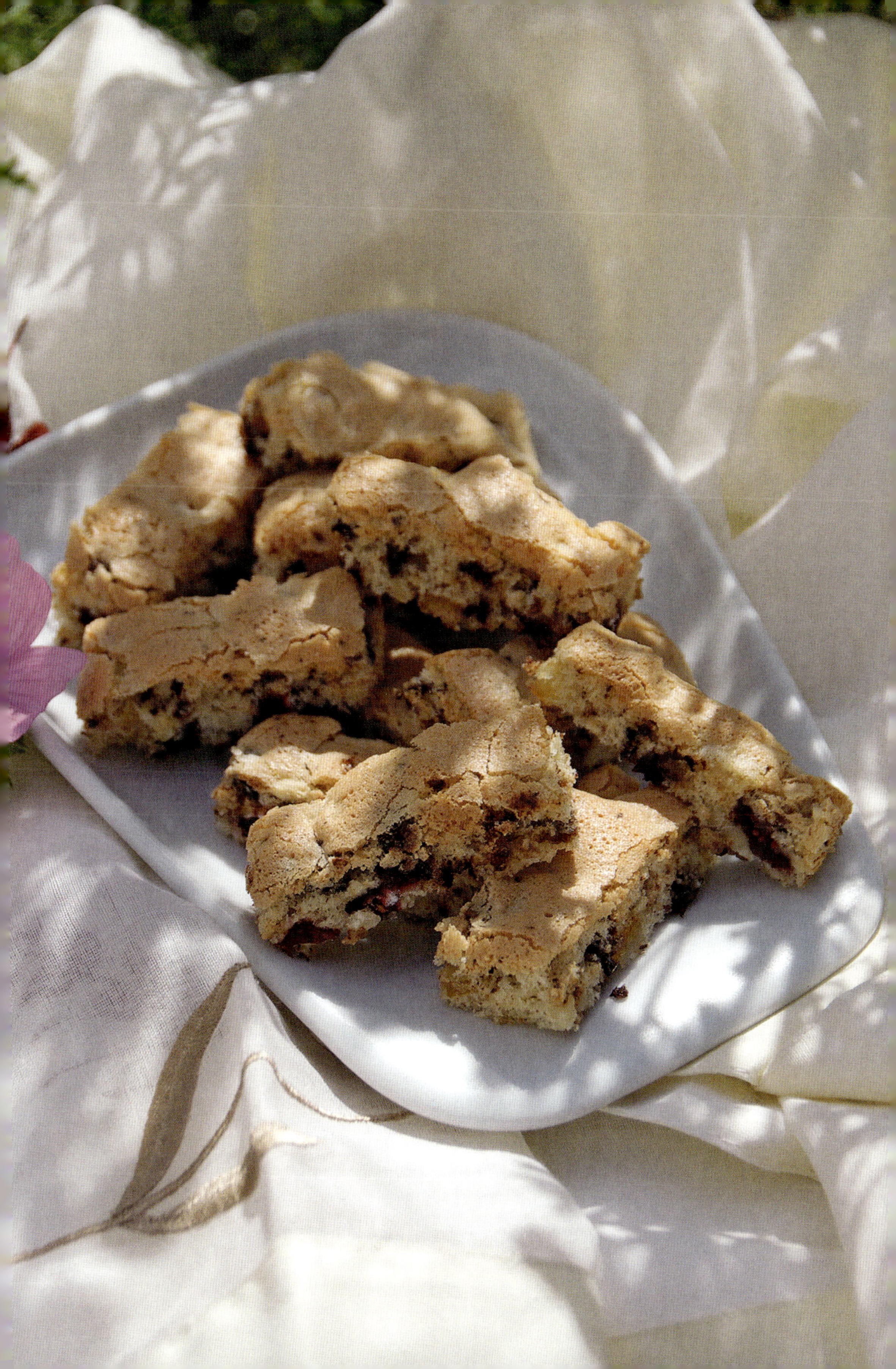

NUSSBROT

ZUTATEN FÜR 20 STÜCKE

400 g Weizenmehl Type 1050

200 g Dinkelvollkornmehl

1 Päckchen Trockenhefe

1 EL Zucker

12 g Salz

400 ml lauwarmes Wasser

150 g beliebige Nüsse

1 Zweig Rosmarin

2 EL Olivenöl

TIPP
Wiegen Sie die Zutaten mit der Digitalwaage, denn die Salzmenge sollte exakt stimmen, sonst schmeckt das Brot fade.

1 Die beiden Mehlsorten mit der Hefe, dem Zucker und dem Salz in einer Schüssel mischen. Das Wasser hinzugießen und alles mit den Knethaken des Handrührgerätes durchrühren, bis der Teig einen Kloß bildet, dann mit einem Küchentuch abgedeckt an einem kühlen Ort etwa 12 Stunden ruhen lassen.

2 Die Nüsse grob hacken, den Rosmarin waschen, trockentupfen und die Blättchen abzupfen. Beide Zutaten im heißen Öl in einer Pfanne unter Rühren etwa 2 Minuten braten, dann abkühlen lassen.

3 Den Teig auf der bemehlten Arbeitsfläche einige Male kräftig durchkneten und dabei die Nussmischung darunterkneten. Den Teig nun zu einem etwa 60 cm langen Strang rollen, auf ein gefettetes Backblech legen, zu einem Ring formen und die Enden gut zusammendrücken. Das Brot mit dem Küchentuch abdecken und an einem warmen Ort 20 Minuten ruhen lassen.

4 Auf den Boden des kalten Backofens ein flaches, ofenfestes Gefäß mit kaltem Wasser stellen, den Ofen auf 220 °C vorheizen, das Brot einschieben und 20 Minuten backen, dann bei 200 °C weitere 30 Minuten und bei 180 °C noch 15 bis 20 Minuten backen, bis es schön gebräunt ist.

TIPP

Ein würziges Brot für Ihre vegetarischen Mahlzeiten – egal ob morgens, mittags oder abends. Es schmeckt nämlich am besten mit Butter und Tomaten, Radieschen, Gurke und/oder fein geschnittenen Kräutern. Auch Kräuterquark passt gut dazu, während es mit Wurst, Schinken oder Käse zu üppig ist.

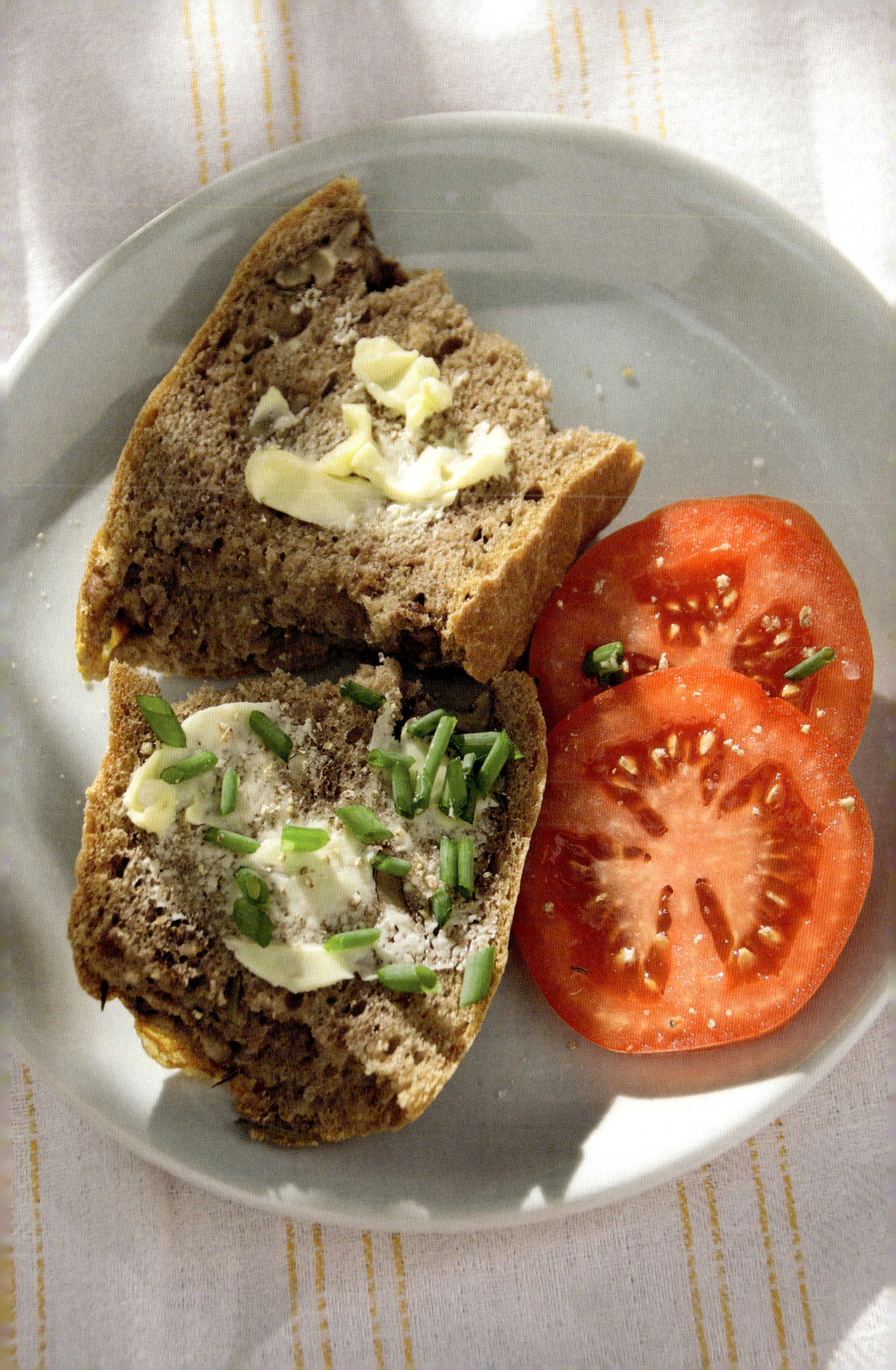

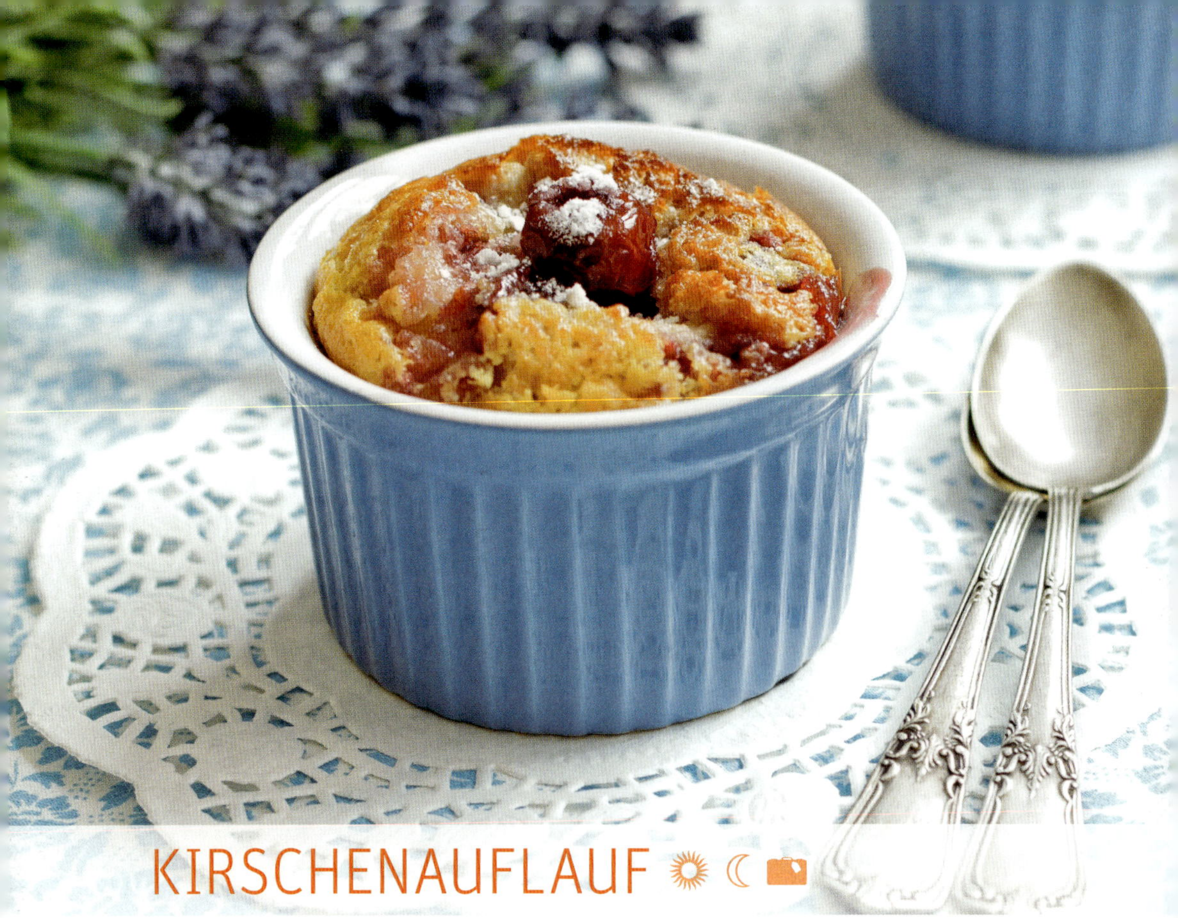

KIRSCHENAUFLAUF

ZUTATEN FÜR 4 PORTIONEN

250 ml Reisdrink oder Milch

200 ml Sojasahne oder Sahne

3 Eier

75 g Joghurt

1–2 EL Zucker

1 EL Vanillezucker

600 g Kirschen

Butter für die Form und zum Belegen

Eventuell Puderzucker zum Bestreuen

1 Für die Creme den Reisdrink und die Sojasahne in eine Schüssel gießen. Eier und Joghurt, Zucker und Vanillezucker hinzufügen und alles mit einem Schneebesen verrühren.

2 Die Kirschen waschen, entsteinen, in gefettete Gratinförmchen verteilen und mit der Creme übergießen. Den Auflauf mit einigen Butterstücken belegen und im vorgeheizten Backofen bei 200 °C in 30 bis 35 Minuten goldgelb backen. Heiß aus dem Ofen oder kalt servieren und dabei nach Wunsch mit Puderzucker bestreuen.

NATÜRLICH HEILSAM

Sie brauchen sich nicht nach der Saison zu richten, denn der Auflauf schmeckt mit fast jedem frischen und tiefgefrorenen Obst. Nehmen Sie Kirschen oder Johannisbeeren, wenn Ödeme Sie plagen, Zwetschgen oder Aprikosen, um die Verdauung anzuregen.

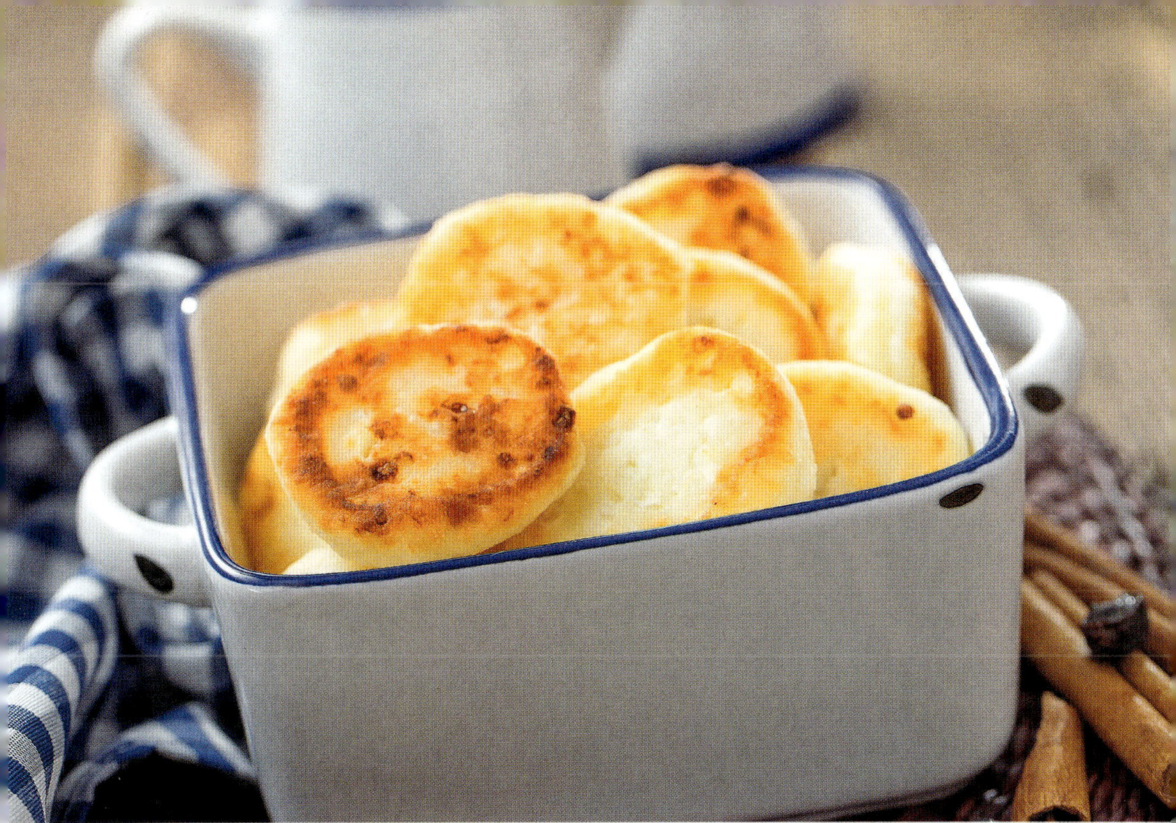

QUARKKÜCHLEIN

ZUTATEN FÜR 2 PORTIONEN

250 g Magerquark

1 Prise Salz

1 Msp. abgeriebene Bio-Zitronenschale

1 gehäufter TL Zucker

1 kleines Ei

75 g Grieß

2 EL Öl

1 Den Quark mit Salz, Zitronenschale, Zucker, Ei und Grieß in eine Schüssel geben und alles verrühren.

2 In einer beschichteten Pfanne Öl erhitzen. Einen Esslöffel in kaltes Wasser tauchen, den Quarkteig nun mit dem nassen Löffel als Häufchen ins Öl setzen und zu Küchlein flach drücken.

3 Die Küchlein auf der Unterseite etwa 5 Minuten sanft braten, dann wenden und auf der zweiten Seite in 3 bis 4 Minuten goldbraun braten.

DER BAUKASTEN

Die Küchlein schmecken heiß aus der Pfanne am besten. Da der Teig kaum Zucker enthält, kann man sie entweder süß mit *Apfelkompott* (→ Seite 102) oder herzhaft mit beliebigem Salat servieren. Auch Spargel (→ Seite 66) oder *Gemüsetopf* (→ Seite 44) passt gut dazu.

HAFERBROT MIT FENCHEL

ZUTATEN FÜR 12 STÜCKE

300 g Hafervollkornmehl

200 g Weizenmehl Type 1050

14 g Salz

½ Würfel Hefe

1 EL Rohrzucker

200 ml lauwarmes Wasser

1 Beutel Fencheltee

100 g blütenzarte Haferflocken

1 EL Raps- oder Sonnenblumenöl

200 g Joghurt

2 EL Sojasahne

TIPP
Haferbrot mit Fenchel regt die Verdauung an und hilft bei Blähungen. Es schmeckt mit jedem herzhaften und süßen Belag.

1 Die beiden Mehlsorten in einer Schüssel mit dem Salz mischen. In die Mitte eine Mulde drücken, die Hefe hineinbröckeln, mit 3 EL Mehlmischung und dem Zucker bestreuen. Etwa 50 ml Wasser zugeben und die Hefe zu einem Brei verrühren. Zugedeckt bei Zimmertemperatur 20 Minuten ruhen lassen.

2 Inzwischen das restliche Wasser erhitzen und den Fenchel-Teebeutel darin ziehen lassen, bis er lauwarm ist. Die Haferflocken mit dem Öl in einer Pfanne unter Rühren sanft braun rösten, dann von der Kochstelle nehmen und abkühlen lassen.

3 Den Hefebrei mit dem gesamten Mehl verrühren, dann den Fencheltee, den Joghurt und die gerösteten Haferflocken zugeben und alles mit den Knethaken des Handrührgerätes 10 Minuten rühren, bis der Teig ganz glatt und ziemlich zäh ist.

4 Eine rechteckige Backform (etwa 21 x 27 cm) fetten. Den Teig in die Form geben und mit einem Löffel flach drücken, bis er die Form ausfüllt. Mit einem Messer 12 Stücke markieren und den Teig dabei etwa ½ cm tief einschneiden. Zugedeckt bei Zimmertemperatur etwa 2 Stunden ruhen lassen, bis der Teig sichtbar locker geworden ist.

5 In den Backofen drei ofenfeste Förmchen mit kaltem Wasser stellen. Das Brot in den kalten Backofen schieben, den Ofen auf 220 °C schalten und das Haferbrot 20 Minuten backen. Den Ofen auf 180 °C herunterdrehen und das Brot weitere 25 Minuten backen, bis es schön gebräunt ist, dann herausnehmen, mit der Sojasahne bestreichen und auf einem Kuchengitter gerade eben abkühlen lassen.

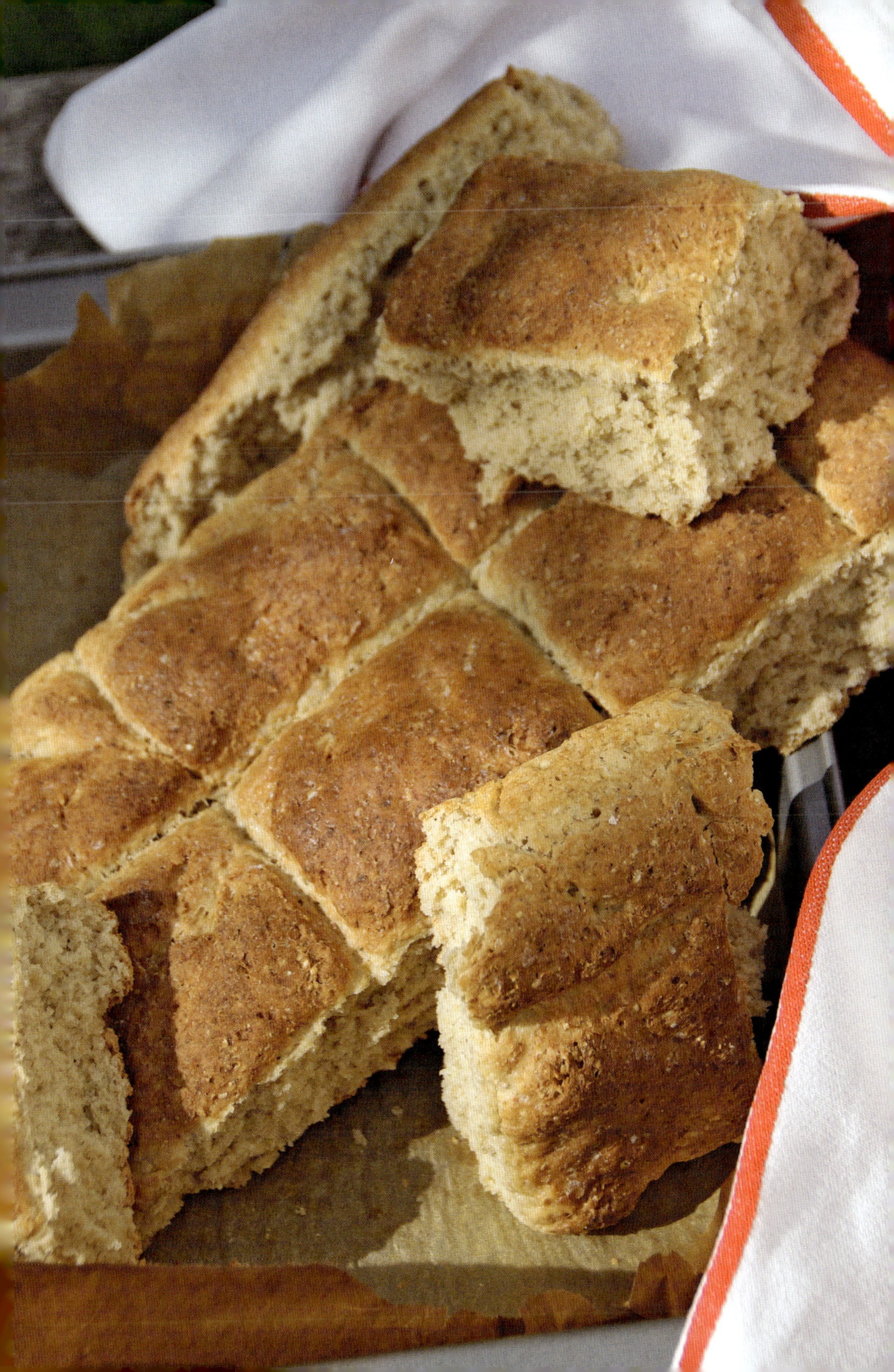

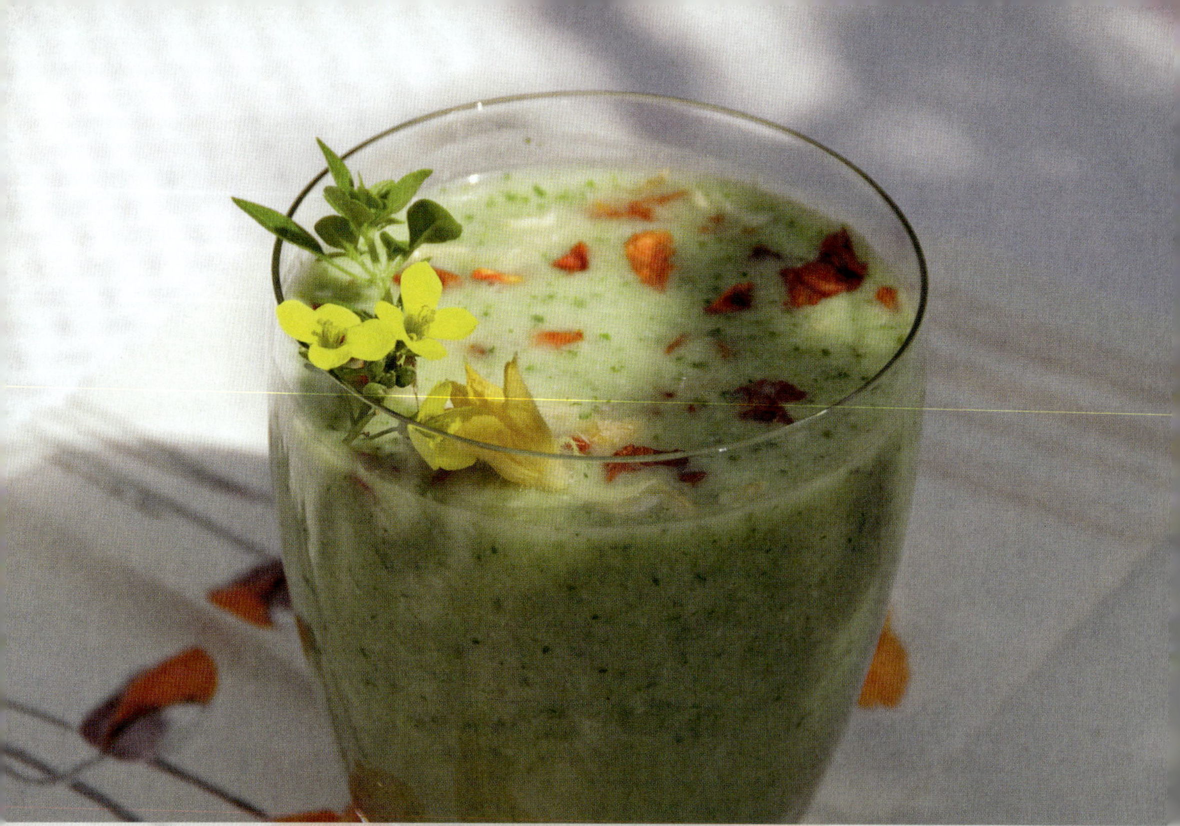

KRÄUTERSMOOTHIE MIT GURKE

ZUTATEN FÜR 2 PORTIONEN

- 1 kleine Gurke
- 1 Handvoll junge Brennnesseln
- 1 Handvoll Rucola, Basilikum oder Zitronenmelisse
- 4 Minimozzarellas
- 2 EL Joghurt
- 50 ml Wasser
- Salz nach Belieben
- Frisch gemahlener Pfeffer
- 1 kleine Tomate

1 Die Gurke waschen oder schälen und in Stücke schneiden. Die Brennnesseln und die anderen Kräuter waschen und trockentupfen, dann grob zerkleinern und mit den Gurkenstücken in den Mixer geben.

2 Minimozzarellas, Joghurt und Wasser hinzufügen. Den Smoothie pürieren, mit Salz und Pfeffer abschmecken und in vorbereitete Gläser füllen. Die Tomate waschen, fein würfeln und auf den Smoothieportionen verteilen.

NATÜRLICH HEILSAM

In Brennnesseln steckt eine Menge Kraft, die Sie im Frühling nutzen sollten – zum Entschlacken und Entsäuern. Dieser Smoothie fördert Verdauung und Wasserausscheidung, liefert reichlich Kieselsäure für gesunde Haut, schöne Haare und kräftige Nägel. Und Gurke als kühlendes Gemüse hilft Ihnen gegen lästige Hitzewallungen.

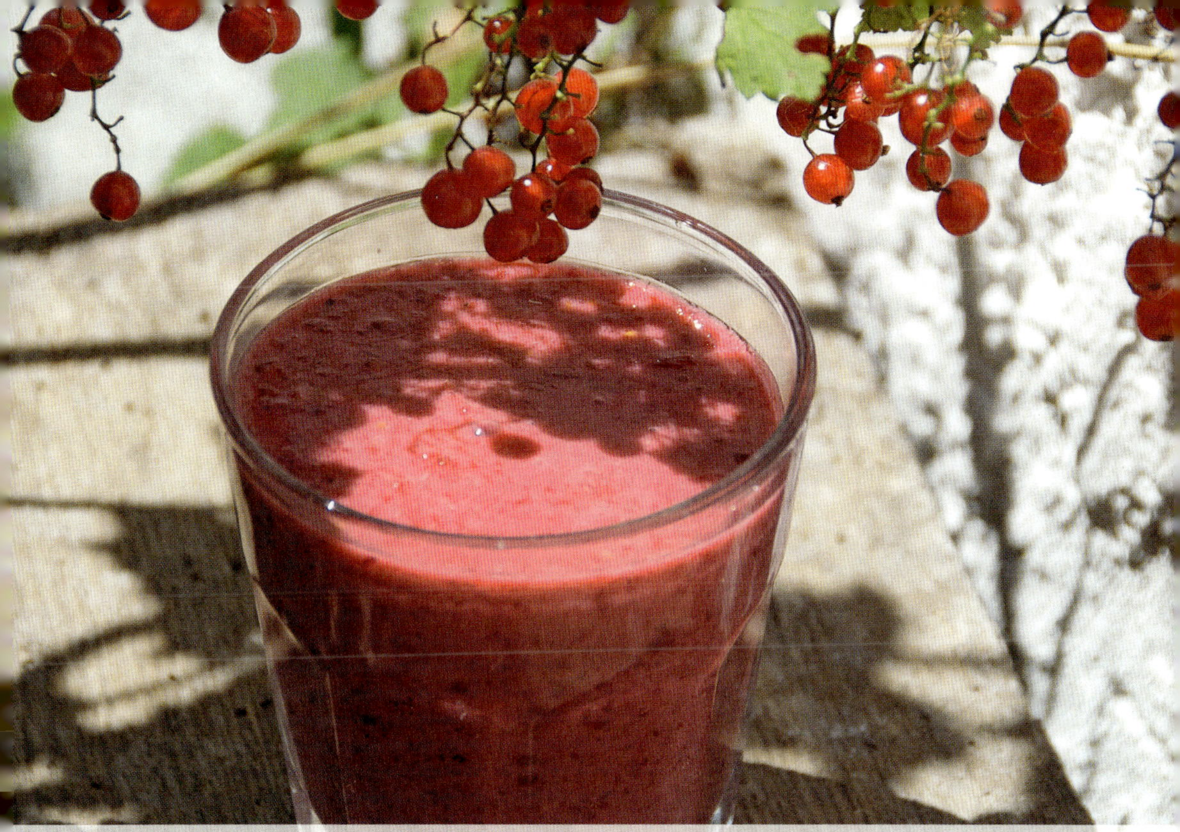

ROTE-BETEN-SMOOTHIE

ZUTATEN FÜR 2 PORTIONEN

100 g Johannisbeeren

1 kleine Rote Bete (etwa 150 g)

1 EL Joghurt

200 ml heller Fruchtsaft oder Wasser

TIPP
Im Herbst und Winter nehmen Sie für den Smoothie tiefgefrorene Beeren.

1 Die Johannisbeeren in einer Schüssel mit kaltem Wasser waschen und auf einem Sieb abtropfen lassen. Dann mit einer Gabel von den Stielchen streifen und in den Mixer geben.

2 Die Rote Bete gründlich waschen, aber nicht schälen und nur große Blätter und die Wurzel entfernen. Die kleinen, zarten Blätter waschen, in Stücke schneiden und ebenfalls in den Mixer geben.

3 Den Joghurt hinzufügen, den Smoothie pürieren und dabei den Saft oder das Wasser zugießen. In vorbereitete Gläser füllen und servieren.

NATÜRLICH HEILSAM

Rote Beten enthalten reichlich Eisen für die Bildung roter Blutkörperchen, und Vitamin C in den Johannisbeeren sorgt dafür, dass der Körper dieses Eisen gut verwerten kann.

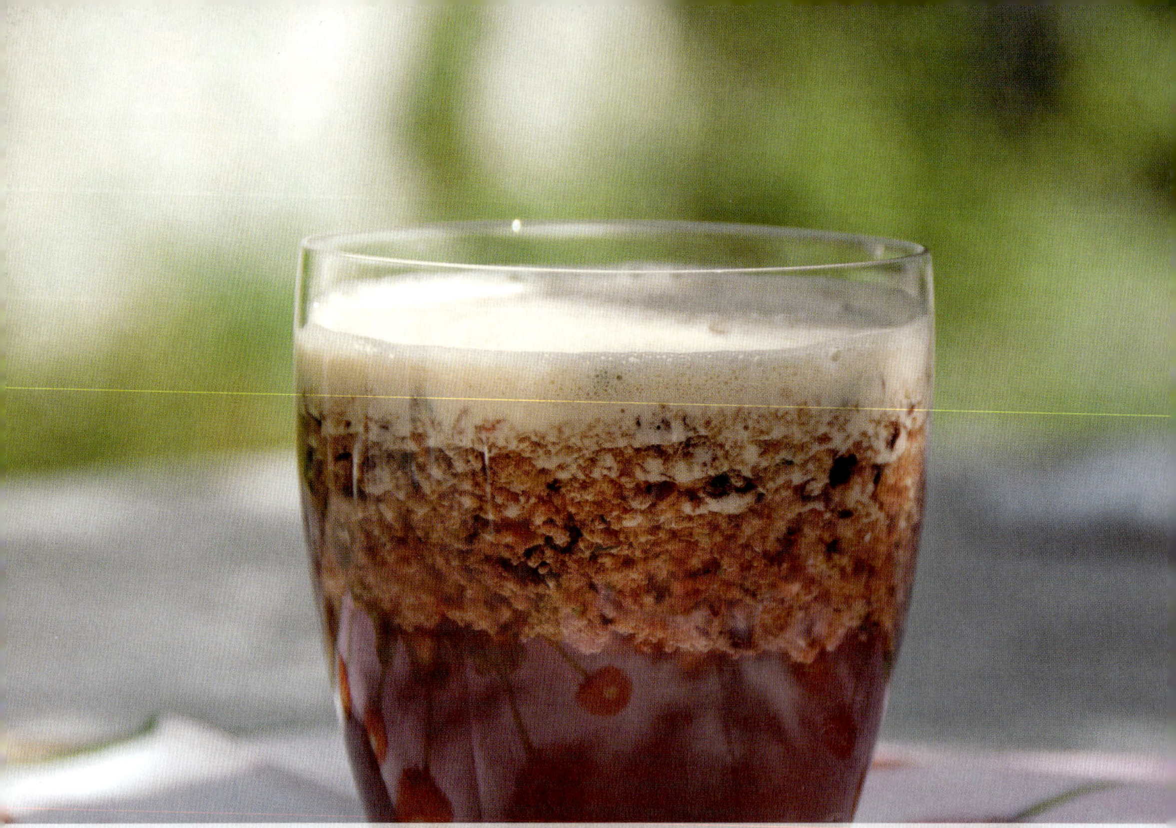

CHIASMOOTHIE

ZUTATEN FÜR 2 PORTIONEN

3 Handvoll Kirschen

1 Packung Kokosdrink natur (0,33 l)

1 EL helle Chiasamen

Eventuell 1 TL Honig

1 Die Kirschen waschen, abzupfen und entsteinen, mit dem Kokosdrink in den Mixer geben und pürieren.

2 Die Chiasamen unter den Smoothie mischen und den Smoothie nach Wunsch mit Honig verrühren. Nun auf Gläser verteilen und im Kühlschrank noch 10 Minuten ziehen lassen.

NATÜRLICH HEILSAM

Mit Chiasamen unterstützen Sie Ihr Immunsystem und nehmen alle essenziellen Aminosäuren sowie die wichtigen Omega-3-Fettsäuren auf – ganz ohne tierische Lebensmittel. Kokosdrink, die klare Flüssigkeit im Innern der Kokosnuss, reguliert den Säure-Basen-Haushalt und hilft gegen Sodbrennen. Die *Traditionelle Chinesische Medizin* verordnet dieses *Kokoswasser* bei Durchfall, weil es Flüssigkeit und Nährstoffe spendet, dadurch den Organismus stärkt und die Selbstheilungskräfte aktiviert.

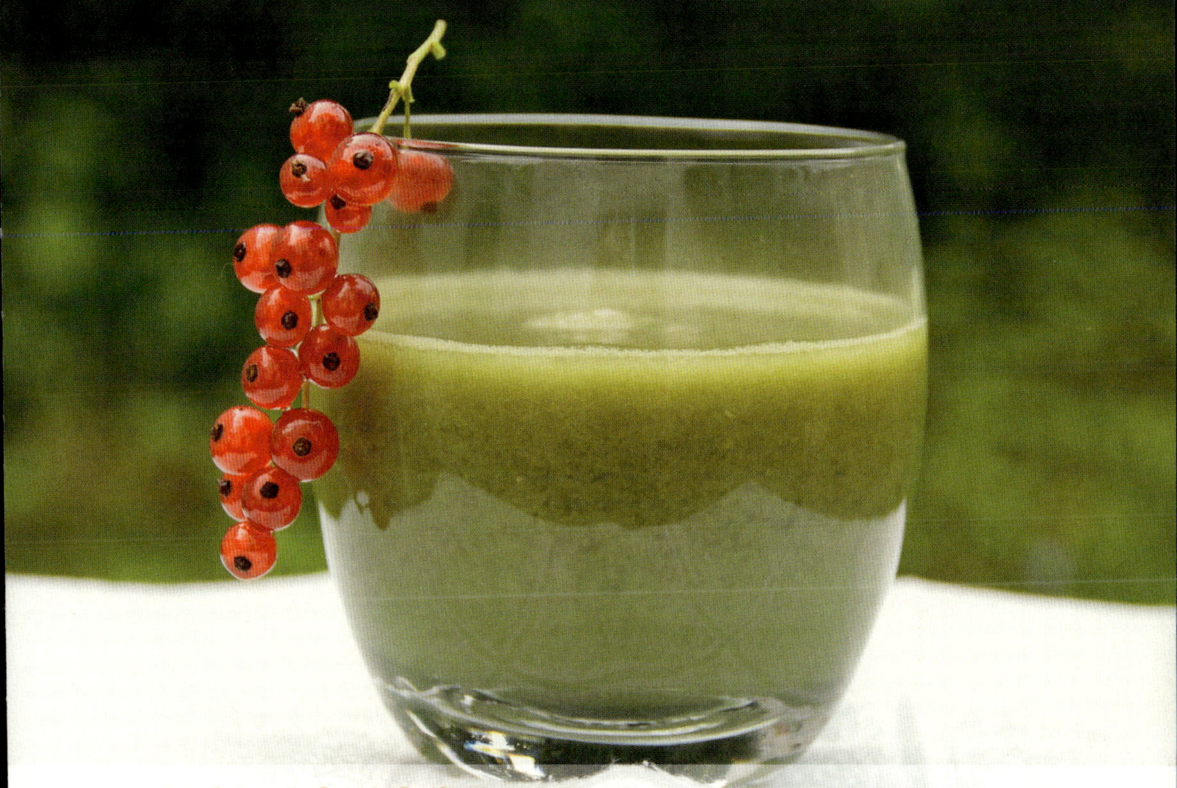

MATCHASMOOTHIE

ZUTATEN FÜR 2 PORTIONEN

4 EL Apfelkompott (aus dem Glas oder selbst gemacht → Seite 102)

400 ml naturtrüber Apfelsaft

1 TL Bio-Matcha

1 TL Honig, beliebige Marmelade oder Ahornsirup

1 Das Apfelkompott mit dem Apfelsaft und dem Bio-Matcha in den Mixer geben und pürieren.

2 Den Smoothie mit Honig, Marmelade oder Ahornsirup abschmecken und auf Gläser verteilen, dann sofort servieren.

NATÜRLICH HEILSAM

Matcha, fein gemahlener grüner Tee, gehört in Japan zur Teezeremonie. In der Schwangerschaft ersetzt Matcha den eher problematischen schwarzen Tee: Die belebende Wirkung von Grüntee hält länger an, weil Tannine die Aufnahme von Koffein ins Blut verlangsamen. Matcha ist reich an Antioxidantien, die das Immunsystem unterstützen, und an Mineralstoffen wie Magnesium und Eisen, deren Bedarf bei Schwangeren erhöht ist. Außerdem fördert er die Verdauung, kann Ihnen also bei Verstopfung helfen. Trinken Sie ihn ohne Milch, damit alle Bioaktivstoffe wirksam bleiben.

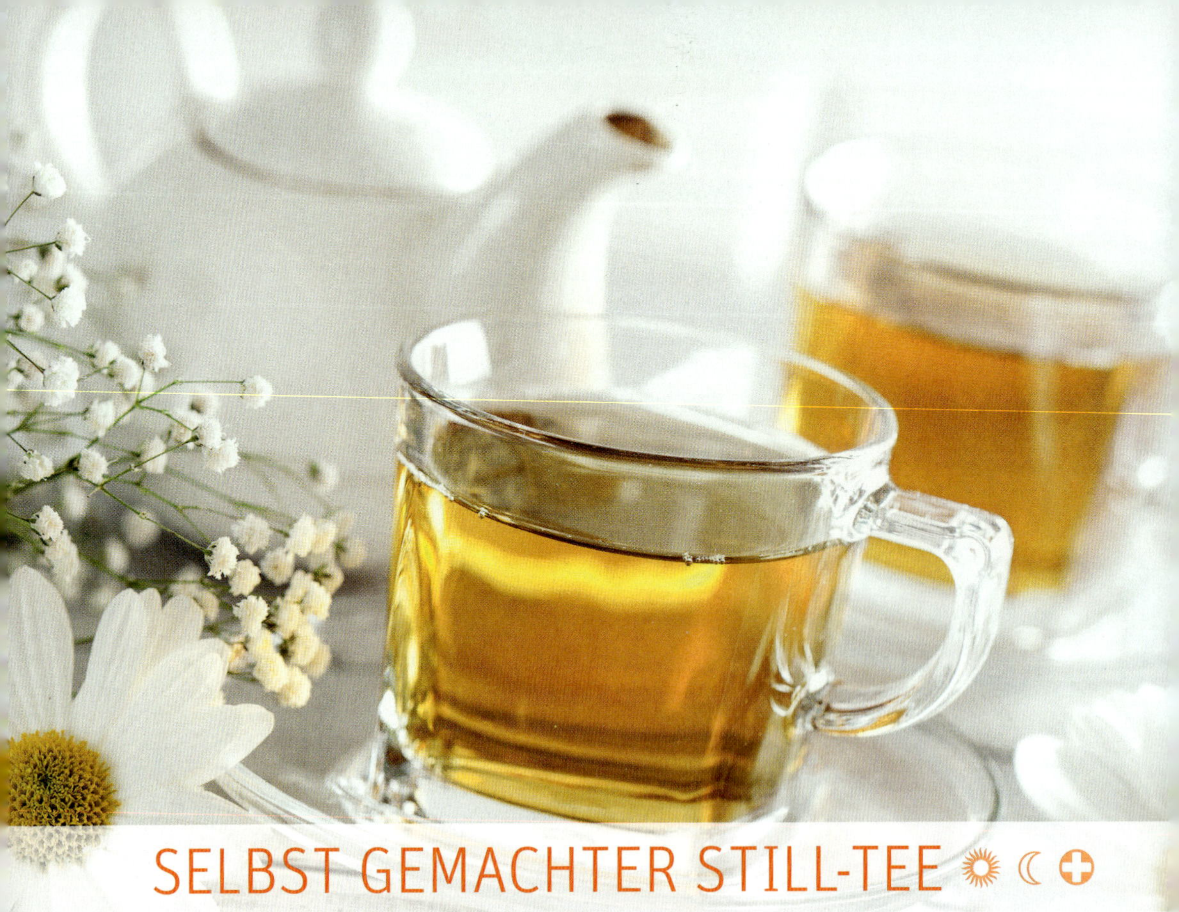

SELBST GEMACHTER STILL-TEE

ZUTATEN FÜR 1 PORTION

1 TL Bockshornkleesamen

Je ½ TL Fenchel- und Anissamen

¼ TL Kümmelkörner oder Kreuzkümmelsamen

1 TL getrocknete Kamille

250 ml Wasser

Honig oder Rohrzucker nach Belieben

1 Die Samen, den Kümmel und die Kamille in einen Mörser geben und zerreiben, dann in ein Kännchen füllen und mit dem kochenden Wasser übergießen.

2 Den Tee knapp 10 Minuten ziehen lassen, dann durch ein feines Sieb gießen, nach Belieben süßen und lauwarm trinken.

TIPP

Gegen Erschöpfung und nervöse Übelkeit hilft Gerstenwasser: Geben Sie 2 EL Gerstengraupen, 1 EL Rohrzucker, ein kleine Prise Salz und fein geschnittene Bio-Zitronenschale in einen Topf. Gießen Sie die Mischung mit reichlich kochendem Wasser auf und rühren Sie einige Minuten sanft um. Dann lassen Sie das Ganze zugedeckt abkühlen. Ein Glas Gerstenwasser trinken Sie bei Bedarf in kleinen Schlückchen oder auch wenn Sie durstig sind.

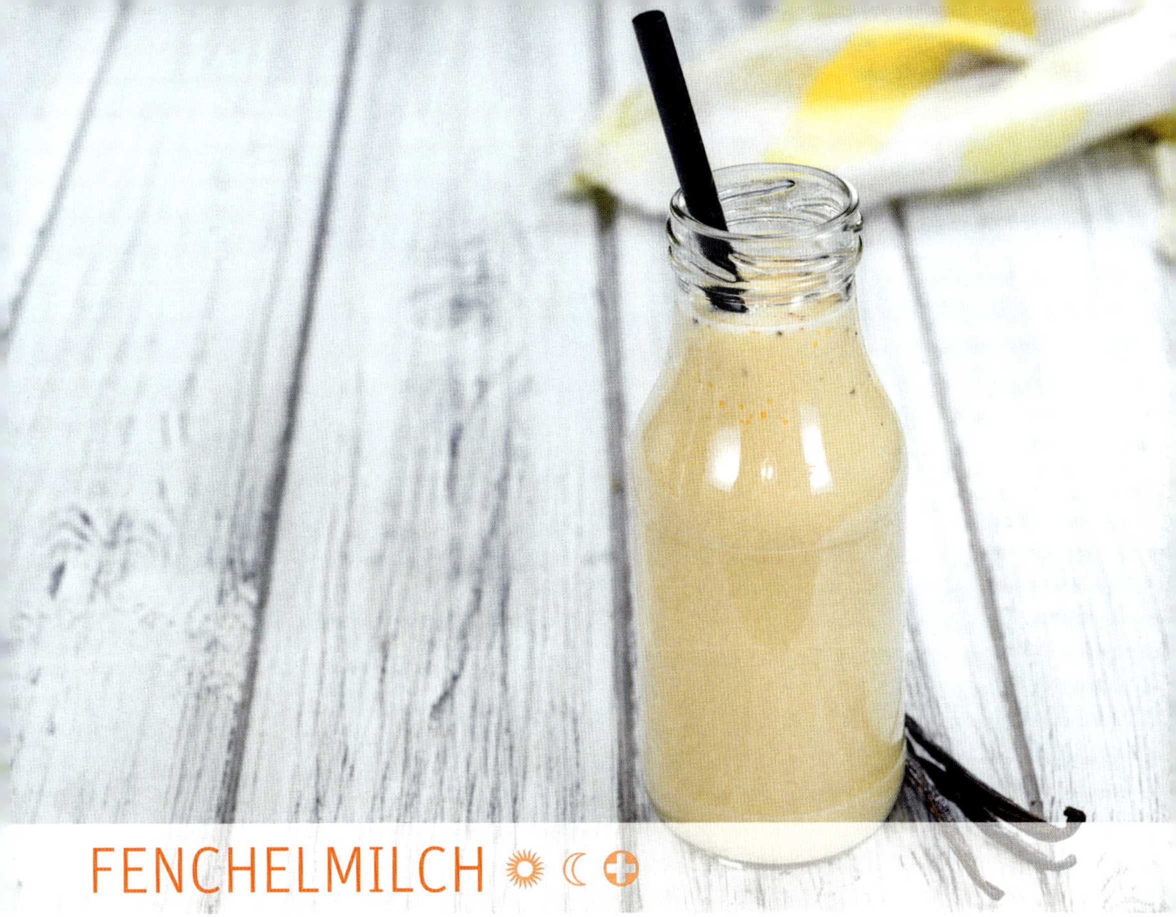

FENCHELMILCH

Zutaten für 1 Portion

1 EL Fenchelsamen

1 TL ungesalzene Pistazienkerne

200 ml Mandelmilch

1 Msp. gemahlene Vanille

Frisch gemahlener schwarzer Pfeffer

1–2 TL Agavensirup oder Honig

1 Die Fenchelsamen und die Pistazienkerne im Blitzhacker fein zerkleinern und in eine Tasse geben.

2 Die Mandelmilch mit der Vanille und dem Pfeffer erhitzen und darübergießen. Sirup oder Honig einrühren und die Milch nicht zu heiß in kleinen Schlucken trinken.

Natürlich heilsam

Die würzige Milch passt zu Schwangerschaft und Stillzeit: Fenchel schafft Ruhe im Bauch, Mandeln helfen bei der Milchbildung, Vanille beruhigt die Nerven und streichelt die Seele, schwarzer Pfeffer bekämpft Übelkeit. Und Mandelmilch ist für viele Menschen besser bekömmlich als Kuhmilch.

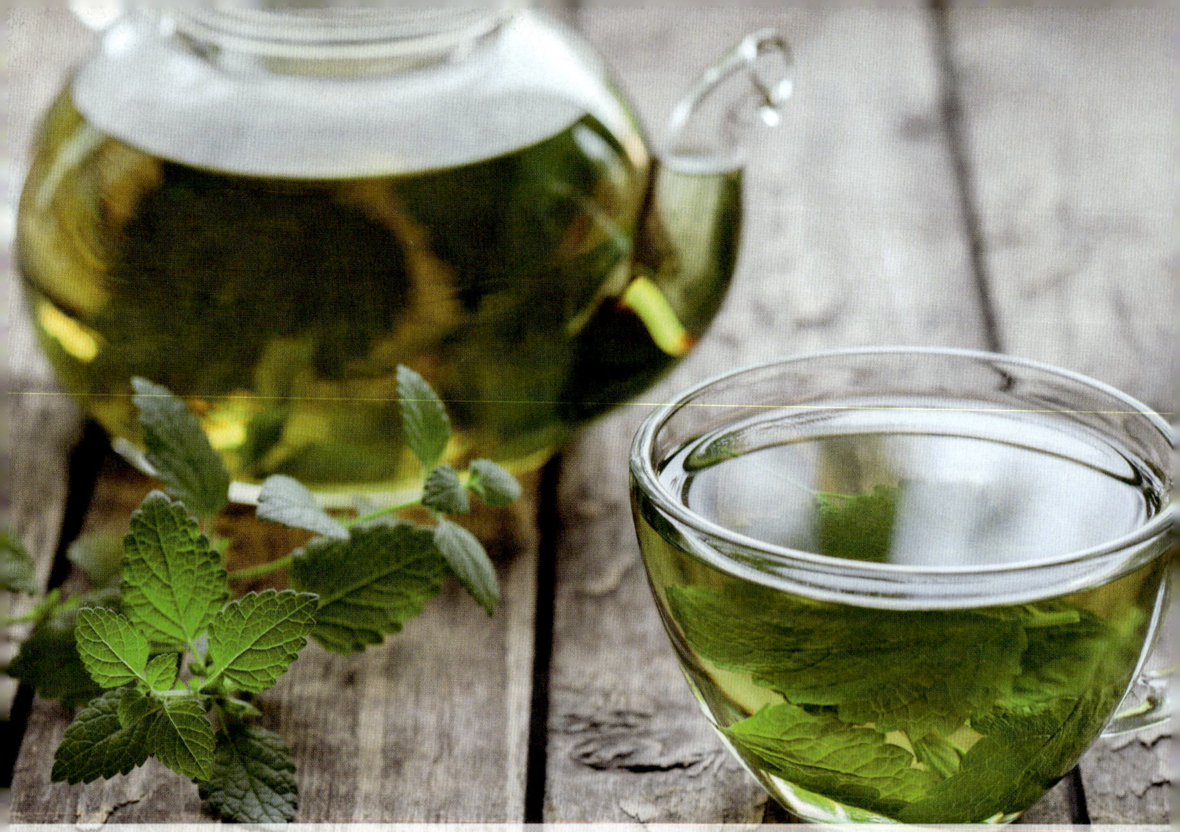

MELISSENTEE

Zutaten für 1 Portion

- 1 Handvoll frische Zitronenmelisse
- 1 TL getrocknete Anissamen
- 1 TL Lavendelblüten
- 1 große Tasse siedendes Wasser
- 1 TL Honig, Agaven- oder Ahornsirup

1 Die Zitronenmelisse waschen und in ein Kännchen legen, Anis und Lavendelblüten hinzufügen und alles mit dem siedenden Wasser übergießen.

2 Den Tee zugedeckt 10 Minuten ziehen lassen. Mit Honig oder Sirup süßen und in kleinen Schlucken warm trinken.

Natürlich heilsam

Dieser Tee ist genau das richtige Getränk für Schwangerschaft und Stillzeit, weil er Sie zur Ruhe kommen lässt: Abends unterstützt er die Entspannung, morgens stellt er die Balance her, wenn Sie sich nach einer unruhigen Nacht eher gestresst als erholt fühlen. Lavendel beruhigt die Nerven, Anis den nervösen Verdauungsapparat. Melisse ist ein entspannendes Kraut (→ auch Seite 106), das gegen Übelkeit und Sodbrennen hilft, den Milchfluss anregt und krampflösend wirkt.

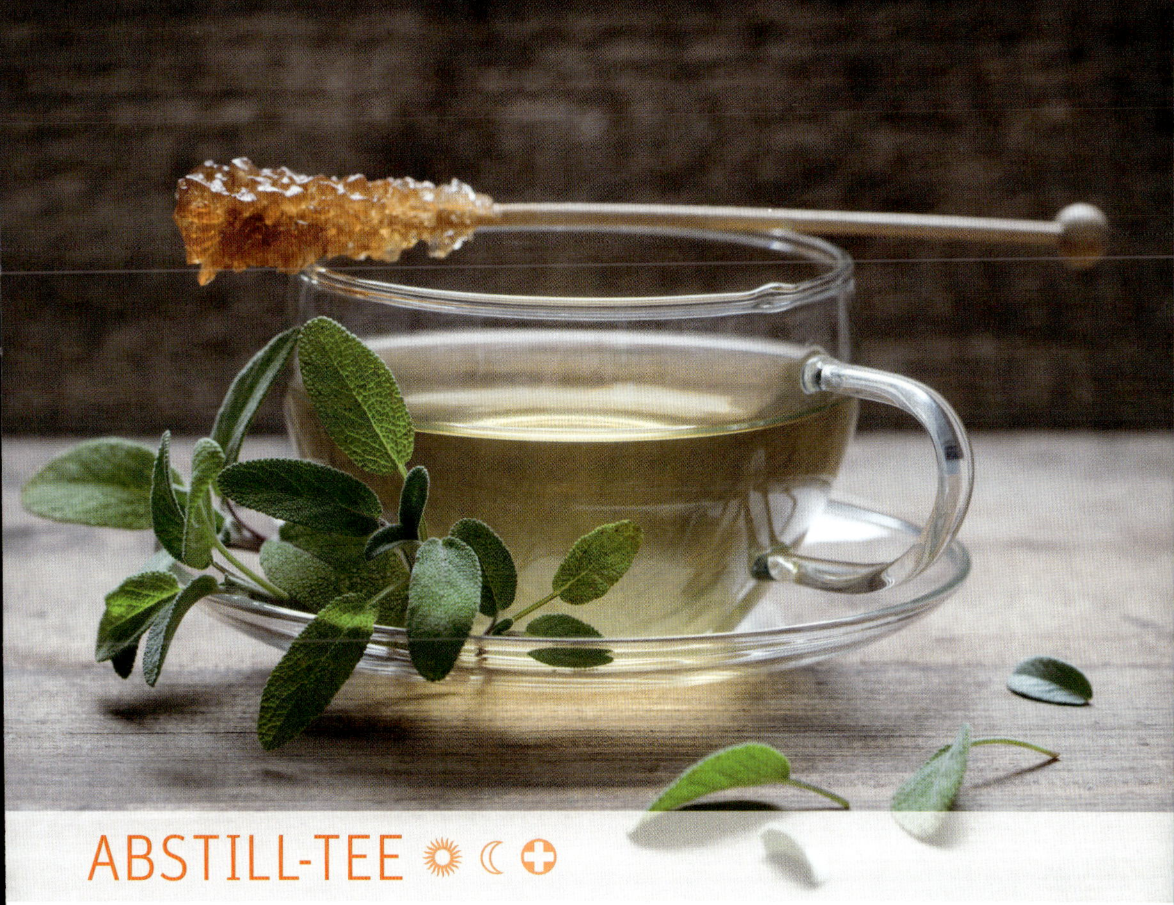

ABSTILL-TEE

ZUTATEN FÜR 1 PORTION

4 frische Salbeizweige

2–3 frische Minzeblätter

250 ml Wasser

Honig, Ahornsirup oder Agavensirup nach Belieben

1 Den Salbei und die Minze waschen und in ein Kännchen geben. Das Wasser bis knapp unter den Siedepunkt erhitzen und darübergießen.

2 Den Tee etwa 5 Minuten zugedeckt ziehen lassen, dann die Kräuter entfernen, den Tee in eine Tasse gießen und nach Wunsch süßen.

GANZ ENTSPANNT

Sanft und natürlich abstillen ist für Sie und Ihr Kind gleichermaßen wichtig. Salbei und Minze verringern zwar den Milchfluss, doch entscheidend ist, dass Ihr Baby mit Beikost satt wird und nicht mehr nach der Brust verlangt. Hilfreich in den ersten Tagen ist daher eine Mischung, die wie Muttermilch schmeckt: Vermischen Sie frisch aufgebrühten, lauwarm abgekühlten Honigbuschtee (aus dem Reformhaus) mit etwas Kuhmilch. Diesen Tee füllen Sie dann nicht ins Fläschchen zum Saugen, sondern in eine Tasse, damit sich Ihr Baby ans Trinken gewöhnt.

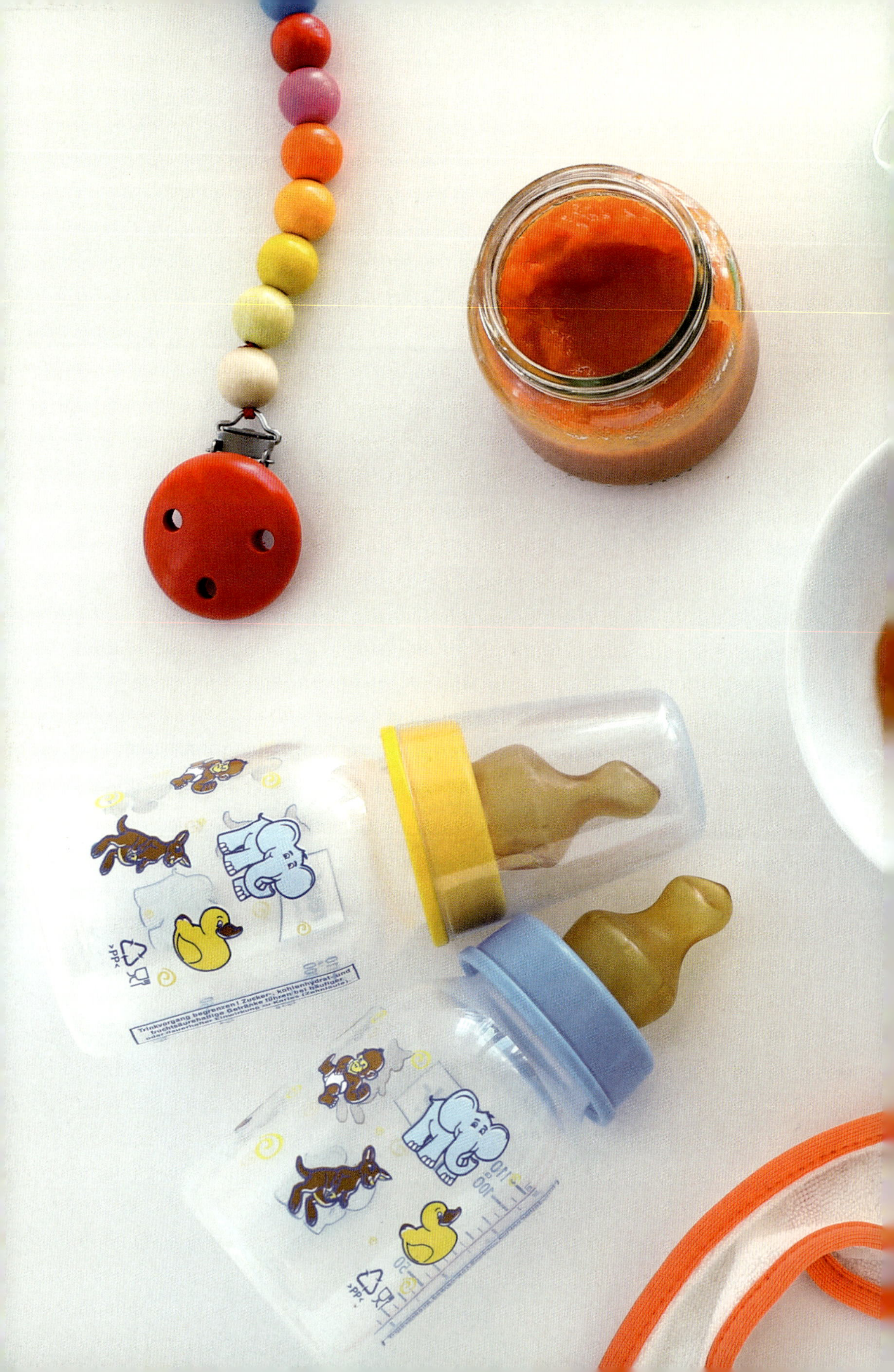

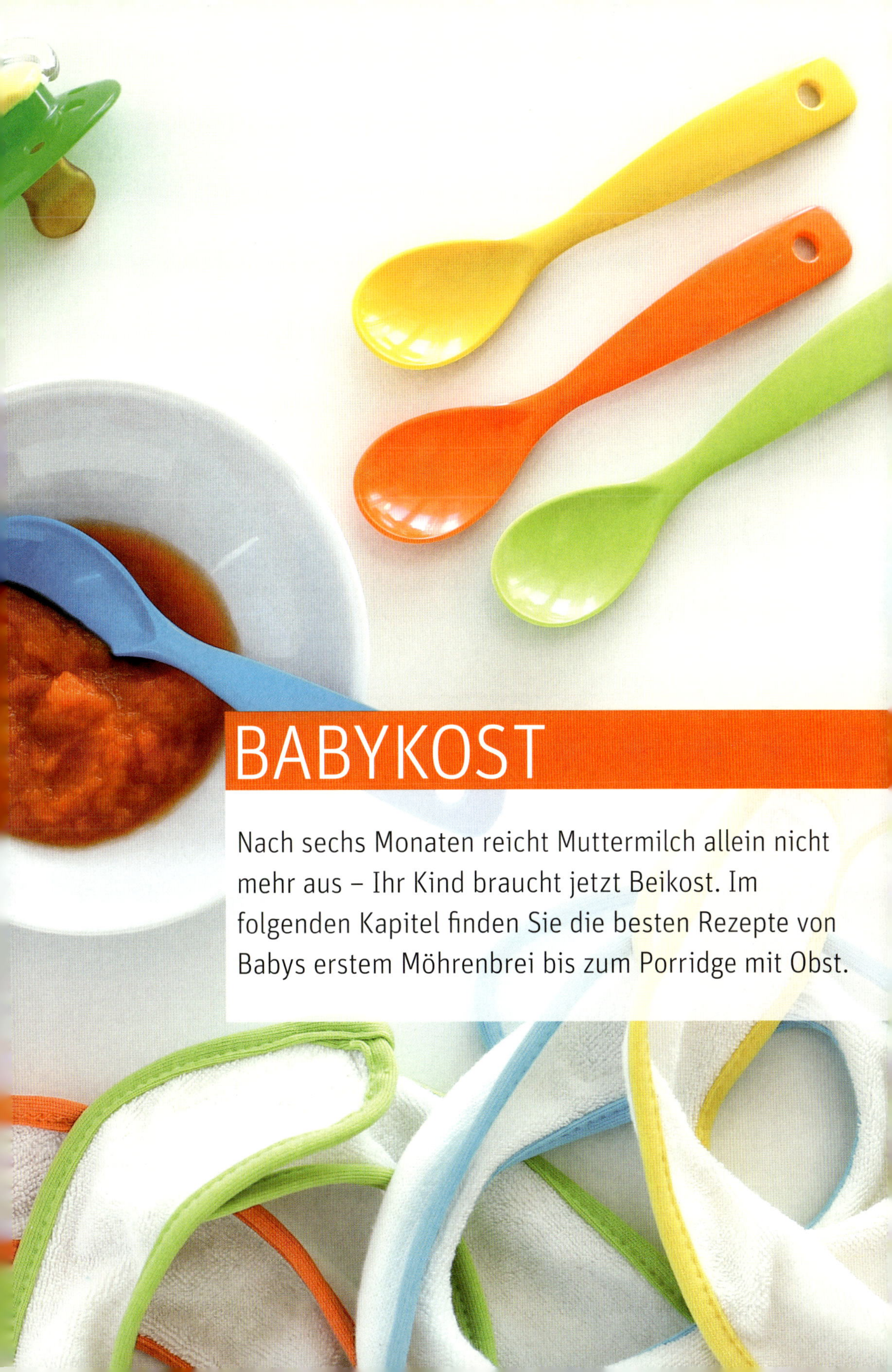

BABYKOST

Nach sechs Monaten reicht Muttermilch allein nicht mehr aus – Ihr Kind braucht jetzt Beikost. Im folgenden Kapitel finden Sie die besten Rezepte von Babys erstem Möhrenbrei bis zum Porridge mit Obst.

GESUNDES ESSEN FÜR IHR KIND

Dieser Teil des Buches informiert Sie über die Basics der Beikost für Ihr Kind und bietet Ihnen 22 herzhafte und süße Rezepte für Babybrei, die Sie schnell und leicht zubereiten können – mit Mixer oder Pürierstab. Zugrunde liegen die Empfehlungen des *Forschungsinstituts für Kinderernährung* in Dortmund. Folgen Sie am besten dem Aufbau des Rezeptkapitels ab Seite 144. Dann bekommt Ihr Kind die Kost, die seinem Alter entspricht und Ihnen auch das Abstillen erleichtert (→ dazu Seite 131).

In den ersten sechs Lebensmonaten ist Muttermilch die optimale Nahrung, weil sie alle Stoffe enthält, die das Kind für eine gesunde Entwicklung braucht. Wenn Sie nicht stillen können, informiert Sie Ihr Kinderarzt über eine allergenarme Säuglingsnahrung.

Mit Beginn des sechsten Monats leeren sich allmählich die Nährstoffspeicher, die sich Ihr Kind im Mutterleib angelegt hat; vier Milchmahlzeiten allein reichen nicht mehr, Sie müssen mittags einen herzhaften Brei zufüttern. Für die restlichen vier Mahlzeiten geben Sie wie gewohnt Brust oder Fläschchen. Beim Zufüttern sollten Sie Folgendes beachten:

Erstens dürfen Sie nur Lebensmittel wählen, die Säuglinge gut vertragen (→ Kasten Seite 139) und die unbedingt aus biologischem Anbau beziehungsweise artgerechter Tierhaltung stammen sollten. Denn Säuglinge reagieren sensibler auf Umweltbelastungen als Erwachsene. Zweitens braucht Ihr Baby in den ersten Monaten einen ganz eintönigen Speiseplan, damit sein Verdauungssystem nicht überfordert wird und sich ein intaktes Immunsystem aufbauen kann.

BABYS ERSTER BREI …

… ist Möhre pur, denn aufgrund ihres hohen natürlichen Zuckergehaltes schmecken Möhren angenehm süß, und Süßes mögen wir, weil es uns Energie signalisiert. Zudem sind Möhren leicht verdaulich und gesund: Carotinoide darin sorgen für ein starkes Immunsystem, fördern Wachstum und gutes Sehen. Beginnen Sie am bestem im sechsten Monat damit, indem Sie zur »Mittagsmilch« ein wenig Möhrenbrei geben; jetzt sorgt noch der Fettgehalt der Muttermilch dafür, dass Ihr Kind das wichtige Beta-Karotin im Brei gut verwerten kann.

Die erste Zutat, die Sie dem Brei zufügen, sollte Keimöl sein. In den Rezepten ab Seite 144 finden Sie Keimöl aus Mais, Sonnenblumen und Raps, denn Butter vertragen Säuglinge erst ab dem achten

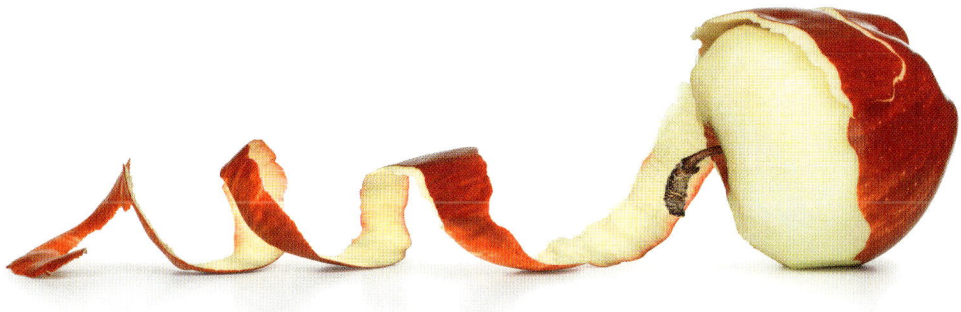

Monat. Als dritte Zutat folgt dann Apfelsaft, der mit Vitamin C angereichert sein kann. Doch Achtung: Obwohl auch Zitrusfrüchte sehr viel Vitamin C enthalten, ist der Saft von Orangen oder gar Zitronen für Säuglinge nicht geeignet; vor dem ersten Lebensjahr reagieren die meisten Kinder auf die Säure von Zitrussäften mit wundem Po.

Herzhaftes zuerst

Brei mit Gemüse, Kartoffeln und auch Fleisch oder Geflügel als erste Beikost für Ihr Baby sind schon geeignet, solange Sie noch stillen oder Fertigmilch füttern. Nach den Möhren werden deshalb Schritt für Schritt weitere Gemüsesorten mit geringem Allergierisiko eingeführt, bis Sie eine (Mutter-) Milch-Mahlzeit durch Gemüse-Kartoffel-Fleisch-Brei ersetzen können, der Ihr Baby mit Eiweiß und Eisen versorgt. Morgens, nachmittags und abends kriegt Ihr Baby wie gewohnt die Brust oder das Fläschchen. Ab dem siebten Monat kommen als Sattmacher anstelle von Mutter- oder Fertigmilch noch Getreide und Milch hinzu.

Das Beste für Ihr Baby ist Ihre Gelassenheit: Gönnen Sie ihm die nötige Ruhe bei seinem ersten Brei. Denn saugen an Brust oder Fläschchen können wir gleich zu Beginn unseres Lebens, während wir erst lernen müssen, vom Löffel zu essen.

Süsses danach

Brei mit süßem Obst verträgt Ihr Baby erst, wenn es an Herzhaftes schon gewohnt ist. Der erste Obstbrei besteht aus gedünstetem Apfel oder Birne mit Mineralwasser; in Teelöffel-Portiönchen schmeckt er Ihrem Kind ab dem sechsten Monat. Beginnen Sie mit milden, süßen Äpfeln, danach kommen reife Birnen, und beide Obstsorten sollten aus kontrolliert ökologischen Anbau stammen. Ab Juli gibt es Aprikosen, dann Nektarinen und Pfirsiche, die Sie als dritte Sorte nehmen können – allerdings müssen die Früchte wirklich reif und süß sein.

Gut zu wissen
Muttermilch oder Fläschchen als erste und zweite Mahlzeit morgens mag Ihr Kind das ganze erste Lebensjahr, obwohl es sich ab dem zehnten Monat allmählich an die normale Familienkost gewöhnen wird.

Mit Obstbrei reichern Sie dann auch den Getreidebrei an, den Ihr Baby ab dem siebten Monat als Zwischenmahlzeit am Nachmittag bekommt. Zwei bis vier Wochen später können Sie diesen Brei dann mit Kuhmilch ergänzen (→ auch Seite 165: *Milch-Getreidebrei)* und als sättigendes Abendessen geben. Gefüttert wird der süße Brei vom siebten bis neunten Monat jeden Tag zweimal: Getreide mit Obst gibt es als dritte Mahlzeit, danach kommt Milch-Getreide-Brei als viertes und letztes Essen vor dem Schlafengehen.

Gesunde Mischkost

Grundsätzlich bekommt Ihr Kind mehr pflanzliche Lebensmittel als Fleisch, Butter und Sahne. Erstens liefern Pflanzen bestimmte Substanzen, die das Verdauungssystem gesund erhalten und – genau wie Muttermilch – das Immunsystem aufbauen und stabilisieren. Zweitens wirkt Gemüse im Körper basenbildend und sorgt für einen ausgeglichenen Säure-Basen-Haushalt.

Doch um den steigenden Eisenbedarf Ihres Kindes zu decken, ist Fleisch das beste und effektivste Lebensmittel: Rind, Schwein und Lamm enthalten noch mehr Eisen als Geflügel.

Fleisch und Geflügel für Ihr Baby sollten Sie nur bei einem Metzger Ihres Vertrauens oder im Biohandel kaufen. Neuland, Verein für tiergerechte und umweltschonende Nutztierhaltung, kennzeichnet Fleisch und Fleischprodukte aus artgerechter und umweltschonender Haltung mit einem Gütesiegel. Den Tieren müssen ausreichend Liege- bzw. Stallfläche und ganzjähriger Auslauf gewährt werden. Gefüttert wird ausschließlich mit heimischen Futtermitteln. Die Prüfung der Richtlinien erfolgt durch ein eigenes unabhängiges Kontrollsystem. Informationen dazu finden Sie im Internet unter *www.neuland-fleisch.de.*

Das richtige Fett

Olivenöl sollte Ihr Baby nur im Wechsel mit Raps-, Sonnenblumen- und Maiskeimöl bekommen. Denn Olivenöl enthält zwar sehr gesunde Fettsäuren, die Herz und Gefäße schützen. Doch für den Stoffwechsel braucht Ihr Kind auch die anderen Öle mit mehrfach ungesättigten Fettsäuren; einige davon sind essenzielle Fettsäuren, die der menschliche Organismus nicht selbst bilden, sondern nur aus der Nahrung aufnehmen kann.

Kalt gepresstes Öl sollten Sie im ersten Lebensjahr noch nicht in den Brei

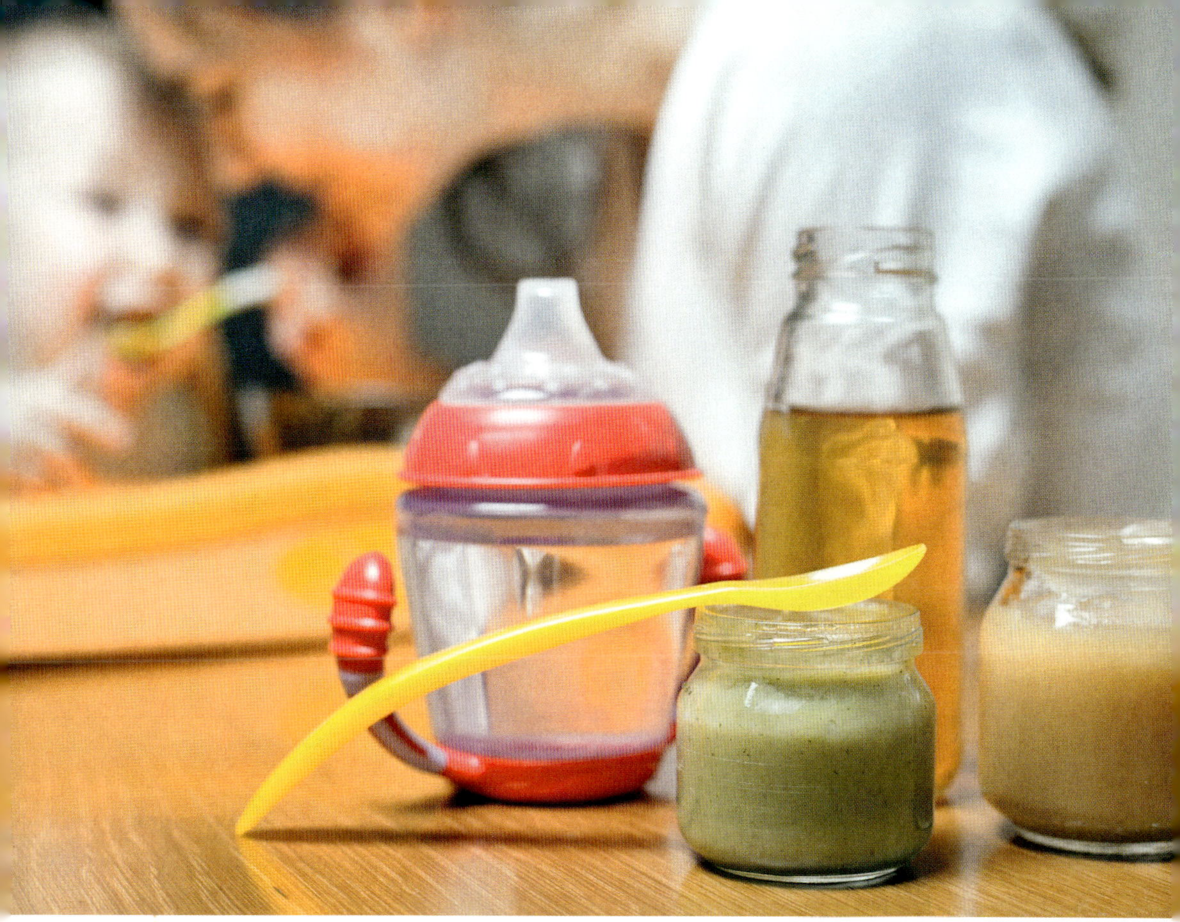

TIPP
Auch in herzhaften Brei können Sie Obstpüree, püriertes rohes Obst oder Fruchtsaft mischen – das gibt noch mehr Vitamine und Bioaktivstoffe.

mischen. Raffinierte Öle dagegen sind aufgrund des Herstellungsprozesses »reiner«; sie enthalten auch keine Eiweißbestandteile mit Allergierisiko.

Butter enthält Milcheiweiß, und Sie dürfen Ihrem Baby das Löffelchen Butter genau wie den Schuss Sahne erst nach Einführung von Kuhmilch (→ Info und Rezept Seite 165) in den Brei mischen. Davor wird der Fettbedarf durch Öl gedeckt.

Vegetarische Babykost

Wenn Sie Ihr Baby vegetarisch ernähren wollen, müssen Sie Fleisch durch Getreide ersetzen – beide Lebensmittel enthalten den wichtigen Mineralstoff Eisen. Im siebten Monat kommen nur eisenreiche Haferflocken infrage, ab dem achten Monat können Sie auch Hirseflocken auf den Speiseplan setzen. Hirse gehört ebenfalls zu den Getreidearten mit reichlich blutbildendem Eisen. Sie enthält Fluor für Knochen und Zähne und ist überdies glutenfrei. Im neunten Monat

ACHTUNG!
Rohes Eigelb im Brei ist wegen der Salmonellengefahr grundsätzlich verboten.

wird dann mit Weichweizengrieß ergänzt. Reisflocken sollten Sie Ihrem Baby nur geben, wenn Sie auch regelmäßig Fleisch füttern, denn für eine vegetarische Ernährung enthält Reis zu wenig Eiweiß und Eisen. Nehmen Sie dann lieber Haferflocken und ergänzen Sie den Brei mit 1 EL Sahne anstelle von Maiskeimöl.

Eiweiß braucht Ihr Kind unbedingt, und eine vegetarische Ernährung mit Milchprodukten und Eiern ist für Säuglinge und Kleinkinder durchaus geeignet, sofern Sie auch hier für eine gesunde Mischkost sorgen. Doch in pflanzlichen Lebensmitteln ist das wichtige Vitamin B_{12} nicht enthalten; deshalb können wir vegane Ernährung für Säuglinge, (Klein-) Kinder und Jugendliche, die sich noch im Wachstum befinden, nicht empfehlen.

Eigelb statt Fleisch?

Das wird in manchen Ratgebern für Säuglingsernährung vor allem für vegetarische Kost empfohlen. Tatsächlich liefert die Verbindung von Ei mit Kartoffeln oder Getreide sehr hochwertiges Eiweiß, das der menschliche Organismus gut verwerten kann. Dennoch rät das Dortmunder *Forschungsinstitut für Kinderernährung* von Eigelb im Babybrei ab. Denn obwohl Eigelb viele Nährstoffe enthält, ist es für die Ernährung von Säuglingen nicht notwendig: Eiweiß und Fett bekommt Ihr Kind außer mit Fleisch auch mit Kartoffeln, Haferflocken und Öl. Das Eisen im Eigelb ist für den Organismus schwer zu verwerten. Zudem gehören Eier zu den Lebensmitteln mit hohem Allergierisiko. Falls Sie sich dennoch für Ei entscheiden: Sie müssen ganz frische Eier aus Freilandhaltung nehmen und sie mindestens acht Minuten kochen; ein Beispiel für Babybrei mit Eigelb sind *Erbsen mit Kartoffeln* (→ Seite 152).

Kochen fürs Baby

Die Zubereitung von Babynahrung sollte rasch und absolut hygienisch vonstatten gehen. Nach unserer Auffassung eignen sich dafür am besten kleine Standmixer, denn Sie können die wenigen Zutaten darin gut zerkleinern. In großen Standmixern oder Blitzhackern bleiben solche Minimengen meist an den Wänden des Gefäßes haften und lassen sich dann nicht mehr pürieren. Auch Pürierstäbe sind für Minimengen eher unpraktisch; außerdem darf man nie vergessen, den Stecker zu ziehen, bevor man den Stab reinigt.

Seefisch, obwohl wichtige Jod-Quelle, brauchen Sie im ersten Lebensjahr nicht zu füttern. Säuglinge decken ihren Jodbedarf im Wesentlichen durch Muttermilch oder Fertigmilch und nicht beim Zufüttern durch Brei. Außerdem zählt Fisch zu den Lebensmitteln, die häufig Allergien auslösen.

Gut und schlecht im ersten Lebensjahr

- ☺ Nährstoffreiches Gemüse, das nicht bläht: Möhren, Pastinaken, Fenchel, Zucchini, Kürbis, Brokkoli, Blumenkohl
- ☺ Vitaminreiches Obst mit wenig Säure: Apfel, Birne, Banane, Aprikose, Pfirsich, Nektarine, Heidelbeeren
- ☺ Pflanzenöl für den Fettbedarf sind Maiskeimöl, Sonnenblumenöl, Rapsöl, Olivenöl
- ☺ Mageres Fleisch als Eiweiß- und Eisenlieferanten sind Rind, Kalb, Schwein, Lamm und Geflügel
- ☺ Leicht verdauliches, allergenarmes Getreide sind Haferflocken, Hirseflocken, Reisflocken, Milchreis, Weichweizengrieß, Dinkelgrieß

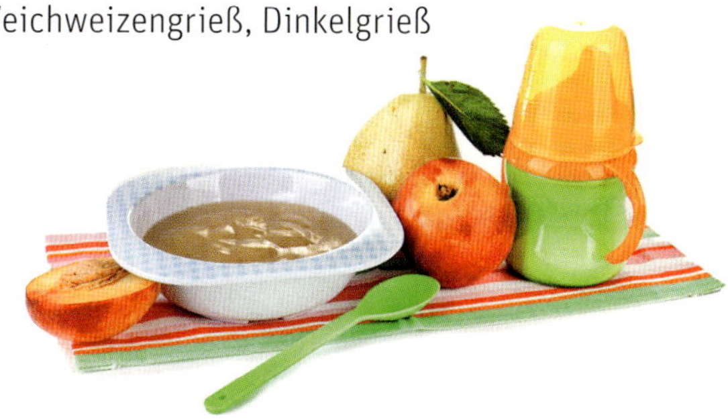

- ☹ Gemüse wie Paprikaschoten, Spinat und Tomaten
- ☹ Obst wie Zitrusfrüchte, Rhabarber, Erdbeeren, Exoten-Obst – auch als Saft
- ☹ Tierische Lebensmittel wie Wild, Wurst und Schinken
- ☹ Fett wie Margarine oder Kokosfett
- ☹ Aromatisches wie Salz, Gewürze und Essig
- ☹ Süßes wie Zucker, Honig, Sirup und selbstverständlich Süßstoff
- ☹ Nüsse, Samen und Kerne

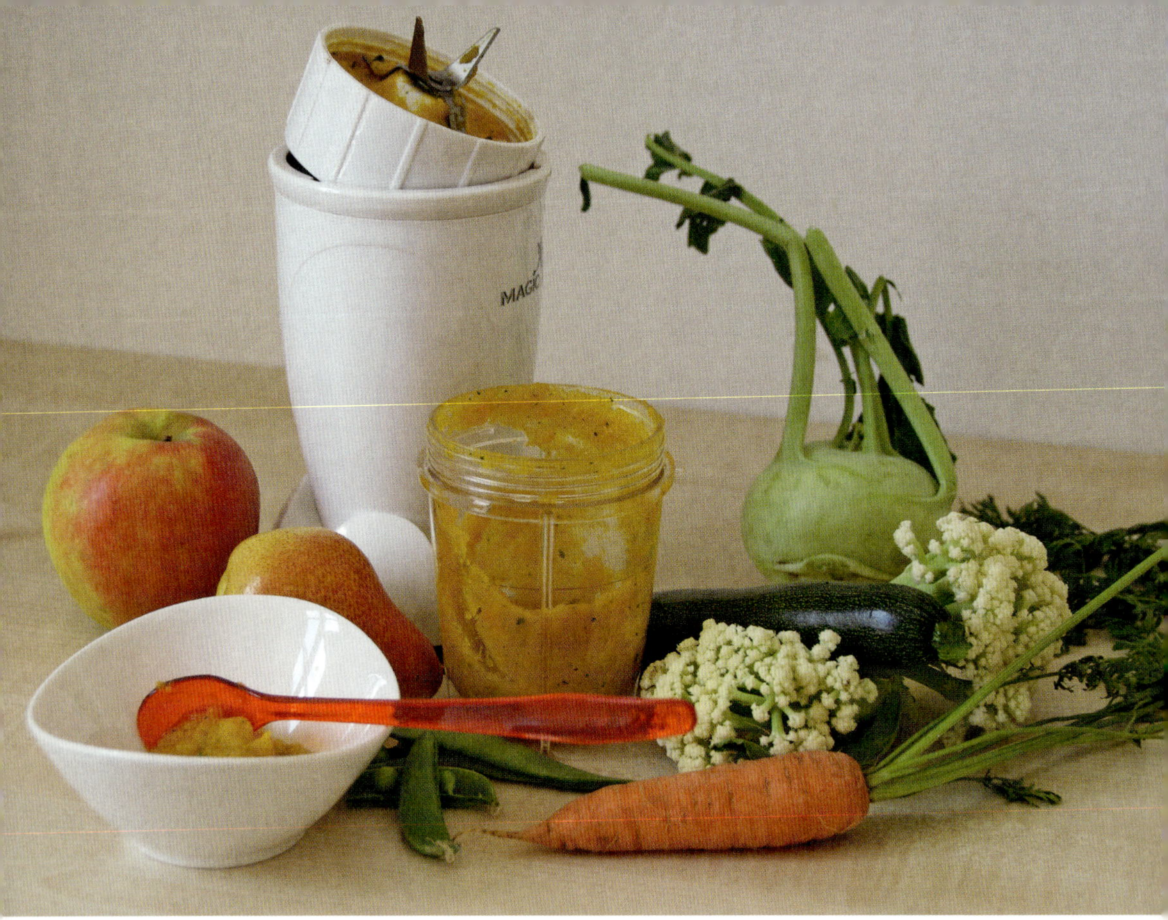

Handliches Teil

Verständlicherweise kann ich hier keine Empfehlung aussprechen, sondern nur aus Erfahrung berichten. Mit einem sogenannten Mini-Mixer kann man wunderbar Smoothies mischen und Gemüse pürieren (ich selbst arbeite seit Jahren mit einem *Magic Maxx*); natürlich ist ein solches Gerät auch bestens für die Zubereitung von Babybreien geeignet. Der handliche Mixer kann immer griffbereit in der Küche stehen, lässt sich rasch zusammenbauen und leicht reinigen: Die Teile muss man nur unter heißem Wasser gründlich abspülen und zum Trocknen auf ein sauberes Küchentuch stülpen. Die Becher und die Deckel kann man meist auch in der Spülmaschine reinigen.

Für den Brei der ersten Monate reichen kleine Mixbecher, danach nimmt man – wenn vorhanden – lieber große. Gemüse und Früchte schneidet man vorab klein, damit sie beim Garen weich genug für einen geschmeidigen Brei werden. Die gekochten Zutaten füllt man dann gleich in den Becher und lässt sie darin lauwarm oder auf Esstemperatur fürs Baby abkühlen. Dann schraubt man das Kreuzmesser auf und püriert alles zum Brei. Gefüttert wird direkt aus dem Becher – das spart zusätzlichen

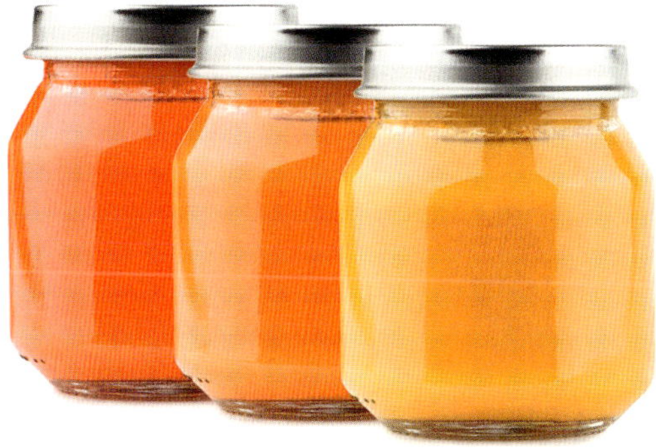

Abwasch. Praktisch bei Babys ersten Löffelversuchen, wenn Sie Milchmahlzeit und Brei kombinieren wollen: Den fertigen Brei im Becher bereitstellen und mit dem Schraubverschluss-Deckel hygienisch verschließen, solange das Baby trinkt.

Aus dem Tiefkühler

Herzhaften und süßen Brei können Sie auf Vorrat kochen und portionsweise einfrieren. Denken Sie bitte daran, dass die Portionen winzig sein sollen – vor allem in den ersten Monaten, wenn Ihr Kleines nur ein paar Löffelchen schafft. Tiefgefrorenen und einmal erhitzten Baby-Brei dürfen Sie wegen der Gefahr von Keimen nicht erneut einfrieren und/oder aufwärmen. Gemüse- und Obstbrei frieren Sie zum Beispiel in Eiswürfelbehältern ein.

Alle Rezepte in diesem Kapitel reichen für zwei Baby-Mahlzeiten. Wenn Sie eine größere Portion für Ihre eigene Mahlzeit brauchen, verdoppeln Sie einfach die Zutaten.

Selbstverständlich wird tiefgefrorener Baby-Brei erst zum Essen aufgetaut und erwärmt – am besten im heißen Wasserbad. Experten raten, den aufgetauten Brei einmal kräftig aufzukochen und dann unter Rühren möglichst rasch auf die richtige Esstemperatur von etwa 37 °C abkühlen zu lassen.

Für die Mikrowelle brauchen Sie mikrowellengeeignetes Geschirr. Die Gläschen oder speziellen Boxen müssen Sie vorab öffnen, damit kein Überdruck entsteht. Vor dem Füttern müssen Sie den Brei gut durchrühren und noch eigens auf die richtige Temperatur prüfen: Säuglinge vertragen lauwarmes Essen am besten.

Bei der Mikrowelle scheiden sich die Geister. Aus umweltmedizinischen und ernährungsphysiologischen Gründen raten wir vom Kochen in der Mikrowelle unbedingt ab. Im Notfall kann mal das Essen darin erwärmt werden, aber bitte nie die Milch!

10 TIPPS FÜR BABYKOST

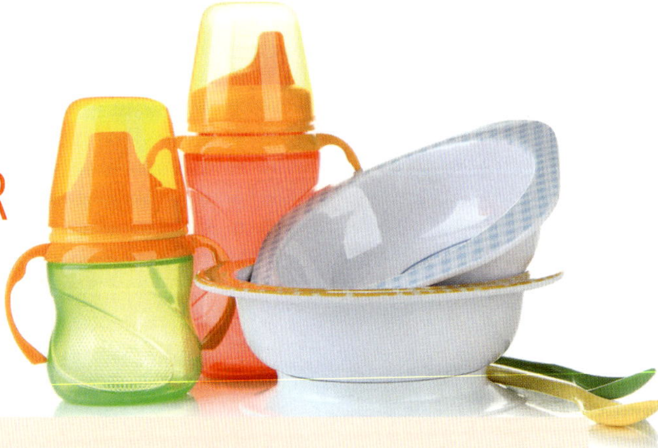

1 Bauen Sie während des ersten Monats die Beikost langsam auf: Pro Woche sollten Sie nur ein neues Lebensmittel einführen.

2 Damit Sie feststellen können, ob Ihr Kind eine neue Zutat verträgt, füttern Sie diese einige Tage lang. Treten in dieser Zeit keine Symptome auf, nehmen Sie das nächste Lebensmittel in den Speiseplan auf.

3 Ein Babybrei wird grundsätzlich nicht gewürzt, denn Salz, Gewürze, Zucker oder Honig vertragen Säuglinge nicht.

4 Ob Sie den Brei vor dem Stillen oder danach füttern, entscheiden Sie selbst. Einschlägige Bücher zur Babyernährung geben keine einheitlichen Ratschläge.

5 Nehmen Sie zum Füttern einen flachen, schmalen Löffel, von dem Ihr Kind den Brei auch lutschen kann.

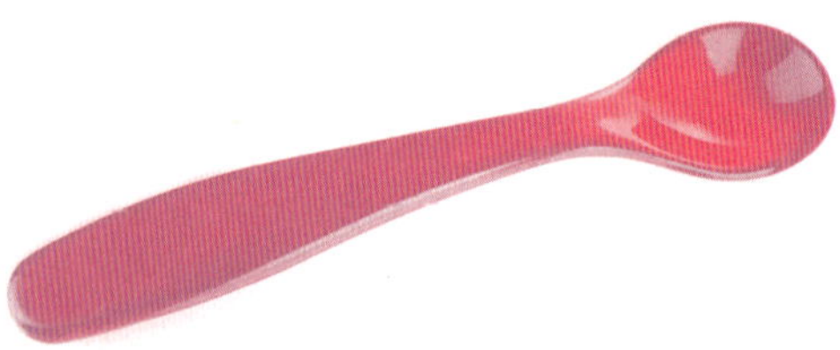

Die beste und wirklich sichere Alternative zum Trinkwasser aus der Leitung ist stilles Mineralwasser mit dem Vermerk »für die Zubereitung von Säuglingsnahrung geeignet«, denn es enthält kaum Kochsalz und Nitrat.

6 Obst müssen Sie immer waschen und schälen, gegebenenfalls entsteinen oder entkernen und dann pürieren.

7 Grundsätzlich füttern Sie zuerst gegartes Obst oder Obstsaft, rohes Obst erst in den späteren Lebensmonaten.

8 Fleisch und Geflügel für Babys sollten aus artgerechter Tierhaltung stammen (→ Seite 58).

9 Milchprodukte wie Vollmilch und Sahne erst ab dem siebten Monat verwenden und vorab auf Verträglichkeit testen (→ Seite 165)

10 Mit Butter können Sie den Brei anreichern, sobald Sie Kuhmilch in die Ernährung aufgenommen haben.

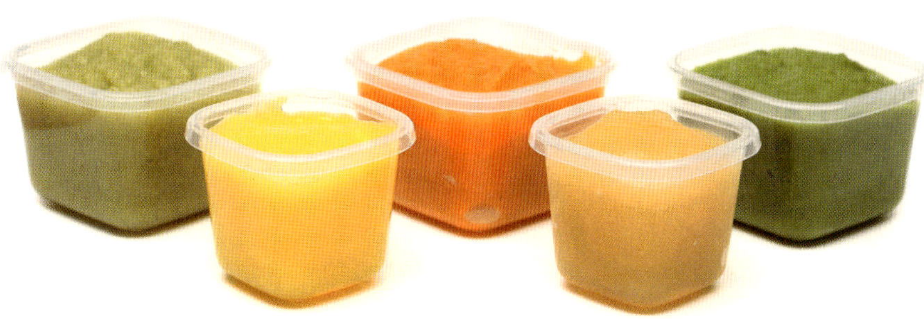

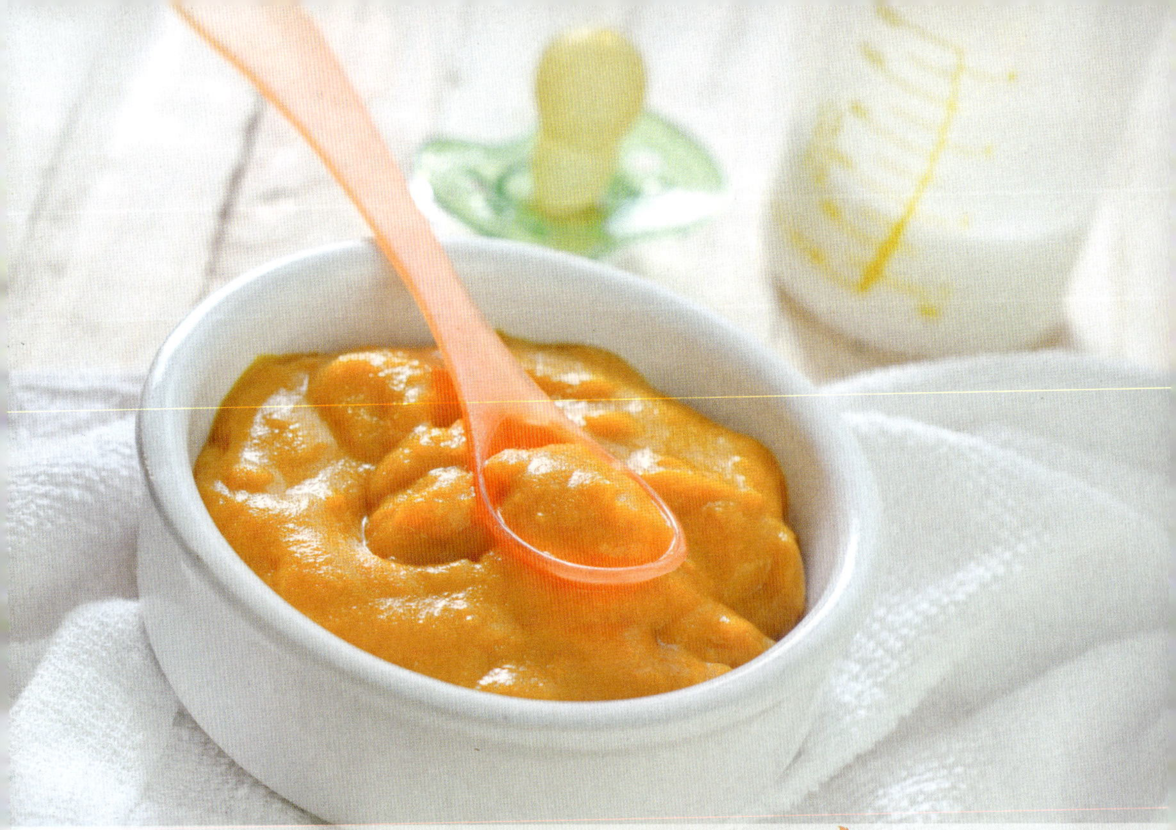

DER ERSTE MÖHRENBREI

ab 6. Monat

ZUTATEN FÜR 2 PORTIONEN

2 junge Möhren

5–6 EL stilles Mineralwasser (→ Seite 143)

Einige Tropfen Maiskeimöl

1 Die Möhren waschen, schaben und in dünne Scheiben schneiden.

2 Das Mineralwasser in einem kleinen Topf aufkochen, die Möhren und das Öl zugeben, erneut aufkochen und zugedeckt in etwa 10 Minuten ganz weich dünsten.

3 Alles in den Mixer geben, lauwarm abkühlen lassen und ganz fein pürieren.

TIPP

An die neue Beikost muss sich das Verdauungssystem Ihres Kindes gewöhnen: Manche Säuglinge reagieren auf Möhren mit Verstopfung oder Hautproblemen. In diesem Fall nehmen Sie Pastinaken (→ Seite 32) oder Zucchini, die es das ganze Jahr über zu kaufen gibt. Im Herbst eignet sich Kürbis, und auch Brokkoli ist eine Alternative zu Möhren – leicht verdaulich und genauso reich an Beta-Karotin.

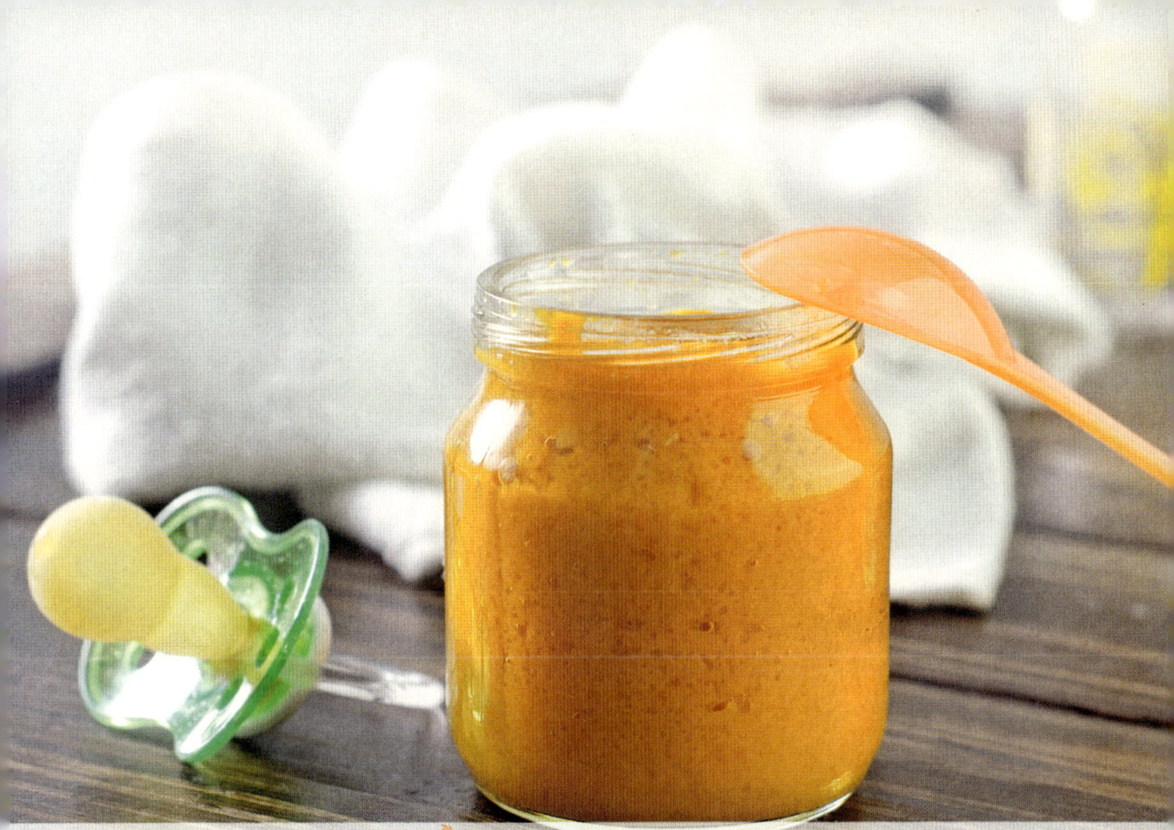

KÜRBISBREI

ab 6. Monat

ZUTATEN FÜR 2 PORTIONEN

90 g rotes Hokkaido-Kürbisfleisch

125 ml stilles Mineralwasser (→ Seite 143)

3 EL Apfelsaft mit Vitamin C

2 TL Maiskeimöl

1 Den gewaschenen Kürbis klein würfeln, mit dem Mineralwasser aufkochen und zugedeckt bei schwacher bis mittlerer Hitze in etwa 10 Minuten weich dünsten.

2 Den Kürbis nun mit Kochwasser, Saft und Öl in den Mixer geben und lauwarm abkühlen lassen, dann fein pürieren.

TIPP

Zu Beginn des Zufütterns schafft Ihr Baby vermutlich nur ein paar Teelöffel Brei, denn noch ist es Saugen gewohnt; essen muss es erst lernen. Sehr hungrige Säuglinge wollen lieber erst die Brust; versuchen Sie es dann nach der halben Mahlzeit erneut mit dem Brei. Machen Sie einen Test: Wenn Ihr Kind Sie neugierig beim Essen beobachtet, mag es den Brei vielleicht schon vorab und stillt seinen Hunger danach mit Muttermilch.

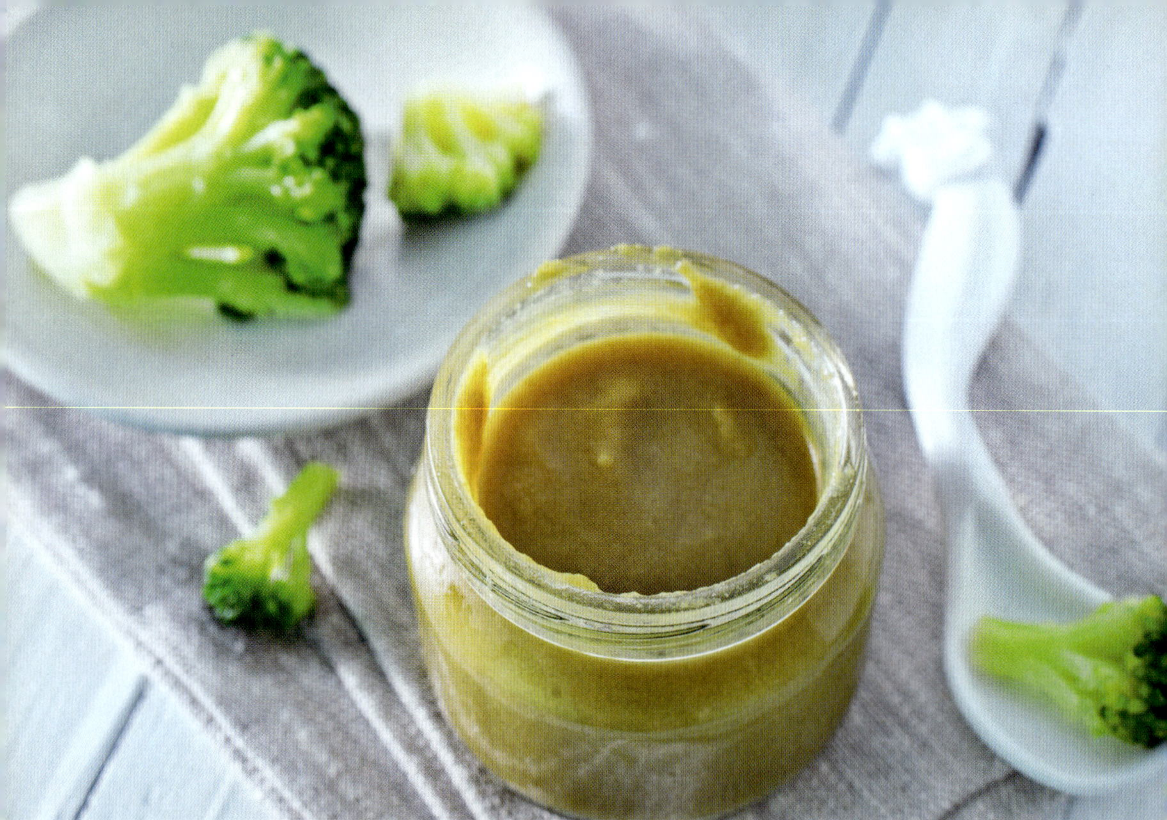

BROKKOLIBREI MIT KARTOFFELN

ab 6. Monat

ZUTATEN FÜR 1–2 PORTIONEN

1 mittelgroße Kartoffel

200 g Brokkoliröschen

200 ml stilles Mineralwasser (→ Seite 143)

4 EL Apfelsaft

1 TL Sonnenblumenöl

1 Die Kartoffel schälen, waschen, würfeln und mit dem Mineralwasser aufkochen. Den Brokkoli waschen, grob zerkleinern und zugeben. Dann erneut aufkochen und zugedeckt bei schwacher bis mittlerer Hitze in etwa 10 Minuten ganz weich dünsten.

2 Kartoffel und Brokkoli mit Apfelsaft und Öl in den Mixer geben und lauwarm abkühlen lassen, dann alles fein pürieren.

TIPP

Brokkoli enthält Beta-Karotin sowie schwefelhaltige Verbindungen, die vor Infektionen schützen. Falls Sie keinen frischen Brokkoli in guter Qualität bekommen, nehmen Sie Tiefkühlware, allerdings nur pur, keine Zubereitung mit Sahne, Crème fraîche, Gewürzen oder ähnlichen Zutaten.

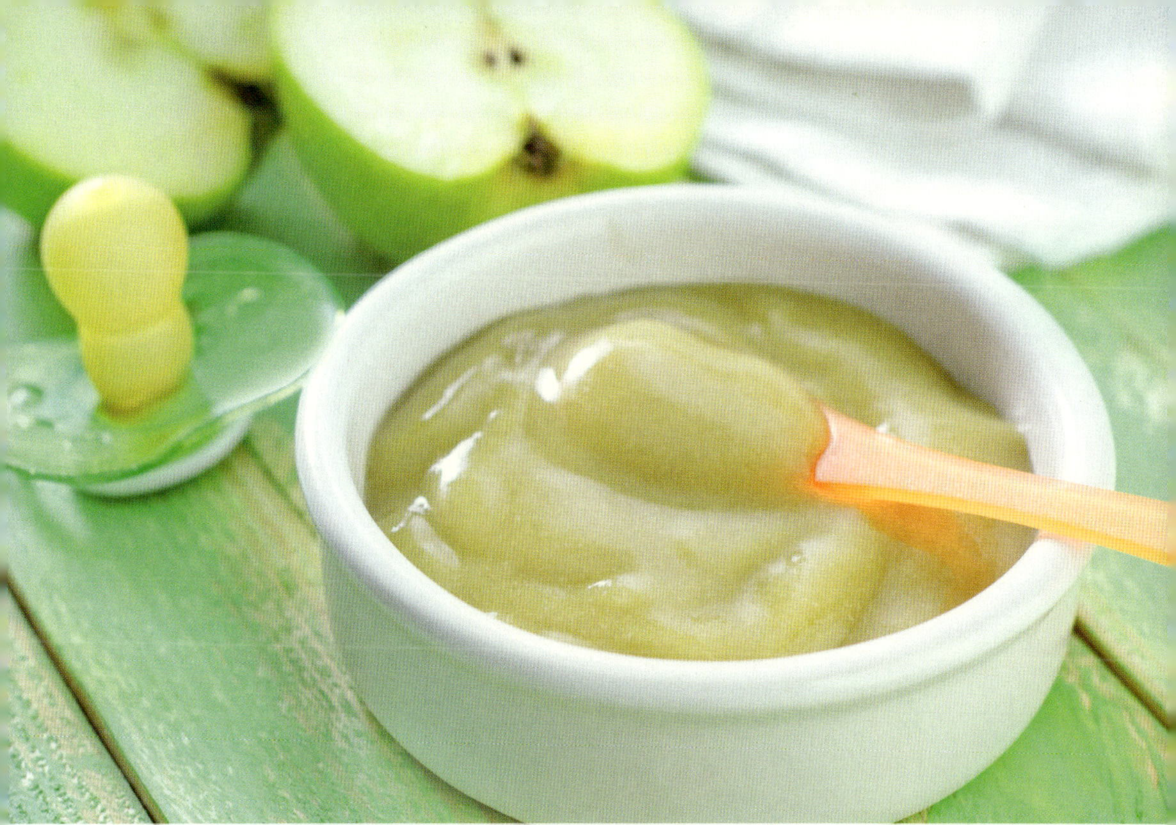

SELLERIEBREI MIT APFEL

ab 7. Monat

ZUTATEN FÜR 2 PORTIONEN

50 g Kartoffel

100 g zarter Stangensellerie

Etwa 200 ml stilles Mineralwasser (→ Seite 143)

1 kleiner Apfel

1 kleine Banane

3 EL Apfelsaft mit Vitamin C

1 EL Instant-Reisflocken

2 TL Rapsöl

1 Die Kartoffel schälen, waschen und würfeln, den Sellerie waschen und in kleine Stücke schneiden.

2 Die Kartoffel mit dem Mineralwasser aufkochen, den Sellerie zugeben, erneut aufkochen und zugedeckt bei schwacher bis mittlerer Hitze in etwa 10 Minuten ganz weich dünsten.

3 Den Apfel schälen und vom Kerngehäuse befreien, die Banane schälen, dann beide Zutaten zerkleinern und mit dem Apfelsaft, den Flocken und dem Öl in den Mixer geben. Kartoffel und Sellerie hinzufügen und alles pürieren.

TIPP

Schon im siebten Monat können Sie Gemüse-Kartoffelbrei mit Fleisch ergänzen – nicht nur als Quelle für hochwertiges Eiweiß, sondern auch für leicht resorbierbares Nahrungs-Eisen, das Ihr Baby jetzt braucht.

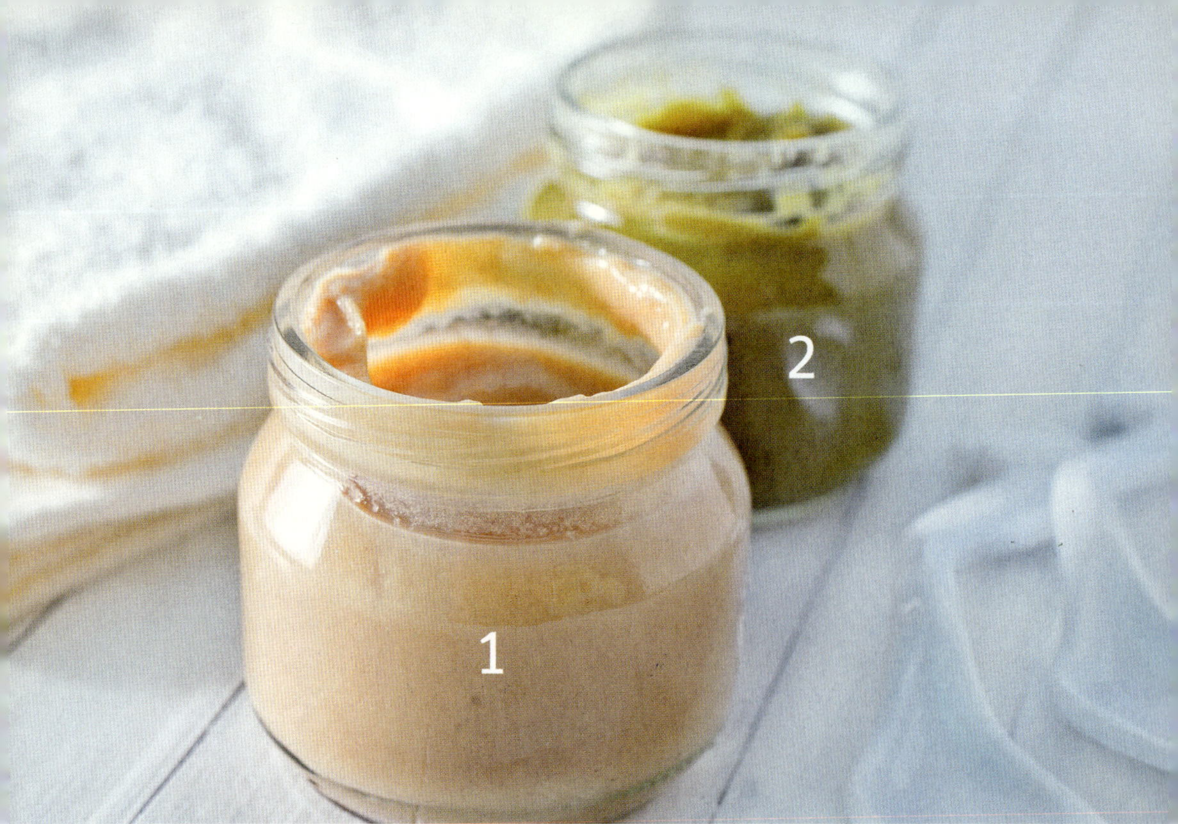

1 MÖHRENBREI MIT KALBFLEISCH

ab 7. Monat

Zutaten für 2 Portionen

30 g Kalbsfilet

2 kleine zarte Möhren

50 g Kartoffel

125 ml stilles Mineralwasser (→ Seite 143)

3 EL Apfelsaft mit Vitamin C

2 TL Rapsöl

1 Das Fleisch würfeln, die Möhren und die Kartoffel schälen, waschen und zerkleinern.

2 Kartoffel mit dem Mineralwasser aufkochen, Fleisch und Möhren zugeben, erneut aufkochen und zugedeckt in etwa 10 Minuten ganz weich dünsten.

3 Alles mit dem Kochwasser, dem Apfelsaft und dem Öl in den Mixer geben und lauwarm abkühlen lassen, dann pürieren.

Tipp

Möhrenblättchen sind zwar auch sehr gesund, lassen sich aber oft nicht fein pürieren, sodass Ihr Baby sich daran verschlucken könnte.

2 GEMÜSEBREI MIT HÄHNCHEN

ab 7. Monat

ZUTATEN FÜR 2 PORTIONEN

25 g Hähnchenbrust

50 g Kohlrabi

50 g Kartoffel

50 g Blumenkohl oder Brokkoliröschen

125 ml stilles Mineralwasser (→ Seite 143)

50 g Apfel

2 TL Sonnenblumenöl

1 Das Fleisch würfeln, Kohlrabi und Kartoffel waschen, schälen und in dünne Scheiben schneiden. Blumenkohl oder Brokkoli waschen und zerkleinern.

2 Kartoffel mit Mineralwasser aufkochen, Fleisch und Gemüse zugeben, aufkochen und zugedeckt bei schwacher bis mittlerer Hitze in etwa 10 Minuten weich dünsten.

3 Kartoffel, Fleisch und Gemüse mit Kochwasser, dem geschälten zerkleinerten Apfel und das Öl in den Mixer geben, lauwarm abkühlen lassen und dann pürieren.

TIPP

Verwenden Sie auch die jungen, zarten Kohlrabiblättchen, die noch mehr Vitalstoffe enthalten als die Knollen.

KOMBINATIONEN FÜR HERZHAFTEN BREI

Sie brauchen nicht für jeden neuen Brei auch ein eigenes Rezept. Bleiben Sie bis Ende des siebten Monats einfach bei maximal sieben verschiedenen Zutaten und führen Sie pro Mahlzeit immer nur ein neues Lebensmittel ein: Kartoffel, Fleisch oder Haferflocken, 1 bis 2 Gemüsesorten, Obst oder Obstsaft, Wasser und Pflanzenöl. Hier ein paar Beispiele:

* Kartoffel, Kürbis, Pastinake, Apfel, Haferflocken, Maiskeimöl
* Kartoffel, Zucchini, Haferflocken, Banane, Rapsöl
* Kartoffel, Kohlrabi, Hähnchenbrust, Apfel, Sonnenblumenöl
* Kartoffel, Putenbrust, Blumenkohl, Fenchel, Möhrensaft, Rapsöl
* Kartoffel, Rindfleisch, Brokkoli, Möhre, Apfelsaft, Olivenöl

Für vegetarischen Brei ersetzen Sie Hähnchen und eventuell auch Öl durch 1 EL Sahne, die zusammen mit Kartoffeln oder Getreide(-flocken) sehr hochwertiges Eiweiß und dazu auch noch genügend Fett liefert.

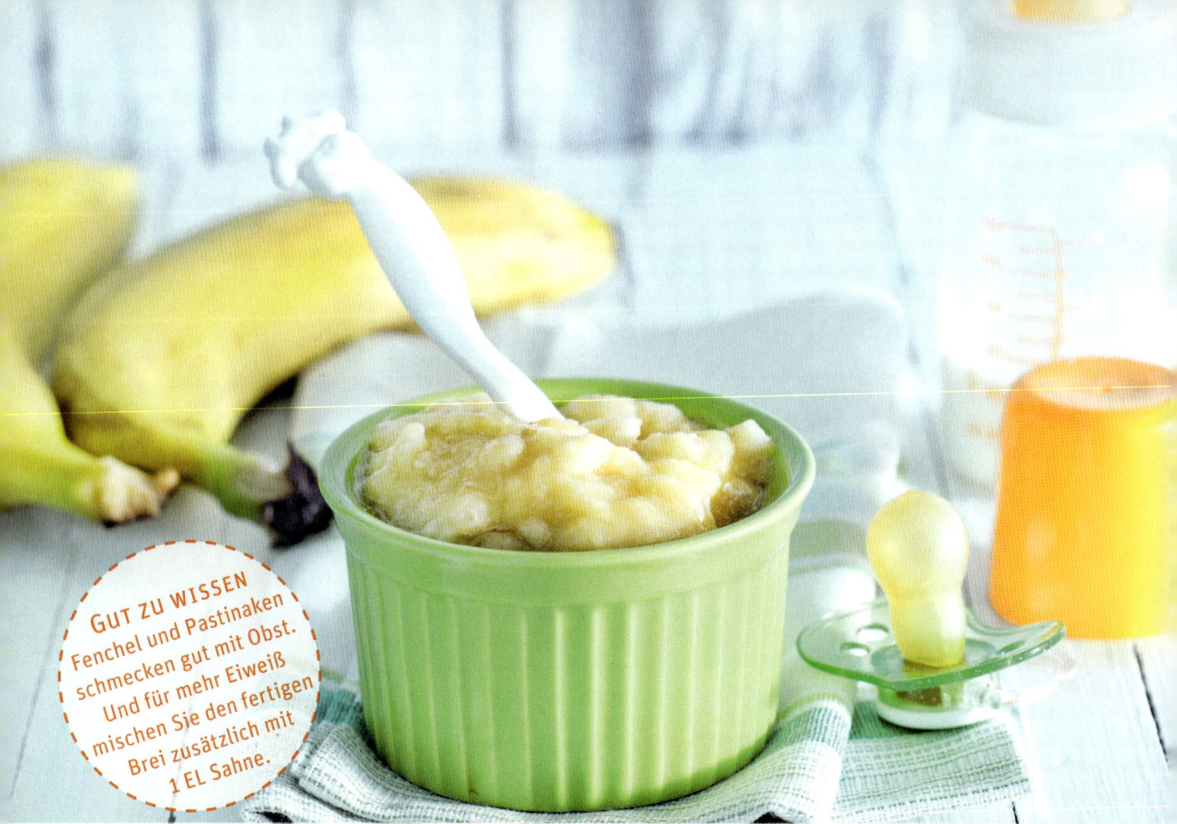

GUT ZU WISSEN
Fenchel und Pastinaken schmecken gut mit Obst. Und für mehr Eiweiß mischen Sie den fertigen Brei zusätzlich mit 1 EL Sahne.

GEMÜSEBREI MIT BANANE

ab 7. Monat

ZUTATEN FÜR 2 PORTIONEN

100 g zarter Fenchel

50 g Pastinake

125 ml stilles Mineralwasser (→ Seite 143)

½ Banane

3 EL Apfelsaft mit Vitamin C

2 TL Raps- oder Sonnenblumenöl

1 Den Fenchel und die Pastinake waschen. Fenchel gegebenenfalls vom keilförmigen Strunk befreien, die Pastinake schälen. Beide Zutaten in dünne Scheiben schneiden.

2 Mineralwasser aufkochen, Fenchel und Pastinake zugeben, erneut aufkochen und zugedeckt bei schwacher bis mittlerer Hitze in etwa 10 Minuten ganz weich dünsten. Dann mit der geschälten Banane, Apfelsaft und Öl in den Mixer geben und fein pürieren.

TIPP

Solange Sie Ihr Baby stillen, bekommt es Vitamine in richtiger Mischung und Menge über die Muttermilch – vorausgesetzt natürlich, Sie ernähren sich ausgewogen. Beim Zufüttern sind dann frisches Obst und mit Vitamin C angereicherte Säfte sehr wichtig für Ihr Kind, damit auch jetzt die Vitaminversorgung stimmt.

ZUCCHINIBREI MIT PUTE

ab 7. Monat

Zutaten für 2 Portionen

50 g Putenbrustfilet

1 Kartoffel (etwa 100 g)

200 g junge schlanke Zucchini

200 ml stilles Mineralwasser (→ Seite 143)

5–6 EL Apfelsaft mit Vitamin C

2 TL Maiskeimöl

1 Das Fleisch kalt abspülen, trockentupfen und würfeln. Die Kartoffel und die Zucchini waschen. Die Kartoffel schälen, die Zucchini von Stiel- und Blütenansatz befreien. Beide Zutaten in dünne Scheiben schneiden.

2 Die Kartoffeln mit dem Mineralwasser aufkochen, dann das Fleisch und die Zucchini zugeben, erneut aufkochen und zugedeckt bei schwacher bis mittlerer Hitze in etwa 10 Minuten ganz weich dünsten. Dann mit Apfelsaft und Öl in den Mixer geben, lauwarm abkühlen lassen und pürieren.

GEMÜSE-OBSTBREI MIT FILET

ab 8. Monat

Zutaten für 2 Portionen

1 große Kartoffel

200 ml stilles Mineralwasser (→ Seite 143)

60 g Kalbsfilet

200 g Blumenkohlröschen

1 kleine reife Birne

2 TL Olivenöl

1 Die Kartoffel schälen, waschen und würfeln und mit dem Mineralwasser aufkochen. Das Fleisch kalt abspülen, trockentupfen und würfeln, den Blumenkohl waschen und zerkleinern.

2 Fleisch und Blumenkohl zur Kartoffel geben, erneut aufkochen und zugedeckt in etwa 10 Minuten ganz weich dünsten.

3 Fleisch, Kartoffel und Blumenkohl mit dem Kochwasser in den Mixer geben. Die Birne schälen, entkernen und würfeln, dann mit dem Öl in den Mixer geben und alles pürieren.

Tipp

Die meisten Babys mögen herzhaften Brei mittags und essen abends lieber Süßes wie Obstbrei oder Milch-Getreidebrei. Und manche essen am liebsten immer dasselbe. Solange Sie stillen, schadet das nicht, doch sollten Sie Ihr Kind rechtzeitig an Mischkost gewöhnen.

ERBSEN MIT KARTOFFELN

ab 9. Monat

ZUTATEN FÜR 2 PORTIONEN

100 g mehligkochende Kartoffel

Etwa 125 ml stilles Mineralwasser (→ Seite 143)

50 g grüne Erbsen

1 EL Buchstaben-Nudeln

2 TL Olivenöl

½ Apfel

1 TL Petersilienblättchen

1 Die Kartoffel schälen, waschen und würfeln und mit dem Mineralwasser etwa 5 Minuten garen. Die gewaschenen Erbsen und die Nudeln hinzufügen, erneut aufkochen und noch 5 bis 7 Minuten garen, bis alle Zutaten weich sind.

2 Dann mit dem Kochwasser und dem Öl in den Mixer geben und lauwarm abkühlen lassen. Den Apfel schälen, vom Kerngehäuse befreien, zerkleinern und die Petersilienblättchen waschen. Beide Zutaten in den Mixer geben und alles pürieren.

TIPP
Mit den ersten Zähnchen kann Ihr Kind feines Vollkornbrot mit Butter essen – so lernt es gründliches Kauen.

GUT ZU WISSEN

Herzhafter Brei wird sehr oft mit Kartoffeln zubereitet, denn die Knollen sind gewöhnlich nicht allergen, machen satt, sind zusammen mit Milchprodukten eine hervorragende Proteinquelle und enthalten außer viel Vitamin C noch reichlich Kalium. Dieser Mineralstoff unterstützt den kindlichen Organismus bei der Bildung von Zellmasse und körpereigenem Eiweiß. Zunächst brauchen Säuglinge Kartoffeln also noch viel notwendiger als Reis oder Nudeln.

Doch sobald Sie ab dem achten Monat Milch-Getreidebrei füttern, kann Ihr Baby Getreide auch im herzhaften Brei essen – im ersten Lebensjahr allerdings nur allergenarme Sorten. Am besten nehmen Sie Haferflocken oder Flocken aus Reis und Hirse, die genau wie Mais glutenfrei sind. Besonders praktisch sind Instant-Getreideflocken, die man nicht kochen, sondern nur mit kochendem Wasser übergießen muss – richten Sie sich bitte nach den Angaben auf der Packung. Vollkornflocken liefern noch eine gute Portion pflanzliches Eiweiß, dazu Eisen und Ballaststoffe für die Entwicklung der intakten Darmflora. Nach diesen Getreidearten können Sie dann auch Weichweizen- und Dinkelgrieß einführen.

Ab dem zehnten Monat müssen Sie den Brei nicht mehr pürieren, sondern können die weichen Zutaten mit der Gabel zerdrücken.

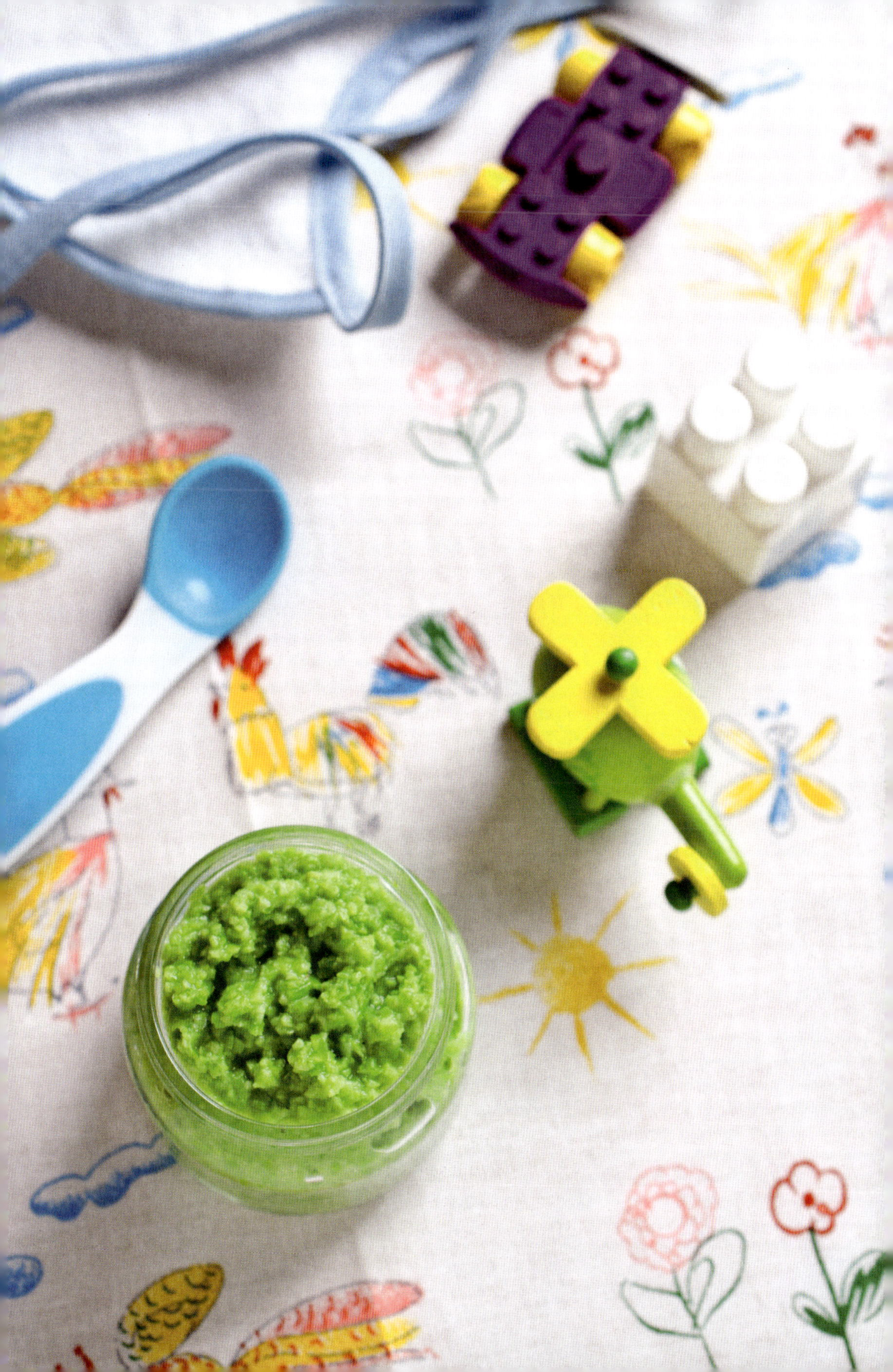

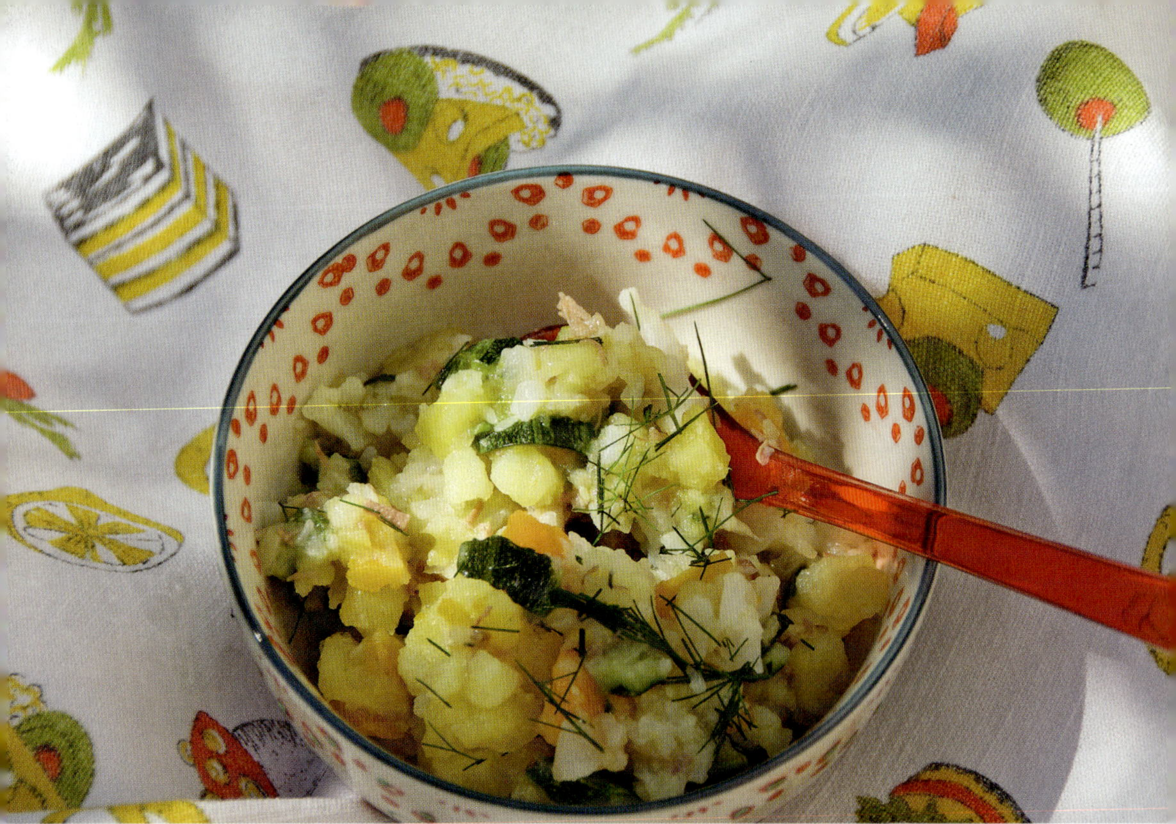

GEMÜSETÖPFCHEN

ab 12. Monat

ZUTATEN FÜR 2 PORTIONEN

400 g Kartoffeln, Möhren, Blumenkohl und Zucchini gemischt

200 ml Fleisch- oder Gemüsebrühe

50 g Rinder- oder Lammhackfleisch

1 TL Butter

Eventuell fein zerkleinertes Fenchelgrün

1 Kartoffeln und Möhren schälen, waschen und würfeln, Blumenkohl und Zucchini waschen und fein zerkleinern.

2 Die Brühe in einem kleinen Topf aufkochen, das Fleisch dazugeben und mit einer Gabel in der Brühe zerkrümeln. Dann die Kartoffeln und das Gemüse hinzufügen, erneut aufkochen und alles zugedeckt etwa 15 Minuten sanft kochen, bis Kartoffeln und Gemüse sehr weich sind.

3 Die Kartoffeln und das Gemüse in der Brühe mit dem Kartoffelstampfer grob oder fein zerdrücken. Mit Butter und eventuell Fenchelgrün mischen und lauwarm abkühlen lassen.

TIPP

Statt Hackfleisch können Sie auch fein zerkleinertes Puten- oder Hähnchenfleisch mit Kartoffeln und Gemüse garen.

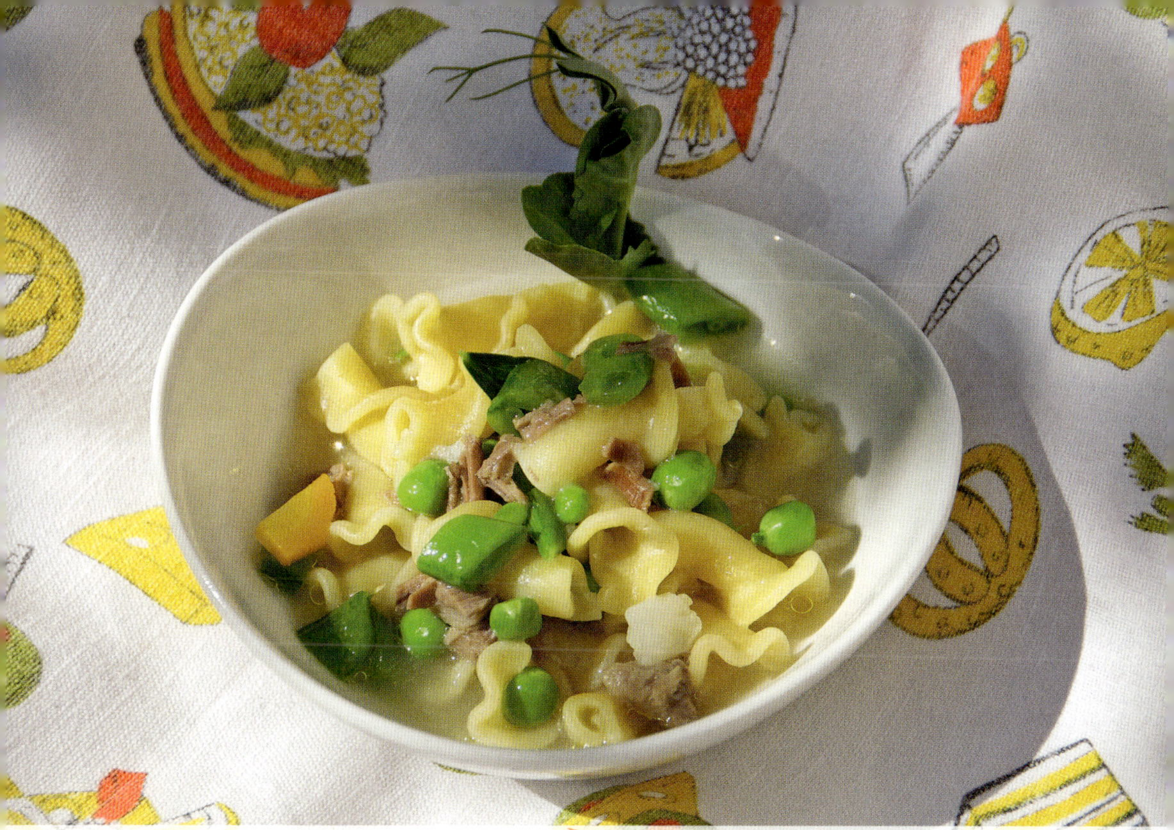

NUDELTÖPFCHEN

ab 12. Monat

Zutaten für 1 Portion

- 2 EL gepalte Erbsen
- 2 Zuckererbsen
- ½ kleine Möhre
- 1–2 TL gegartes Rind- oder Kalbfleisch
- 200 ml Fleisch- oder Gemüsebrühe
- 1 Handvoll kurze Nudeln

1 Die Erbsen und die Zuckererbsen waschen und die Zuckererbsen in Streifen schneiden. Die geschälte Möhre und das Fleisch fein zerkleinern.

2 Die Brühe mit den Nudeln aufkochen, die Erbsen, die Zuckererbsen und das Fleisch dazugeben und erneut aufkochen. Dann alles zugedeckt etwa 15 Minuten sanft kochen, bis Nudeln, Gemüse und Fleisch sehr weich sind.

3 Die Nudeln und die Erbsen nach Wunsch mit einer Gabel zerdrücken und das Nudeltöpfchen lauwarm abkühlen lassen.

Tipp

Lebensmittel, die Sie so früh wie möglich füttern, wird Ihr Kind gewissermaßen in seinem kulinarischen Gedächtnis speichern und oft lebenslang gern essen. Deshalb sind Gemüse und Obst so wichtig auf Babys Speiseplan.

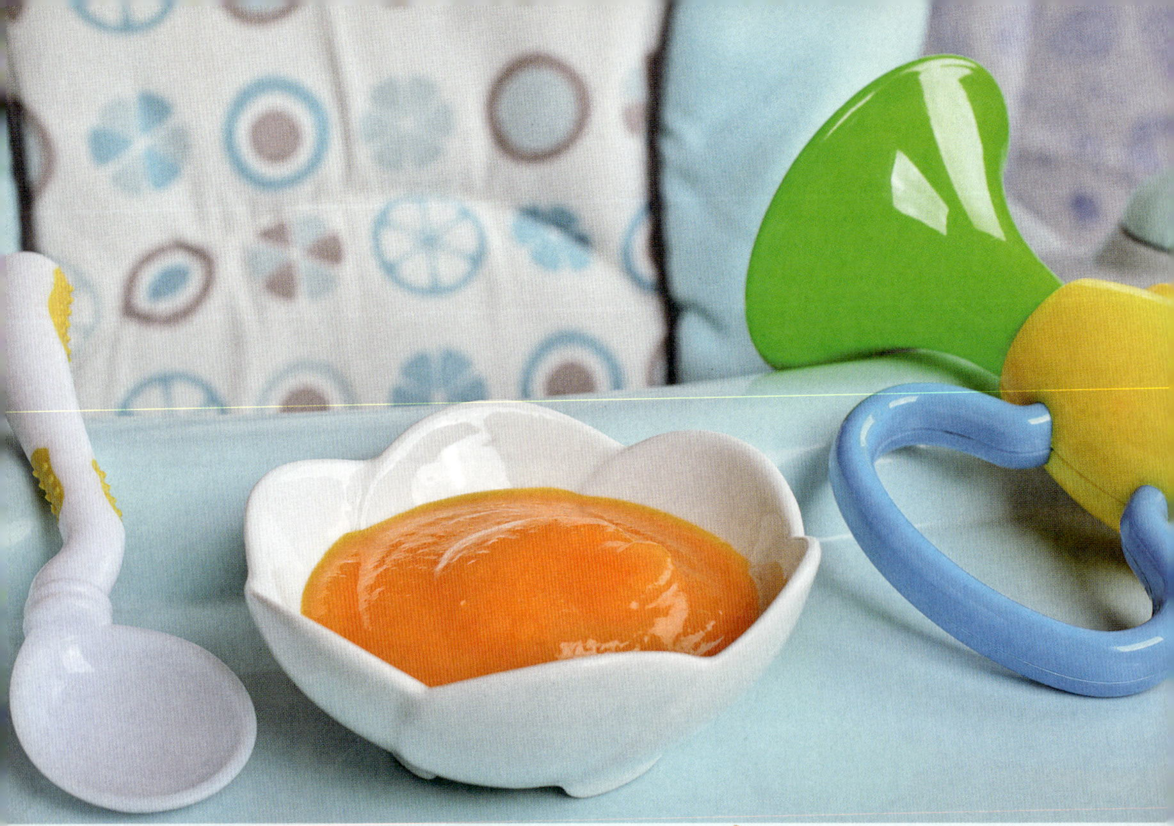

DER ERSTE OBSTBREI

ab 6. Monat

ZUTATEN FÜR 10–15 PORTIONEN

500 g süße Äpfel, Birnen, Aprikosen, Nektarinen oder Pfirsiche

125 ml stilles Mineralwasser (→ Seite 143)

1 Das Obst vorbereiten: Äpfel und Birnen vierteln, schälen und vom Kerngehäuse befreien. Aprikosen, Nektarinen und Pfirsiche überbrühen, abziehen und entsteinen.

2 Die Früchte in Stücke schneiden und mit dem Wasser aufkochen. Zugedeckt bei mittlerer bis schwacher Hitze in 5 bis 10 Minuten weich dünsten. Lauwarm abkühlen lassen und dann mit dem Kochwasser im Mixer fein pürieren.

TIPP

Kochen Sie gleich eine größere Menge, die Sie auf Eiswürfelbehälter verteilen und einfrieren. Anfangs reichen diese Miniportionen Ihrem Baby. Außerdem nimmt man Obstbrei zum Verfeinern von anderem Brei, zum Beispiel statt Saft oder notfalls auch anstelle von frischen Früchten.

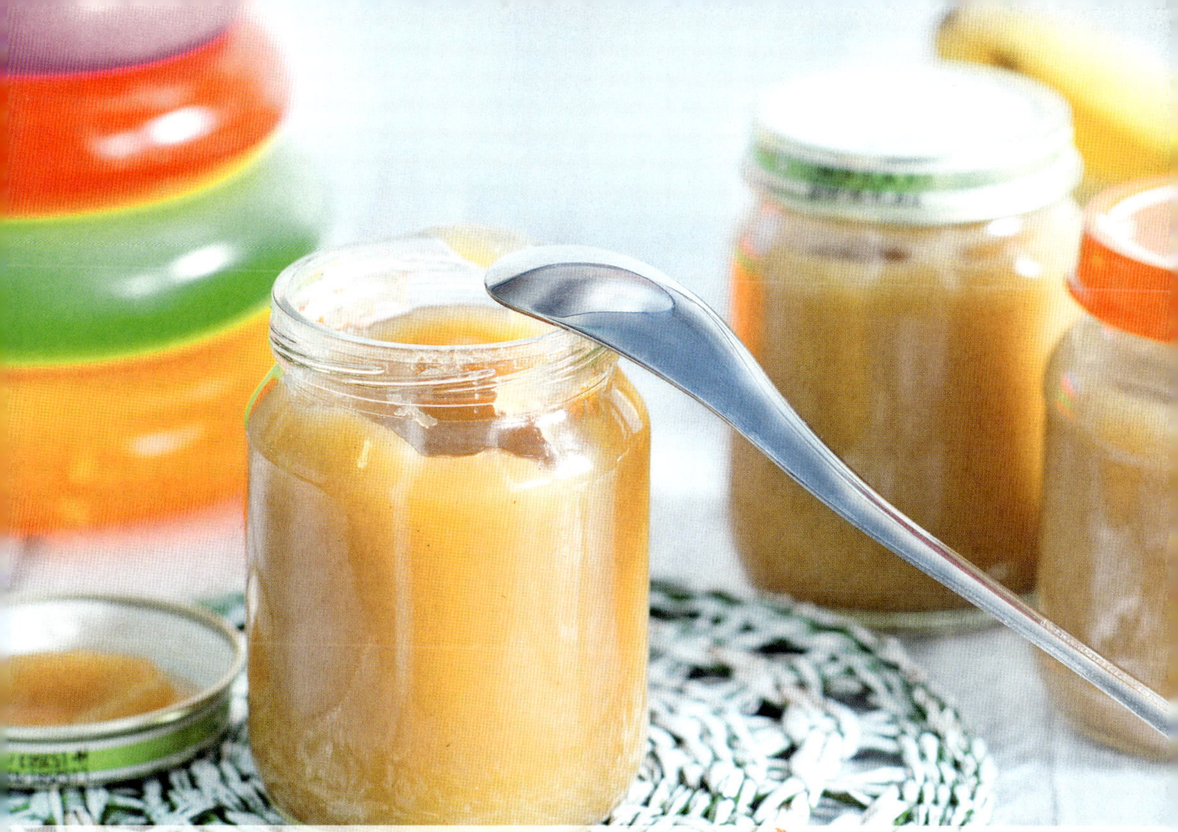

OBSTMUS MIT ZWIEBACK

ab 7. Monat

ZUTATEN FÜR 2 PORTIONEN

1 Scheibe ungesüßter Zwieback ohne Ei

6 EL Apfel-Möhren-Saft

1 reife Banane

1 EL oder Würfel Obstbrei (→ links)

Den Zwieback zerbröckeln, in den Mixer geben und fein mahlen. Den Obstsaft und das Obstpüree zugeben. Die Banane schälen, in Stücken in den Mixer geben und alles pürieren.

BITTE BEACHTEN

Nehmen Sie zum Süßen zerdrückte Banane, Obstbrei oder Saft, der ausdrücklich für Babys geeignet ist, denn Zucker, Honig und andere, auch ganz natürliche Süßmittel darf Ihr Baby im ersten Lebensjahr nicht essen. Honig sollten Kinder sogar erst im Alter von mindestens 16 Monaten bekommen: Säuglings-Botulismus ist lebensbedrohlich und wird durch Bakterien in unerhitztem Honig übertragen. Apfel- und Birnendicksaft aus dem Reformhaus oder Naturkostladen, Vollreismalz und fein gemahlenen Rohrohrzucker können Sie ab dem 13. Monat verwenden, allerdings nur in Minimengen.

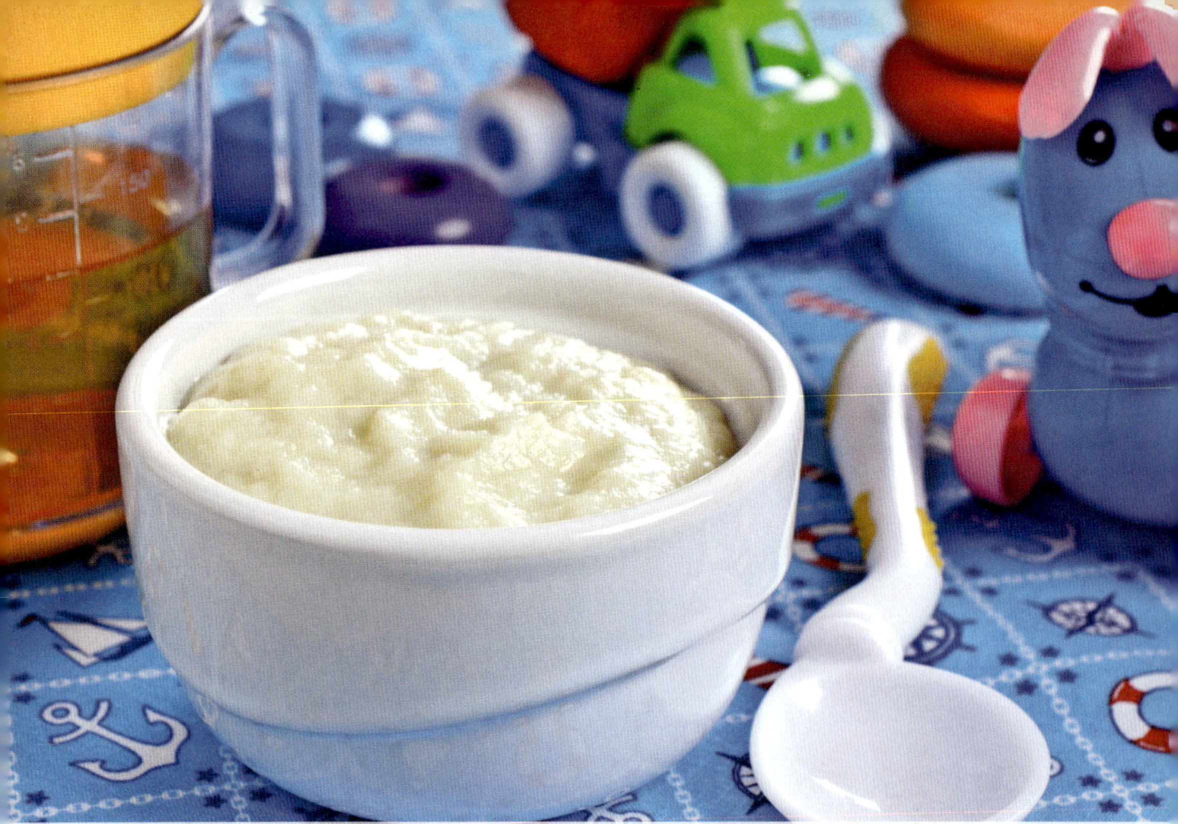

MILCHFREIER PFIRSICHBREI

ab 7. Monat

Zutaten für 2 Portionen

200 ml stilles Mineralwasser (→ Seite 143)

20 g Dinkel- oder Reisflocken

1 reifer Pfirsich

1 TL Maiskeimöl

1 Das Mineralwasser aufkochen, die Flocken mit dem Schneebesen einrühren und zugedeckt bei schwächster Hitze 10 Minuten ausquellen lassen, dabei immer wieder umrühren.

2 Den Pfirsich mit kochendem Wasser überbrühen, kurz ziehen lassen, dann die Haut abziehen und den Pfirsich vierteln und entsteinen. Mit dem Flockenbrei und dem Öl in den Mixer geben und alles lauwarm abkühlen lassen, dann fein pürieren.

Bitte beachten

Auch Instant-Flocken, Babyflocken oder Frischmilchbrei aus der Tüte dürfen für Ihr Baby weder Zucker noch andere Süßmittel wie Honig, Malz oder Sirup enthalten.

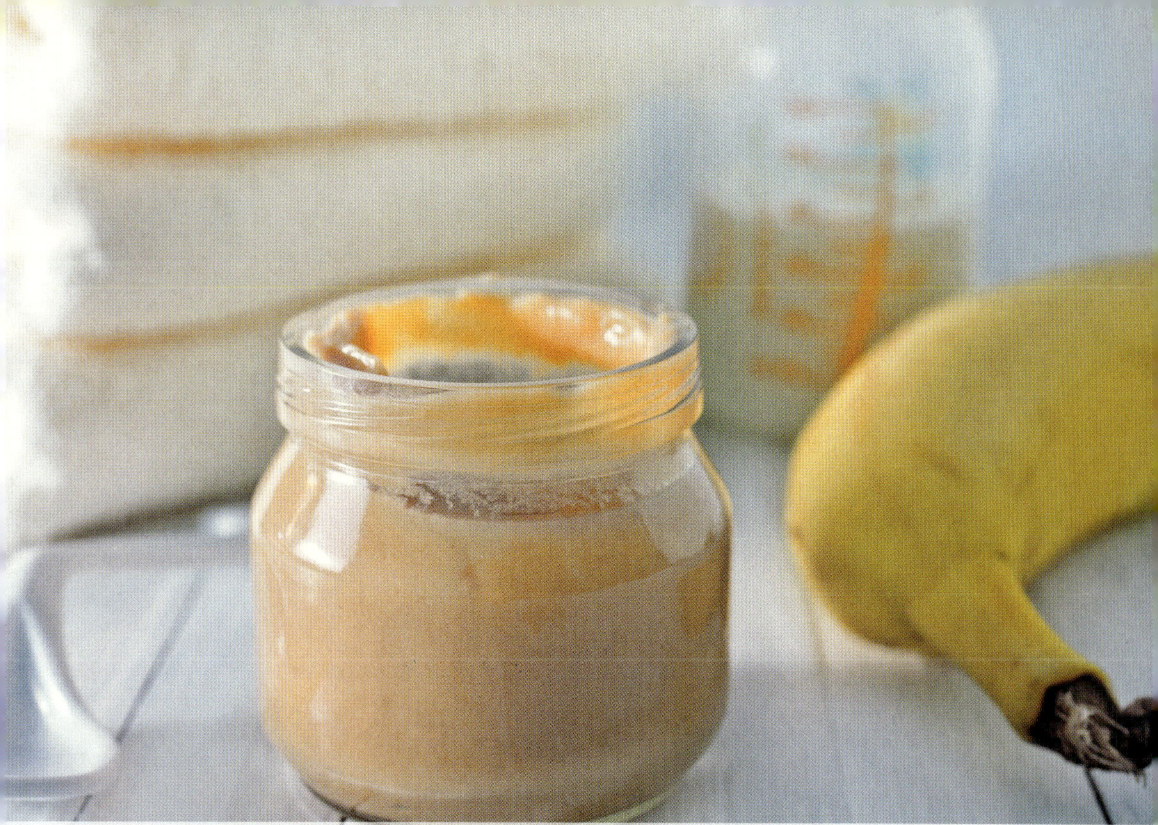

BANANENBREI MIT HIRSEFLOCKEN

ab 8. Monat

Zutaten für 2 Portionen

200 ml Vollmilch (3,5 %) oder Wasser (→ Tipp Seite 161)

20 g Hirseflocken

½ Banane

1 EL Apfel-Möhrensaft

1 TL Sahne

1 Die Milch aufkochen, die Flocken einrühren und erneut aufkochen. Neben der Kochstelle 20 Minuten quellen lassen und dann in den Mixer geben.

2 Die Banane schälen und zum Brei in den Mixer geben. Den Saft und die Sahne hinzufügen und alles fein pürieren.

Variante

Für Apfel-Flockenbrei übergießen Sie 20 g blütenzarte Vollkornhaferflocken mit 200 ml kochend heißer Vollmilch, lassen den Brei 20 Minuten quellen und pürieren ihn dann mit ½ geschälten, entkernten Apfel, 1 EL Obstpüree und 1 EL Sahne.

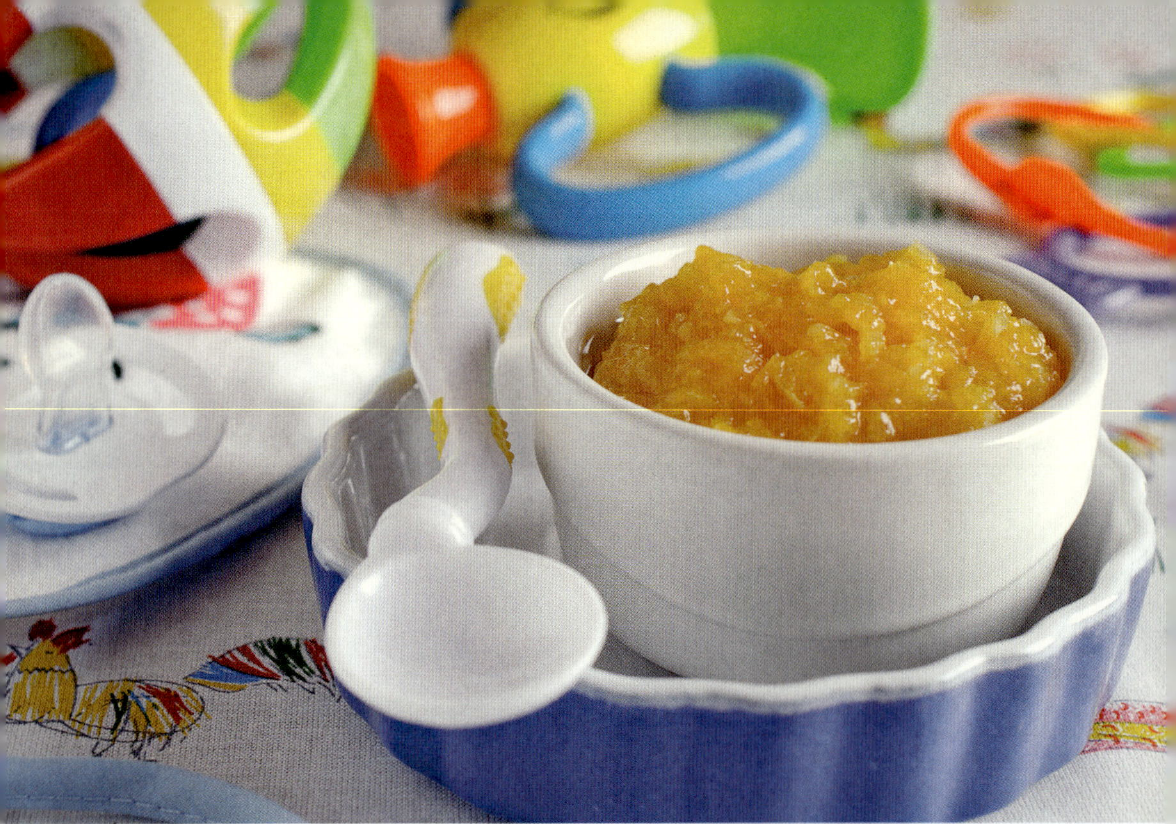

APRIKOSEN-REISBREI

ab 8. Monat

ZUTATEN FÜR 2 PORTIONEN

200 ml Vollmilch (3,5 %) oder Wasser (→ Tipp rechts)

20 g Reisflocken

1 reife Aprikose

1 EL oder Würfel Obstbrei (→ Seite 156)

1 EL Sahne

1 Die Milch in einem Topf einmal aufkochen, die Reisflocken mit einem Schneebesen einrühren und erneut aufkochen, dann zugedeckt bei schwächster Hitze 15 Minuten garen, dabei immer wieder umrühren.

2 Die Aprikose mit kochendem Wasser überbrühen, kurz ziehen lassen, dann die Haut abziehen und die Aprikose vierteln und entsteinen.

3 Die Aprikose mit dem Reisbrei und dem Obstpüree in den Mixer geben und alles lauwarm abkühlen lassen. Dann fein pürieren und zum Schluss die Sahne unterrühren.

TIPP

Der Brei schmeckt auch mit fertig gekochtem Milchreis (→ Seite 164), und wenn Sie eine Getreidemühle besitzen, können Sie fein gemahlene Milchreiskörner nehmen.

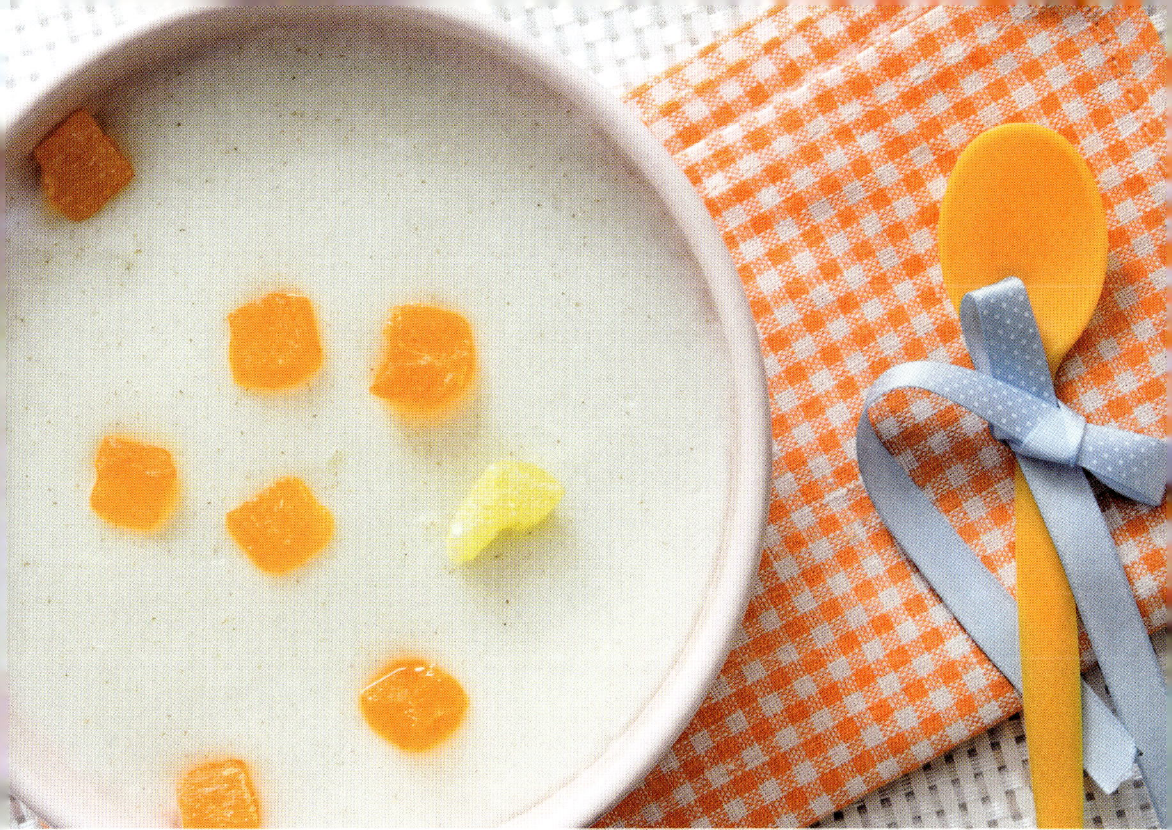

BIRNEN-GRIESSBREI

ab 8. Monat

ZUTATEN FÜR 2 PORTIONEN

200 ml Vollmilch (3,5 %) oder Wasser (→ Tipp)

20 g Dinkel- oder Weichweizengrieß

1 kleine, vollreife Birne

1 TL Sahne

½ gedünstete Aprikose

1 Die Milch in einem Topf aufkochen, den Grieß mit dem Schneebesen einrühren und zugedeckt bei schwächster Hitze 10 Minuten ausquellen lassen, dabei immer wieder umrühren.

2 Die Birne waschen und vierteln, dann schälen, vom Kerngehäuse befreien, mit dem Grießbrei in den Mixer geben und lauwarm abkühlen lassen. Dann die Sahne hinzufügen und alles fein pürieren.

3 Die gedünstete Aprikose in kleine Stücke schneiden und unter den Brei rühren.

TIPP

Auch wenn sie nicht an Kuhmilchallergie leiden, vertragen manche Säuglinge die Kombination von Milch und Obst nicht; nehmen Sie dann Wasser anstelle von Milch.

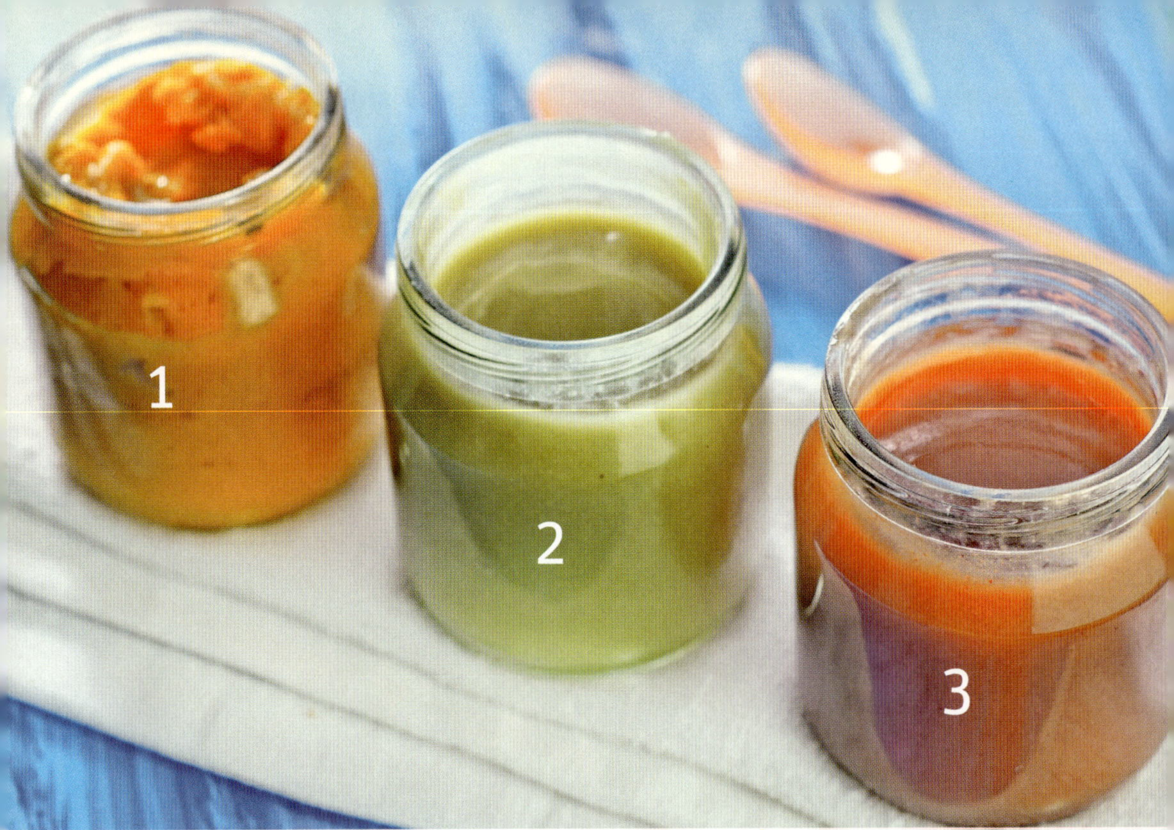

1 OBSTMUS MIT KÜRBIS

ab 6. Monat

Zutaten für 2 Portionen

50 g rotes Hokkaido-Kürbisfleisch

100 ml stilles Mineralwasser (→ Seite 143)

½ Banane

½ Birne

2 EL Möhrensaft

2 EL oder Würfel Obstbrei (→ Seite 156)

1 Den Kürbis fein zerkleinern, mit dem Mineralwasser aufkochen und zugedeckt in etwa 10 Minuten weich dünsten. Von der Kochstelle nehmen, etwas abkühlen lassen und dann mit dem Kochwasser in den Mixer geben.

2 Die Banane und die Birne schälen, in Stücke schneiden und dabei auch das Kerngehäuse der Birne entfernen. Das Obst in den Mixer geben, den Möhrensaft und den Obstbrei hinzufügen und pürieren.

Achtsam sein

Alle Zutaten für den Brei Ihres Babys sollten Sie möglichst aus Bio-Anbau wählen, also Getreide, Gemüse, Obst und Milchprodukte im Naturkostladen, Reformhaus oder bei ökologisch wirtschaftenden Landwirten kaufen. Selbstverständlich sollten auch Eier und Fleisch aus artgerechter Tierhaltung stammen (→ Seite 58).

2 OBSTMUS MIT REISFLOCKEN

ab 6. Monat

ZUTATEN FÜR 2 PORTIONEN

20 g Instant-Reisflocken

150 ml stilles Mineralwasser (→ Seite 143)

1 Stück reife Banane (etwa 50 g)

½ süßer Apfel

1 EL oder Würfel Obstbrei (→ Seite 156)

1 Das Mineralwasser aufkochen, die Flocken einrühren und etwa 20 Minuten quellen lassen.

2 Inzwischen die Banane und den Apfel schälen und zerkleinern, dabei auch das Kerngehäuse des Apfels entfernen.

3 Das Obst mit dem Flockenbrei in den Mixer geben und fein pürieren. Zum Schluss Obstbrei untermischen.

TIPP
Beeren müssen Sie für den Babybrei durchs Sieb drücken, um die kleinen Kerne zu entfernen – Pürieren allein hilft da nicht.

3 OBSTMUS MIT BEEREN

ab 6. Monat

ZUTATEN FÜR 2 PORTIONEN

1 EL tiefgefrorene Himbeeren oder Erdbeeren

1 EL Instant-Haferflocken

5 EL stilles Mineralwasser (→ Seite 143)

½ Banane

2 EL Apfel-Möhren-Saft

1 Die aufgetauten Beeren durch ein feines Sieb streichen und in Babys Schälchen geben.

2 Die Flocken im Mixer mit dem kochend heißen Mineralwasser übergießen und kurz quellen lassen.

3 Die Banane schälen, in Stücken in den Mixer zu den Flocken geben, den Saft hinzufügen und alles pürieren. Das Mus ins Schälchen geben und mit den Himbeeren vermischen.

WICHTIG

Spülen Sie jedes Obst, auch Bananen, vor dem Schälen heiß ab und waschen Sie sich nach dem Schälen die Hände. Nur dann können Sie sicher sein, dass keine unerwünschten Konservierungsmittel von den Schalen in Babys Brei gelangen.

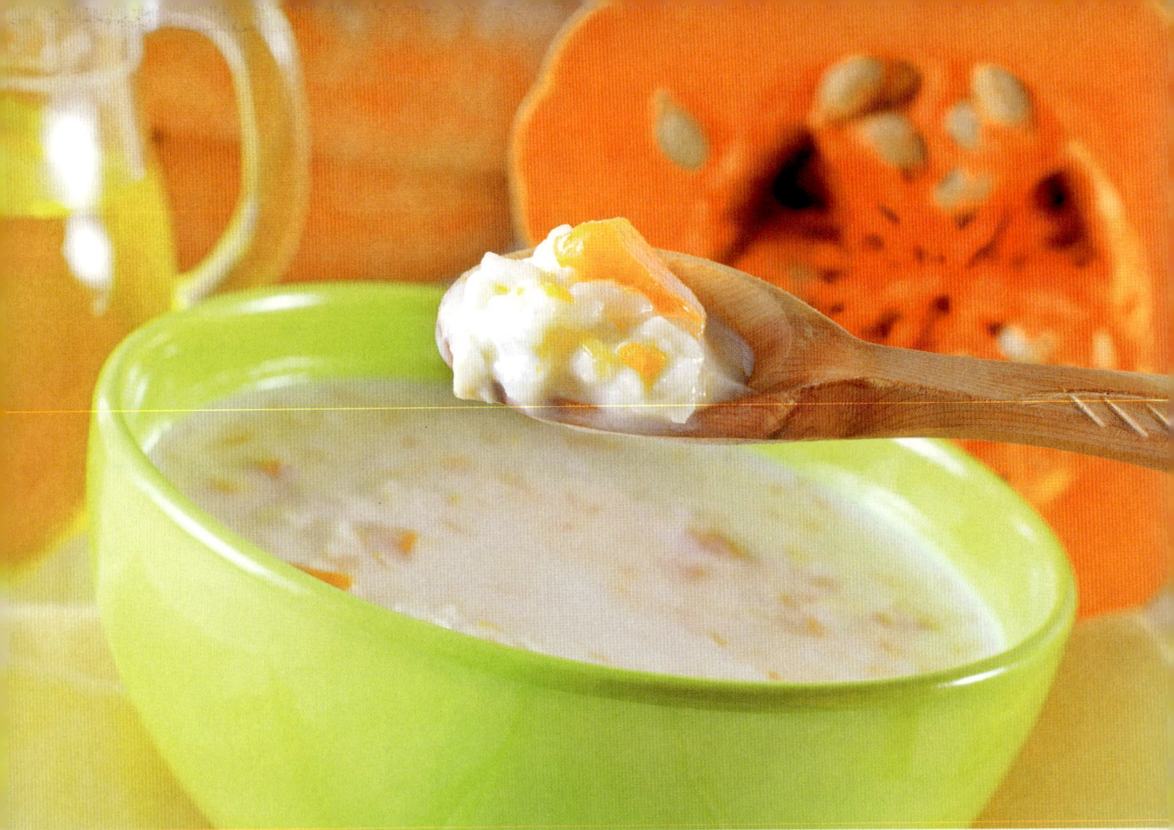

MILCHREIS MIT KÜRBIS

ab 8. Monat

ZUTATEN FÜR 2–3 PORTIONEN

600 ml Vollmilch (3,5 %) oder Wasser (→ rechts)

100 g Milchreis

100 g Hokkaido-Kürbis

1 Banane

2 EL Sahne

1 Die Milch in einem Topf einmal aufkochen, den Reis einrühren und erneut aufkochen, dann zugedeckt bei schwächster Hitze 40 bis 45 Minuten garen, dabei immer wieder umrühren und gegebenenfalls noch etwas Milch nachgießen.

2 Den Kürbis waschen, von den Kernen befreien und in kleine Stücke schneiden. Nach etwa 15 Minuten Garzeit zum Reis geben und dann mitgaren, bis Reis und Kürbis ganz weich sind.

3 Die Banane schälen, mit dem Kürbis-Reis in den Mixer geben und alles lauwarm abkühlen lassen. Dann fein pürieren und zum Schluss die Sahne untermischen.

TIPP

Wenn Ihr Baby älter als ein Jahr ist, muss der Brei nicht mehr so fein püriert sein: Mischen Sie Kürbispüree (→ Rezept Seite 145) mit ganz weich gekochtem Milchreis.

MILCH-GETREIDEBREI

ab 8. Monat

ZUTATEN FÜR 2 PORTIONEN

20 g blütenzarte Vollkorn-Haferflocken

200 ml Vollmilch (3,5 %) oder Wasser (→ unten)

½ Banane

1 EL Apfelsaft mit Vitamin C

1 Die Haferflocken in den Mixer geben. Die Milch aufkochen, die Flocken damit übergießen und 20 Minuten quellen lassen.

2 Die Banane schälen (→ Tipp Seite 163), zu den Flocken geben und alles fein pürieren. Zum Schluss den Apfelsaft untermischen.

TIPP
Vitamin C sorgt dafür, dass Ihr Kind das Eisen in Haferflocken gut aufnehmen kann.

Statt Apfelsaft können Sie auch einen Würfel Obstbrei aus dem Vorrat unterrühren.

BITTE BEACHTEN

Kuhmilch dürfen nur gesunde Säuglinge bekommen, weil sie im ersten Lebensjahr der häufigste Auslöser für Allergien ist. Wenn Sie nicht sicher sind, machen Sie einen Test, indem Sie ein paar Tropfen Milch auf dem Ärmchen Ihres Kindes verreiben. Treten auch nach 2 Stunden noch keine Hautreaktionen auf, können Sie die Milch in den Speiseplan aufnehmen, vorsichtshalber in den ersten Tagen mit Wasser verdünnt und abgekocht. Falls Ihr Kind allergische Symptome zeigt, nehmen Sie Wasser anstelle von Milch und schlagen dann Spezial-Babymilchnahrung in der Dosierung nach Packungsaufschrift darunter.

ERNÄHRUNGSTIPP

Diesen Abendbrei füttern Sie frühestens zu Beginn des achten Monats. Sie brauchen dazu nur Milch, Banane und Getreide: Praktisch ohne Allergierisiko sind Reisflocken, die Sie ohnehin schon eingeführt haben (→ Seite 163). Nehmen Sie grundsätzlich pasteurisierte Vollmilch mit einem Fettgehalt von 3,5 %, damit Ihr Baby ausreichend Fett bekommt. Vorzugs- oder Rohmilch können trotz aller Sorgfalt Krankheitskeime enthalten und sind deshalb für Säuglinge und Kleinkinder nicht geeignet.

BABY-PORRIDGE

ab 9. Monat

Zutaten für 2 Portionen

200 ml Vollmilch (3,5 %) oder Wasser (→ Seite 165)

20 g blütenzarte Vollkorn-Haferflocken

1 TL ungeschwefelte Rosinen

½ Banane

½ Apfel oder Pfirsich

1 TL Sahne

1 Die Milch in einem Kochtopf (→ Tipp) aufkochen, dann die Flocken mit einem Kochlöffel einrühren und erneut aufkochen. Die Rosinen auf einem Sieb heiß abspülen, in den Porridge mischen und den Brei zugedeckt bei schwächster Hitze 5 Minuten ausquellen lassen.

2 Das Obst schälen, den Apfel auch entkernen, den Pfirsich entsteinen. Die Früchte mit dem Porridge in den Mixer geben und die Sahne hinzufügen. Sobald die Mischung lauwarm ist, wird sie fein püriert.

Tipp

Ein kleiner beschichteter Kochtopf eignet sich für Getreidebrei am besten, weil darin nichts am Topfboden anliegt, wenn Sie immer wieder umrühren.

Gut zu wissen

Äpfel sind leicht verdaulich, liefern eine Menge Vitamin C und pflegen den Darm Ihres Kindes auf sanfte Weise.

Das ist wirklich wichtig

Wenn Sie Ihr Baby ein Jahr stillen können, ist das der beste Schutz gegen Allergien (zum sanften Abstillen hilft Honigbuschtee → Seite 131). Außerdem sollten Sie Babybrei im ersten Lebensjahr grundsätzlich ohne Nüsse, Mandeln, Kerne und Samen zubereiten, denn dies sind Lebensmittel mit dem höchsten Allergierisiko. Vor allem Nüsse und Mandeln dürfen allergiegefährdete Kinder sogar erst im dritten Lebensjahr bekommen, und das gilt auch für Mandelmilch und Sesammus, obwohl manche Ratgeber für vollwertige und vegetarische Babyernährung diese Produkte als Calciumspender empfehlen. Bereiten Sie den Brei Ihres Kindes lieber mit calciumreichem Mineralwasser zu, denn damit gehen Sie kein Risiko ein.

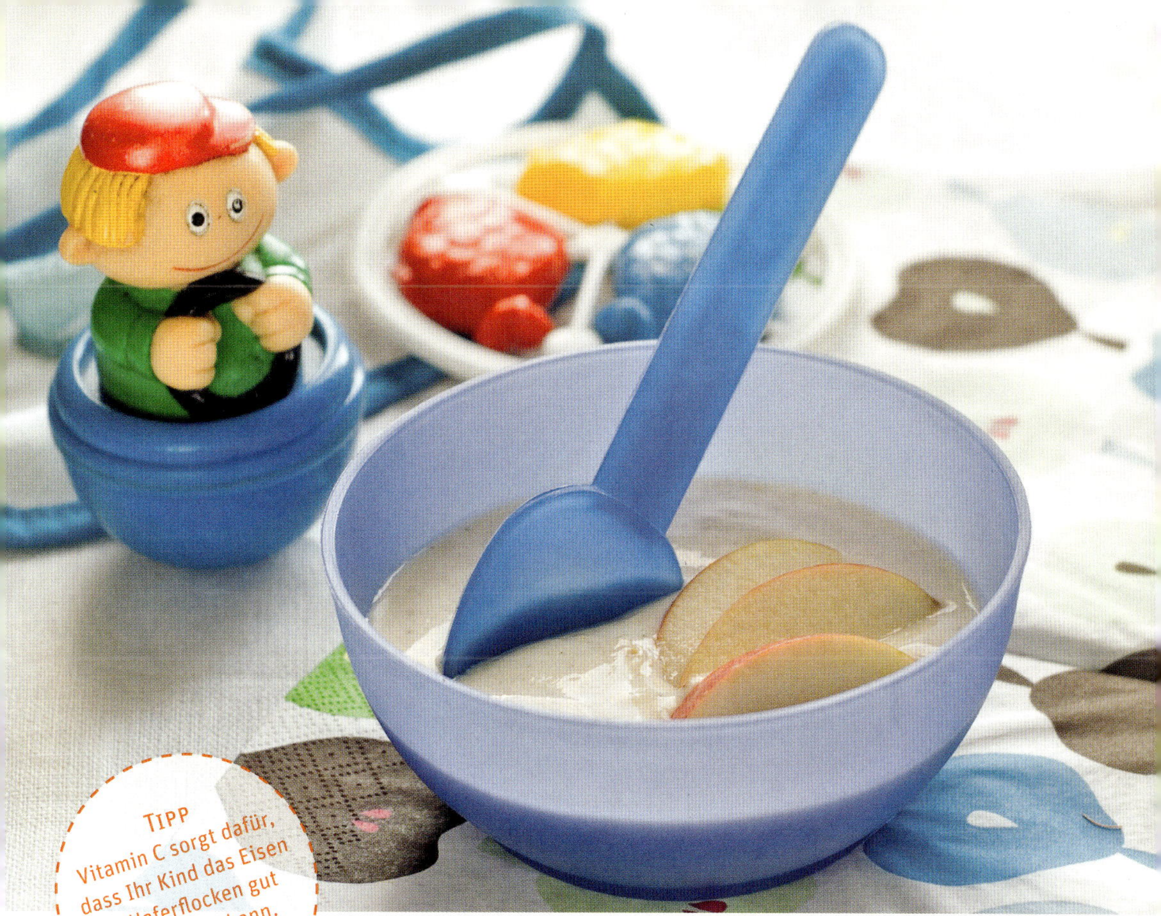

TIPP
Vitamin C sorgt dafür, dass Ihr Kind das Eisen in Haferflocken gut aufnehmen kann.

SÜSSER BREI FÜR DIE MUTTER

Mit ein paar Zutaten extra schmeckt jeder süße Babybrei auch Ihnen:

- 1 Möhre schälen und längs in Scheiben schneiden, 1 Apfel achteln, schälen und entkernen. Beide Zutaten in etwas Butter oder Kokosöl auf beiden Seiten braten, bis sie weich und leicht gebräunt sind. Auf Baby-Porridge anrichten und mit Zimtzucker bestreuen.
- *Obstmus mit Beeren* (→ Seite 163) in heiße Pfannkuchen (→ Seite 97) füllen.
- Beliebigen Obstsalat mit Früchten der Saison mischen und warmen *Milch-Getreidebrei* (→ Seite 165), *Birnen-Grießbrei* (→ Seite 161) oder *Aprikosen-Reisbrei* (→ Seite 160) darauf anrichten.
- Einfachen Obstbrei (→ Seite 156) richten Sie schichtweise mit zerbröckelten Keksen, türkischem Joghurt und etwas Schlagsahne in einem Schälchen an.

Zucker verbirgt sich in Zutatenverzeichnissen auch hinter Begriffen wie Saccharose, Glucose, Glucosesirup, Fructose, Maltose, Maltodextrin.

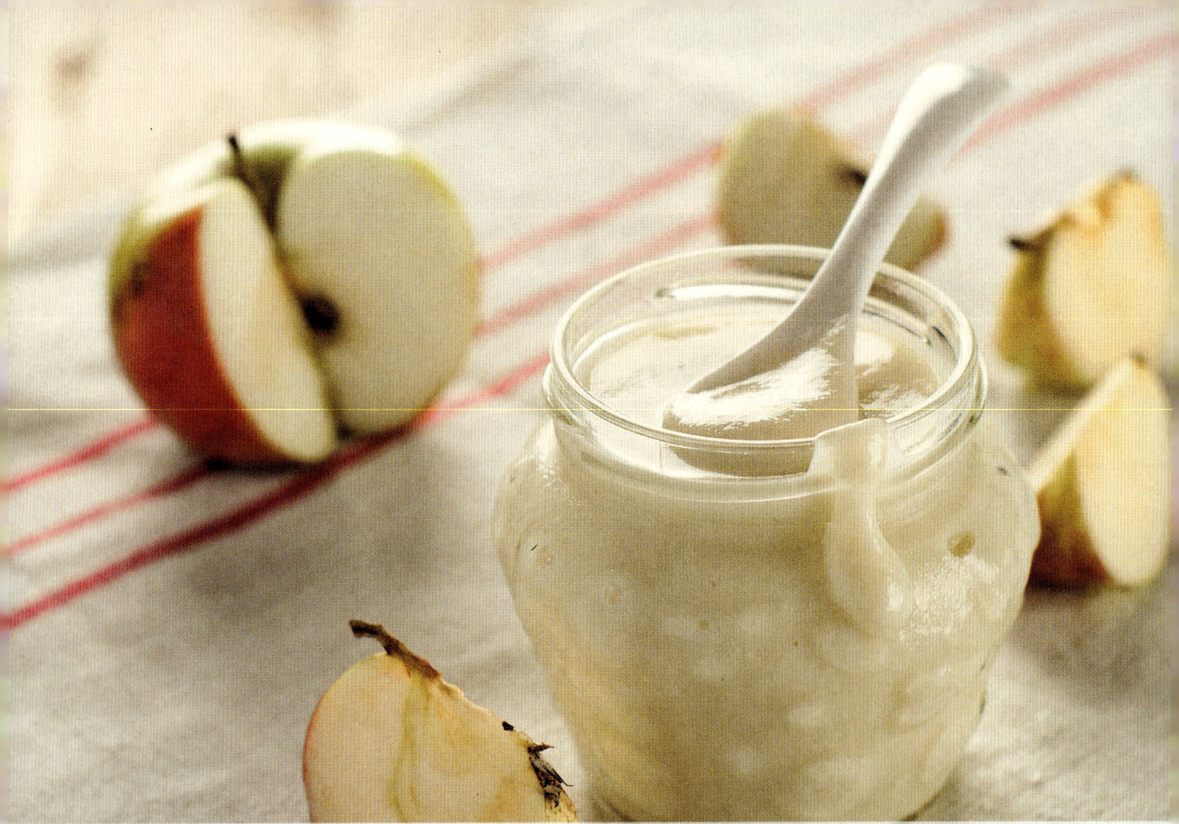

APFELCREME

ab 10. Monat

Zutaten für 2 Portionen

100 g Apfelkompott (aus dem Glas oder selbst gemacht → Seite 102)

4–5 EL naturtrüber Apfelsaft mit Vitamin C

150 g Magerquark

1 reife Banane

1 Das Apfelkompott mit dem Apfelsaft und dem Magerquark in den Mixer geben.

2 Die Banane waschen, schälen, in Stücken hinzufügen und alles pürieren. Die Creme in ein sauber gespültes Schraubglas füllen und im Kühlschrank aufbewahren.

Tipp

Die Creme schmeckt auf dünn geschnittenem Vollkornbrot oder Vollkorntoast – beides kann Ihr Baby jetzt mit knapp einem Jahr schon essen. Außerdem passt sie zu *Möhrenküchlein* (→ Seite 170) und ersetzt bei den *Pfannkuchen* (→ Seite 97) die gebratenen Bananen: Die heißen Pfannkuchen mit der Apfelcreme bestreichen und aufrollen. Besonders gut und nahrhaft ist die Creme auch zu frisch gekochten, zerdrückten Kartoffeln, die Sie mit etwas Butter anreichern.

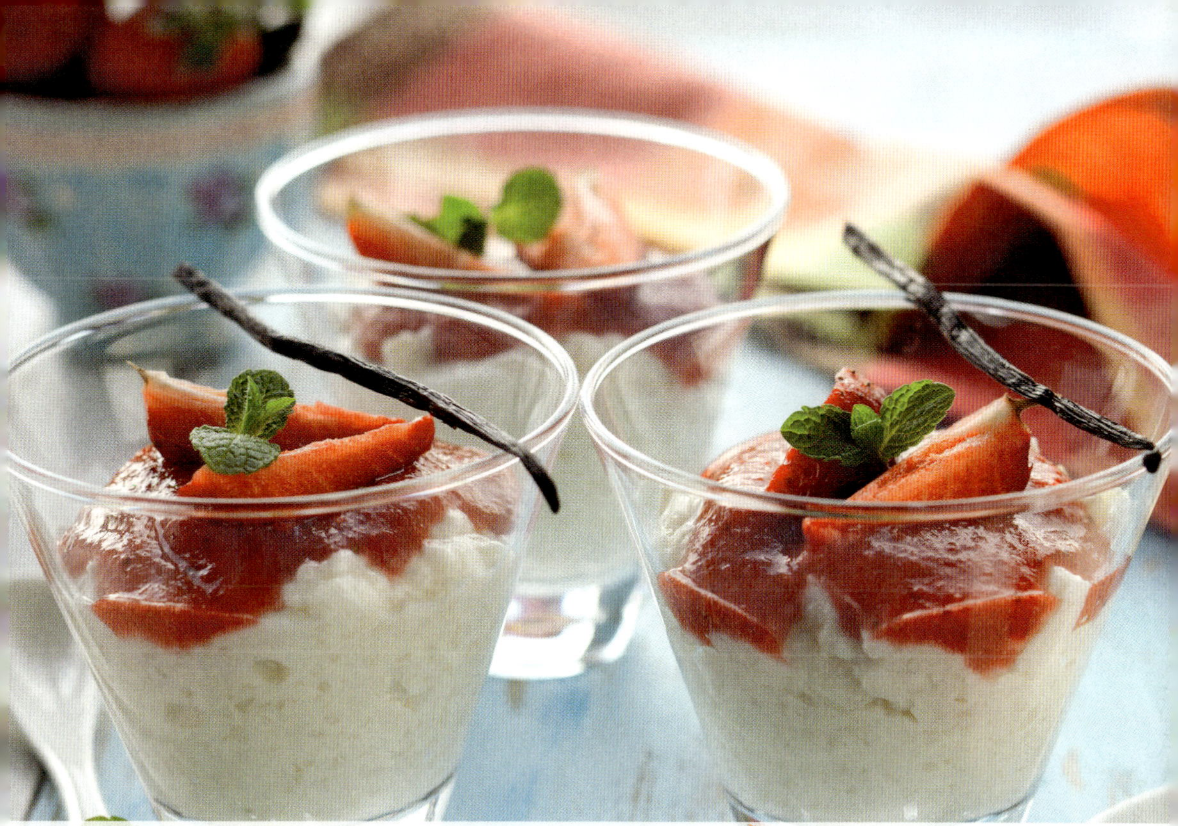

QUARK MIT ERDBEEREN

ab 13. Monat

Zutaten für 2 Portionen

200 g Magerquark
200 ml Vollmilch
1 Msp. Vanillezucker
60 g Sahne
300 g reife Erdbeeren
2 TL Rohrohrzucker
Eventuell Minze oder Zitronenmelisse

1 Den Quark mit der Milch und dem Vanillezucker glatt rühren. Die Sahne steif schlagen und darunterziehen und den Quark dann auf Portionsschälchen verteilen.

2 Die Erdbeeren waschen, trockentupfen, abzupfen und in Stücke schneiden, dann mit einer Gabel zerdrücken und mit dem Rohrohrzucker mischen.

3 Die Erdbeeren auf dem Quark anrichten und nur Ihre Portion nach Wunsch mit Melisse oder Minze garnieren.

Tipp

Erdbeeren verträgt Ihr Kind im zweiten Lebensjahr, und auch Schlagsahne ist dann erlaubt. Minze und Melisse als Dekoration sind nur für Sie bestimmt, denn Babys und Kleinkinder sollten Kräuter mit ätherischen Ölen noch nicht essen.

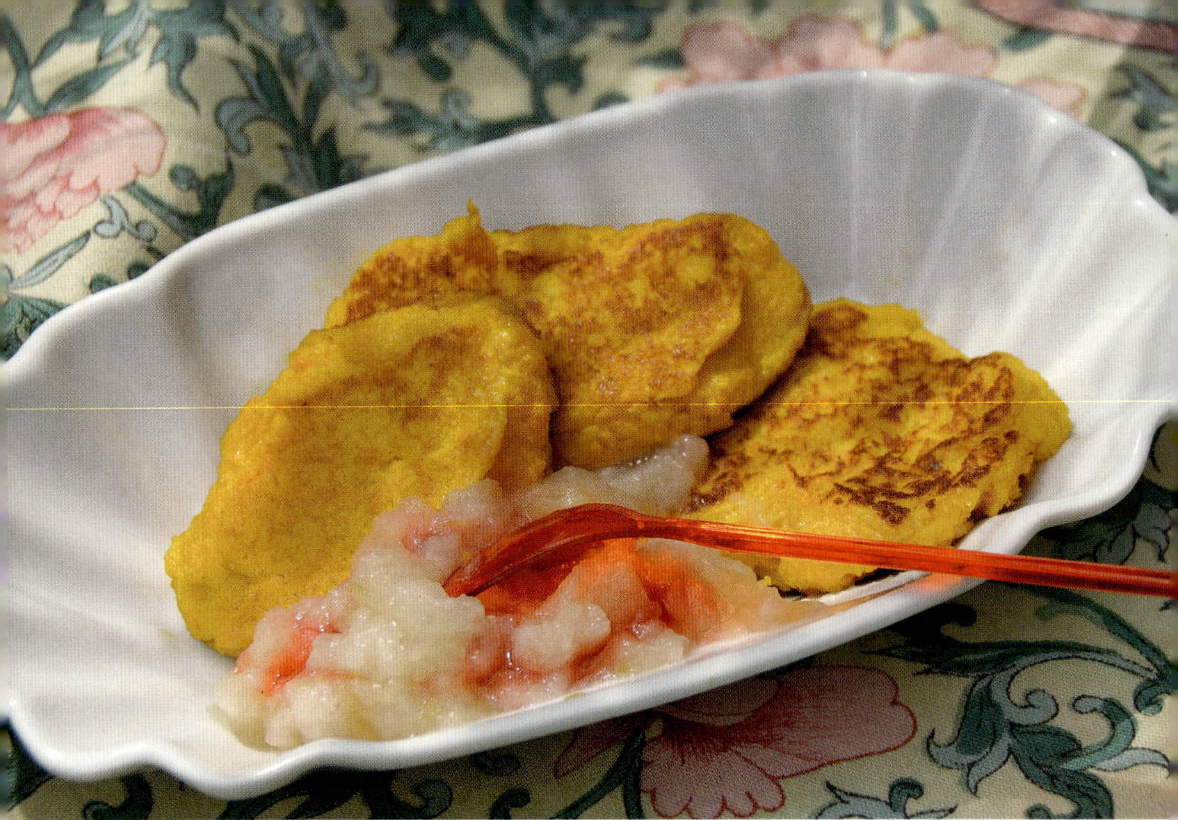

MÖHRENKÜCHLEIN

ab 10. Monat

ZUTATEN FÜR 2 PORTIONEN

4 große Möhren (etwa 300 g)

1 EL Sonnenblumen- oder Rapsöl

125 ml naturtrüber Apfelsaft

3 EL Haferflocken

1 Ei

Öl zum Backen

1 Die Möhren schälen, in kleine Stücke schneiden, mit dem Öl und dem Saft in einem Topf aufkochen und zugedeckt bei mittlerer Hitze in etwa 20 Minuten sehr weich kochen.

2 Die Möhren lauwarm abkühlen lassen, dann mit der verbliebenen Flüssigkeit, den Haferflocken und dem Ei in den Mixer geben und pürieren.

3 In einer beschichteten Pfanne Öl erhitzen und den Möhrenbrei mit einem Esslöffel als kleine Küchlein ins Öl setzen. Die Küchlein zugedeckt bei schwacher Hitze 5 Minuten braten, dann wenden und ohne Deckel noch etwa 3 Minuten braten. Mit *Apfelkompott* (→ Seite 102) oder *Apfelcreme* (→ Seite 168) servieren.

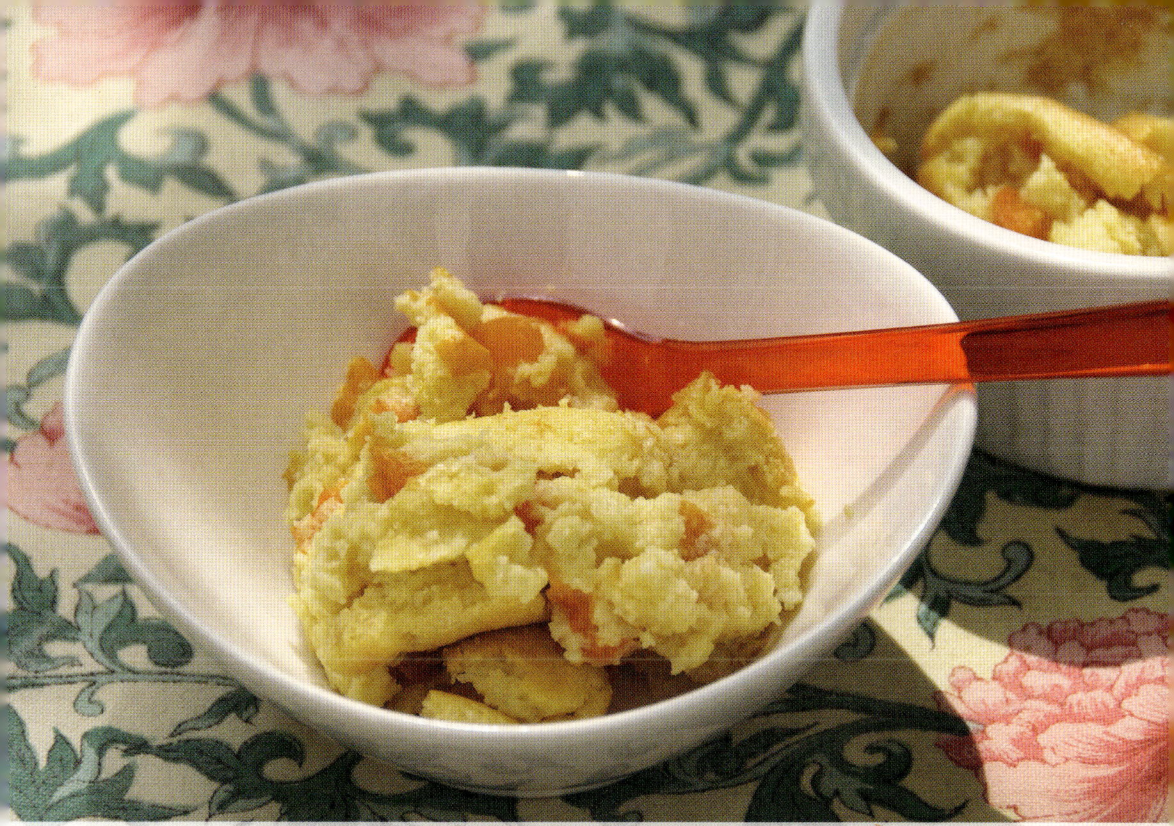

APRIKOSEN-GRIESSAUFLAUF

ab 13. Monat

Zutaten für 4 Portionen

250 ml Vollmilch

50 g Vollkorngrieß

1 EL Butter

3 EL Rohrohrzucker

2 Eier

5 reife Aprikosen (etwa 200 g)

1 Die Milch zum Kochen bringen, den Grieß einrühren, einmal aufkochen und dann sofort von der Kochstelle nehmen. Die Butter und den Zucker hinzufügen. Die Eier trennen und die Eigelbe nun ebenfalls zum Grießbrei geben und alles kräftig verrühren, dann abkühlen lassen.

2 Die Aprikosen waschen, entsteinen, in kleine Stücke schneiden und unter den Grießbrei mischen. Dann die Eiweiße steif schlagen und unterrühren.

3 Eine große oder 4 kleine ofenfeste Formen sehr gut fetten, die Grießmischung darin glatt streichen und den Auflauf im vorgeheizten Backofen bei 180 °C etwa 45 Minuten backen. Lauwarm oder kalt servieren.

ANHANG

Nützliche Internetadressen

www.gesund-ins-leben.de
»Gesund ins Leben – Netzwerk Junge Familie«: Das Internetangebot des Bundesministeriums für Ernährung und Landwirtschaft unterstützt junge Familien mit praxisnahen Empfehlungen für Schwangerschaft, erstes Lebensjahr und Kleinkindalter. Der Expertenrunde gehören unter anderem Fachleute der Deutschen Gesellschaft für Ernährung (DGE), des Forschungsinstituts für Kinderernährung, der Deutschen Gesellschaft für Kinder- und Jugendmedizin, der Nationalen Stillkommission, der Deutschen Gesellschaft für Gynäkologie und Geburtshilfe sowie des Bundesinstituts für Risikobewertung an.

www.netzwerk-frauengesundheit.com
Im Internetportal von Prof. Dr. Ingrid Gerhard finden Sie aktuelle Beiträge zum Thema Frauengesundheit und umfassende Informationen über Frauenkrankheiten und -beschwerden, vollwertige Ernährung, Nahrungsergänzungen, Naturheilverfahren, Vorsorge sowie Kinderwunsch, Schwangerschaft und Stillzeit.

www.flowbirthing.de
FlowBirthing steht für den Aufbruch in eine neue Geburtskultur: Werdende Mütter und Väter werden auf dem Weg zu einer selbstbewussten, natürlichen und freudvollen Geburt unterstützt. So entstand ein Forum für den persönlichen Austausch und ein professionelles Angebot an Dienstleistungen rund um Kinderwunsch, Schwangerschaft und Geburt.

Die Autorinnen

Prof. Dr. Ingrid Gerhard ist ehemalige Universitätsprofessorin für Frauenheilkunde, zusätzlich spezialisiert auf Naturheilkunde und Umweltmedizin. Seit 2002 ist sie als freie Dozentin und Autorin tätig. Frau Professor Gerhard wurde das Bundesverdienstkreuz 1. Klasse verliehen.

Dr. Barbara Rias-Bucher arbeitete nach ihrer Promotion als leitende Redakteurin im Bereich Ratgeberbücher und als Chefredakteurin einer Zeitschrift, seit 1980 ist sie Autorin u. a. zahlreicher Kochbücher und Ernährungsratgeber. Ihr Fachgebiet ist die vollwertige und vegetarische Ernährung.

REGISTER

SACHREGISTER

Sachregister (Fortsetzung)

Rezeptregister

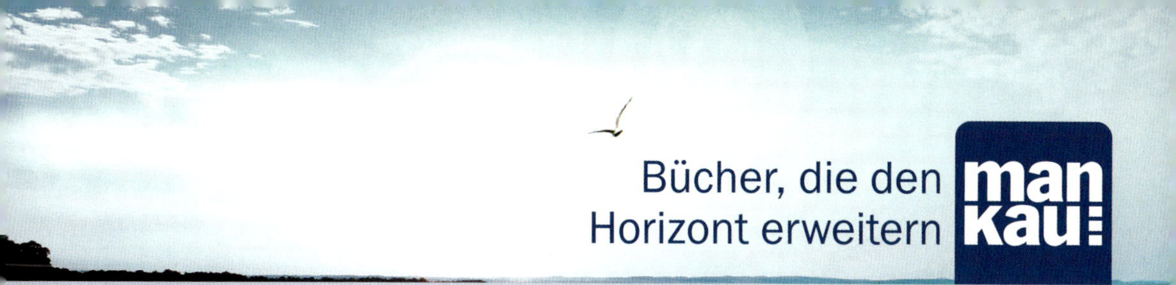

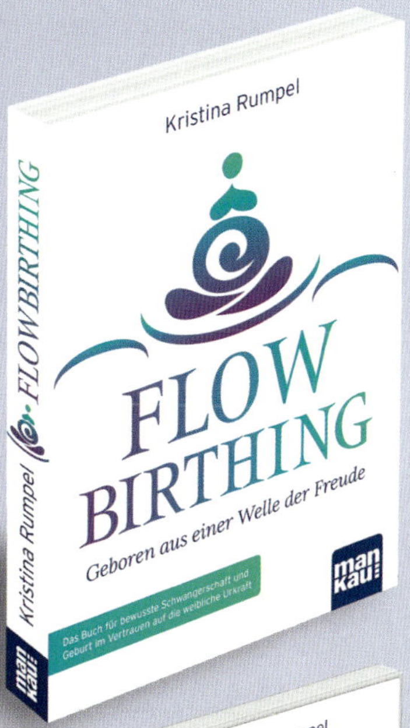

Kristina Marita Rumpel

FLOWBIRTHING. Geboren aus einer Welle der Freude

Das Buch für bewusste Schwangerschaft und Geburt im Vertrauen auf die weibliche Urkraft

18,90 € (D) / 19,50 € (A), ISBN 978-3-86374-234-8
Klappenbroschur, durchgehend farbig, 160 Seiten

„Jede Frau sollte dieses Buch (oder ein ähnliches) zu Beginn ihrer Schwangerschaft lesen, um den ‚Aufbruch in eine neue (alte) Geburtskultur' zu fördern. Weg von Routine und Geburtsmedizin hin zu Vertrauen in die eigene Kraft, dem Wiederentdecken der inneren Weisheit. Jeder, der im Bereich Schwangerschaft und Geburt arbeitet, sollte es ebenfalls gelesen haben."

Hebammenforum

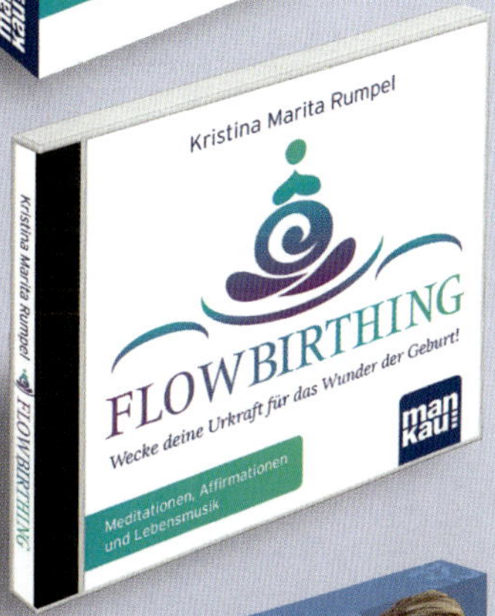

Kristina Marita Rumpel

FLOWBIRTHING. Audio-CD

Wecke deine Urkraft für das Wunder der Geburt!
Meditationen, Affirmationen, Mantras und Lebensmusik

UVP 15,– € (D/A), ISBN 978-3-86374-239-3
Audio-CD, Gesamtlaufzeit ca. 68 Min.

Die FlowBirthing-CD begleitet dich mit Mantras, Affirmationen, Meditationen, Visualisierungen und der Wiederentdeckung alter weiblicher Göttinnen auf deinem Weg zu einer selbst-bewussten Geburt.

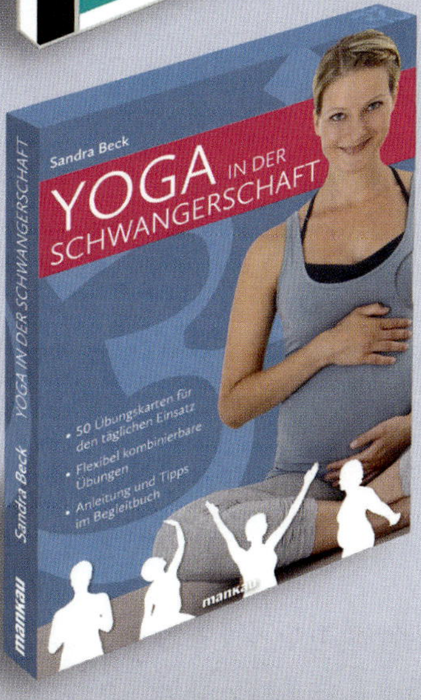

Sandra Beck

YOGA IN DER SCHWANGERSCHAFT. Kartenset

50 Übungskarten für den täglichen Einsatz – Flexibel kombinierbare Übungen – Anleitung und Tipps im Begleitbuch

19,95 € (D) / 20,60 € (A), ISBN 978-3-86374-095-5
50 Übungskarten, farbig bebildert, 38-seitiges Begleitbuch, durchg. farbig

„Ich hätte mir ein solches Buch in der Schwangerschaft gewünscht. Es regt an und ist gut zu handhaben. Fast alle Übungen eignen sich auch sehr gut für Menschen mit Rückenbeschwerden."

Deutsches Yoga-Forum